国医大师洪广祥

医论医话

整理

刘良徛　余建玮　朱焱　洪燕

张元兵　兰智慧　王丽华　洪卫

杨玉萍　薛汉荣　赵凤达　洪葵

U0307892

中国中医药出版社

·北京·

图书在版编目（CIP）数据

国医大师洪广祥医论医话 / 刘良徛等整理 . —北京：中国中医药出版社，
2020.6
ISBN 978 – 7 – 5132 – 5725 – 1

Ⅰ.①国… Ⅱ.①刘… Ⅲ.①医论－汇编－中国－现代 ②医话－
汇编－中国—现代 Ⅳ.① R249.7

中国版本图书馆 CIP 数据核字（2019）第 209121 号

中国中医药出版社出版

北京经济技术开发区科创十三街 31 号院二区 8 号楼
邮政编码 100176
传真 010-64405750
廊坊市晶艺印务有限公司印刷
各地新华书店经销

开本 710×1000 1/16 印张 25 字数 330 千字
2020 年 6 月第 1 版 2020 年 6 月第 1 次印刷
书号 ISBN 978 – 7 – 5132 – 5725–1

定价 89.00 元
网址 www.cptcm.com

社 长 热 线 010-64405720
购 书 热 线 010-89535836
维 权 打 假 010-64405753

微信服务号 zgzyycbs
微商城网址 https://kdt.im/LIdUGr
官 方 微 博 http://e.weibo.com/cptcm
天猫旗舰店网址 https://zgzyycbs.tmall.com

如有印装质量问题请与本社出版部联系（010-64405510）

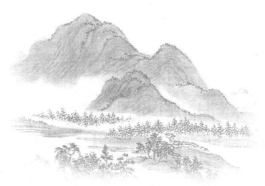

传承岐黄　广播祥音

拿到这本即将付梓的《国医大师洪广祥医论医话》，真是既感慨又感动。

洪广祥先生 1938 年 12 月出生于江西婺源，1956 年 8 月参加工作，2014 年 11 月 1 日与世长辞。先生是江西中医药大学教授、主任中医师、博士研究生导师，从事中医药工作近 60 年。在一甲子的人生舞台中，先生全身心倾注于中医临床、教学、科研、产业、管理和文化传承传播之中，赢得了业界的极高声望和广泛赞誉。

洪先生是我国肺病学科的泰斗，作为学科领军人物之一，洪先生在全国创建了首个中医呼吸病研究所，在肺系疾病的治疗方面，率先提出哮喘发病的"三因学说"等学术新观点。在这本书中，可以清晰地看到先生从医近 60 年来的学术思想的形成和发展过程。本书是洪广祥先生学术思想和临床经验的系统总结。

从这本书中，我们可以感受到洪先生独特的学术体系和临床风格，其代表性的创新学术思想和观点有："痰瘀伏肺"为哮喘发病的夙根；哮喘发病的"三因学说"；全程温法防治哮病；"治肺不远温"；"宗气不足"是慢性阻塞性肺病发生、发展的关键因素等。此外，他的临床经验也非常独到，如：补虚泻实为治疗慢阻肺的全程治则；"肺心病重在治肺，而不在治心"；"以补助攻，留人治病"治疗晚期肺癌；"肺系、胃系、肝的气机逆乱是慢性咳嗽的中心环节"；宣散透热是外感发热的重要治法；"湿热余邪残未尽、肝郁脾肾气血虚是慢性肝炎的基本病机"等。依据上述学术观点及临床经验，他独创了许多颇有疗效的经验方。如蠲哮汤、益气温阳护卫汤、丹赤紫汤、补元汤、复方参蛤片、蛭散胶囊、温肺煎、寒咳宁、清咽利窍汤、干咳宁、窍痒煎、咳喘固体冲剂等。

本书没有生硬的说教，没有累牍的堆积，有的是布局科学、逻辑严密、针对性强的案例分析。言之有物，言之有据，也是本书的一大特色。简洁明了、重点突出，是本书的又一大特点。这是一本实践性、操作性、实用性都很强的行医指南。特别是典型病案分析，几乎可以"对号入座"。

书中还引用了大量名家名著来进行佐证、说明，对历史上的一些重要论述信手拈来，应用自如，可见洪先生学识之丰富。他还以开放包容的态度面对学术，在病例分析时，将西医、中医诊断结论摆在一起，让读者对病例的学习掌握更加清晰。

总的来说，这是一本凝聚先生一生心血的临床经验总结，先生怀着对中医药事业忠实的信念和强烈的紧迫感，几十年如一日倾注全部心血于中医药事业上，以亲身行动诠释着"大医精诚"。

《中国中医药报》对先生做出了这样的评价："他幼学岐黄、德术兼修、学验俱丰，将中医的'把脉、处方'演绎得尽善尽美，用自己的活人之术和济世之心在天地间写下一个大大的'仁'字。"医乃仁术，无德不立，大医精诚，生生不息。先生是乐传岐黄的范本，他对中医事业执着的爱和无私的奉献，必将影响一代又一代的中医人。

谨以为序。

2019 年 10 月

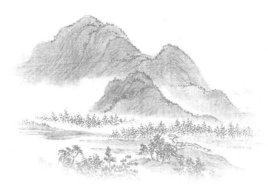

前　言

　　中医药是中华民族的瑰宝，是中国医药卫生体系的特色和优势，几千年来为中华民族的繁衍昌盛和全人类的健康做出了重要贡献。作为我国中医肺系疾病的领军人物，国医大师洪广祥教授在其领域的突出贡献给了我们同行一个鲜明的印记，他是我国肺系疾病及内科疑难急症等领域诊疗方面的拓荒者，是孜孜以求、救死扶伤、广受赞誉的忠诚卫士。

　　1958 年，洪广祥作为中医学徒考进江西中医药进修学校，而后以优异成绩毕业。20 世纪 70 年代，中医药学科建设得到重视，各大医院纷纷建立了中医科，中医临床得到了明显加强，这也为洪广祥的医学生涯积累了丰富的实践经验。80 年代强调中西医并重，他坚持实践—认知—再实践—再认知的知行观，坚持在基层摸爬滚打，练就了较强的行医本领，并把主要精力投入临床实践中去。80 年代至 90 年代是他人生最出彩的时期，在基础—临床—研究—产业—人才—服务经济建设等方面坚持科学引领，充分发挥中医药整体观念、辨证论治的优势，不仅彰显了中医药的科学价值和文化内涵，而且为社会经济发展做出了重要贡献。

　　洪广祥教授学识广博，思维灵活，从医 60 年来，从不墨守成规，坚持继承与创新相结合，善于发现、总结问题，并能创造性地形成自己独特的学术思想体系。比如：针对哮病的病因病机，提出了"三因学说"的学术观点；对于哮病的治疗，提出了"全程温法防治哮病"及"治肺不远温"的治疗原则；对于慢性阻塞性肺病的认识，提出"宗气不足"是其发生、发展的关键因素，补虚泻实为治疗该病的全程治则，等等。

《国医大师洪广祥医论医话》一书，立足临床，融古汇今，传承与创新并举，内容丰富，系统总结了洪广祥教授的主要学术思想，通过分病论治的形式，详细介绍了洪广祥教授治疗肺系疾病和其他内伤杂病的临床经验，以及洪广祥教授在临床中对某些治法和方剂独到的运用经验。书中总结的学术思想新颖，临床经验简明实用，是一部不可多得的传承发扬中医学术和医术的佳作。

本书的编写工作历时两年余，虽然我们十分努力，但书中难免有疏漏之处，希望得到广大读者和同行专家的批评指正。有关洪老的学术思想，我们还将继续努力挖掘整理，让这些中医药的宝贵财富得以传承，为中医药事业的发展尽绵薄之力。

国医大师洪广祥传承工作室

2019 年 9 月

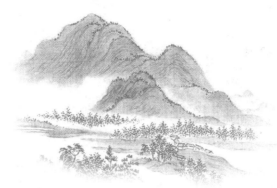

目 录

主要学术思想

国医大师洪广祥教授致力于肺系疾病的临床研究，学术观点渊源于中医经典著作，并撷取诸家精华，有继承、发展，也有创新，形成了独特的思想体系和临床风格。他提出了许多创新性学术思想、学术观点，为中医治疗肺系疾病提供了新方法、新经验，引领了相关学科发展。

一、"治肺不远温"学术思想

在长期的临床实践中，洪广祥教授深刻体会到痰饮是慢性咳喘病的主要病理基础。张仲景在《金匮要略·痰饮咳嗽病脉证并治》中明确指出"病痰饮者，当以温药和之"。在 1993 年前，洪广祥教授提出了"治肺不远温"学术观点。此后通过在临床实践中不断的充实、发展、完善，2003 年他又提出了"全程温法治疗哮病"的观点，现已成为洪广祥教授临床诊治肺系病症的重要学术思想。

1. 气阳虚弱是慢性肺系病症的主要内因

四大经典著作及中医教材中均未见"肺阳"一词。但洪广祥教授认为，不管从中医理论，还是从临床实践来看，肺阳虚不仅有其存在的合理性，而且有其存在的必要性。慢性肺系病症患者，肺失宣降，迫气上逆则为咳，咳嗽日久，久病必虚，损伤肺气，即《素问·通评虚实论》所说"精气夺则虚"。肺不布津，诸脏皆失所养。肺病及脾，可导致肺脾两虚，"久咳不瘥"，也即东垣"肺之脾胃虚"之说。肺伤及肾，肾气衰惫，摄纳无权，则"由咳致喘"而见气短不续，动则益甚。肺气亏虚，气耗日久，必损及阳，导致肺阳虚弱。脾阳虚弱，运化失司，肺阳渐亏；肾阳为元阳之根本，肾阳不足，无以温暖肺阳；痰为阴邪，痰饮久停，易损阳气，脾阳、肾阳、痰饮成为导致慢性肺系病症患者（肺）气阳虚弱最重要的原因。卫阳（气）是机体抗感染、免疫和拮抗变应性炎症的第一道防线，或理解为是机体抗邪的第一道防线，是调节和防卫肺病发作诱发因素的重要屏障。哮喘病人对于内外环境适应性调节的能力很弱，是哮喘反复发作的重要内在因素，其实质就是（卫）气阳虚弱。

气阳虚弱不仅包括肺的气阳虚和卫的气阳虚，还包括宗气的不足。随着疾病的反复发作和病情的加重，由肺卫的气阳虚可累及脾阳和肾阳，导致二者皆虚。气阳虚弱主要表现在如下几个方面：①主气、司呼吸功能失常，症见：气短，甚则稍有劳作则气喘吁吁，伴少气懒言、神疲乏力、语声低怯，形体瘦薄，右寸脉多细等。②防御功能、抗病能力减弱，表现为易受外邪侵袭，平素易患感冒，有自汗等症状。大多数患者对气温的突然变化非常敏感，尤其对冬春季节忽冷忽热的气候适应能力极差，稍有不慎就会伤风感冒。正如《内经》所云"正气存内，邪不可干""邪之所凑，其气必虚"。③温煦作用减弱，表现为"能夏不能冬"，平素背冷怯寒、畏寒喜暖、四肢不温、鼻头清冷、鼻流清涕等症状。《灵枢·经脉》云："太阴者，行气温于皮毛者也。"肺阳虚弱，肌表则失温煦，肺脏的病变可以在背部肺俞穴反映出来，表现为背部畏寒、肺俞穴皮肤温度下降。④肺主皮毛，肺阳虚也可表现为皮肤干燥易敏、皮肤瘙痒等症状。⑤病情重者，可见纳差便溏、腰酸尿频等脾肾阳虚之象。⑥肺阳亏虚，水津失布，水湿停聚为痰为饮，可见咳嗽痰多、色白清稀、肢体浮肿、悬饮等症；肺阳虚衰，运血无力，寒凝血脉，循环阻滞而见胸闷心痛、心悸、唇青、舌紫等症。

针对气阳虚弱证，洪广祥创制了益气护卫汤，药物组成及常用剂量：生黄芪30g，防风10～15g，白术10～15g，桂枝10g，白芍10g，红枣6枚，生姜3片，炙甘草6g，仙茅10g，淫羊藿10～15g等。若阳虚突显者，去仙茅、淫羊藿，加补骨脂10～15g，胡芦巴10～15g，名为温阳护卫汤。他还创制了院内制剂——咳喘固本冲剂，由生黄芪 30g，白术 10g，防风 10g，山药 30g，胡颓子叶 15g，牡荆子 10g，鬼箭羽 15g 等组成。上述三方均有温阳益气、调和营卫、振奋真元之作用，能提高机体免疫调节能力，增强呼吸道对环境中刺激因子的适应性，从而达到控制和减少疾病发作的目的。

2. 痰瘀伏肺是慢性肺系病症最主要病理产物

就痰瘀的相互关系来说，痰可酿瘀，为瘀产生的基础；而"血不利则为水"，瘀能变生痰水，痰瘀易结而形成因果循环。痰瘀形成后内伏于肺，成为慢性肺系病症反复发作的"夙根"。痰瘀凝结肺络是脏腑气血津液功能代谢失常的严重表现，是疾病病势深伏而进行性发展的重要环节。痰瘀互结，使气血逆乱，病情缠绵难愈。痰瘀既为病理产物又为内源性致病因素，痰瘀伏肺也是外邪入侵的重要因素，因外邪每借有形质者为依附，易于形成内外相引，导致慢性咳喘病急性发作。

3. 外感风寒是慢性肺系病症反复发作最常见诱因

根据肺通过咽喉、鼻与外界相通和肺为娇脏不耐寒热的生理特点，以及慢性肺系病症气阳虚弱病理特性，引起慢性咳喘病反复发作最主要的诱因是外感六淫，"同气相求"，故风寒外袭又成为外感六淫中最主要的致病因素。通过对 100 例哮喘患者发病诱因进行分析发现，以外感风寒为诱因者占 74%，但半数以上患者未出现常见的外感表证，仅有喘咳症状加重。这是由于患者气阳虚弱，卫外之气不固，"风寒直中手太阴肺"的缘故。在辨证时，以右寸脉浮作为判定外感的重要依据。针对寒痰（饮）伏肺、风寒诱发所致的咳喘，洪广祥教授创制了温肺煎，方由生麻黄 10g，细辛 3g，法半夏 10g，紫菀 10g，款冬花 15g，生姜 10g，矮地茶 20g，天浆壳 15g 等药物组成，临床疗效甚佳。（温肺煎已开发成为国家三类新中成药——冬菀止咳颗粒）。如寒饮较盛者，可合苓桂术甘汤以温阳化饮。

基于上述发病特点，慢性咳喘疾患总以肺阳虚、痰瘀互结、外寒侵袭为主要病理基础，种种热象多为标证，故临证时，遵从《素问·至真要大论》"损者温之"和《素问·调经论》"血气者，喜温而恶寒，寒则涩不能流，温则消而去之"，以及《金匮要略·痰饮咳嗽病脉证并治》"病痰饮者，当以温药和之"，应排除对标证的顾忌，及时、大胆地施以温散、温化、温补、温通等治本之方药，即"治肺不远温"学术观点的主要内容。

慢性肺系病症的不同阶段，会有不同的主证，或有不同的兼夹证，因此临床上温法常和其他治法结合应用：①温散法或温宣法：又称为辛温解表法。因外感寒邪入侵肌表而成外寒袭肺证时，应与汗法同用。②温补法：气阳虚弱，寒从内生者，应与补法合用，有益气温阳护卫、甘温补脾、补宗益气、温补肾阳之不同。③温下法："肺与大肠相表里"，通腑能平喘，通腑可逐痰下瘀，当与下法同用。④温化法：痰多色白者，当与祛痰法同用，即温化法。⑤温通法：瘀血征象突出者，当与化瘀法同用。⑥温清并用：当郁热征象突出时，又当与清法同用。

二、"痰瘀伏肺"为哮病夙根

后世对哮喘夙根的认识，多推崇朱丹溪"哮喘……专主于痰"之说，在治法上主张"专以祛痰为先"。洪广祥教授认为，痰饮内伏并不是独立存在的，它与气郁、血瘀往往互为因果。因为宿痰伏肺，气机郁滞，不仅会导致津凝生痰，同时又因气郁痰滞影响血行，出现痰瘀不解的复杂局面。从痰与瘀的关系来说，痰可酿瘀，痰为瘀的基础，而瘀亦能变生痰水，形成因果循环。痰夹瘀血，结成窠臼，潜伏于肺，遂成哮证的"夙根"。发作时可见喉间痰鸣如吼，甚者可有颜面、口唇、肢末青紫等痰瘀气阻见症。若哮喘持续不解或反复发作，极易损伤气津，痰液更加黏稠难出，窒塞肺络，瘀积不散，又易形成"痰栓"，出现顽痰胶固，进一步瘀塞气道，加重痰瘀气阻的病理变化。

　　遵朱丹溪"善治痰者，不治痰而治气"和唐容川"治一切血证皆宜治气"的古训，洪广祥提出了哮喘发作期的治疗新思路"治痰治瘀以治气为先"。治气之法，应当从调肝气、行脾气、泻肺气、利腑气等方面着手。在《素问·脏气法时论》"肺若气上逆，急食苦以泻之"理论的启示下，选择以"苦降"为作用特点的、以疏利气机为目标的药物作为组方基础，在古方平气散基础上大胆创新，制成平喘新方"蠲哮汤"，由葶苈子、青皮、陈皮、槟榔、大黄、生姜各 10g，牡荆子、鬼箭羽各 15g 等组成。药理实验结果表明，该方对豚鼠实验性哮喘有显著保护作用，能明显增强离体豚鼠肺灌流量，松弛气管、支气管平滑肌，并有明显的祛痰和抗过敏作用，能抑制过敏性介质慢反应物质（SRS-A）的释放。目前，"蠲哮汤"已研发成治疗支气管哮喘的国家三类新中成药"蠲哮片"。"蠲哮汤"服法：水煎服，每日 1 剂，每剂煎 3 次，分上、下午及临睡前服用，连服 7 天。幼儿剂量酌减。重症哮喘或哮喘持续状态且体质尚好者，可日服 2 剂，水煎分 4 次服。哮喘缓解后改为常规服药法。药后 1 ～ 3 日内，若解痰涎状黏液便，为痰浊下泻的良性反应，如无其他不适，则不必疑虑，待哮喘症状完全缓解后，大便自然恢复常态。本方一般不必加减，如他症明显，可根据病症酌情加药。如寒痰哮可加干姜、细辛；兼表寒者加生麻黄、苏叶；热痰哮加黄芩、鱼腥草；有过敏性鼻炎或其他过敏症状明显者加辛夷、苍耳子或路路通、防风；肺阳虚明显者加生黄芪、熟附子；肺气虚易感冒者加玉屏风散；痰不易咳出，痰出喘减者加礞石、鹅管石、海浮石、海蛤壳以涤顽痰；大便不畅者大黄宜生用后下；大便稀溏者，大黄宜熟用同煎，剂量不减。哮喘持续发作的原因通常与下列因素密切相关：①顽痰胶固，气道瘀塞。②肺阳虚衰，卫阳不固。③鼻窍不利，肺失宣肃。洪广祥教授常在疏利气机的基础上，兼用益气温阳护卫汤和宣窍利鼻法（辛夷、苍耳子各 10g，路路通 30g，川芎、白芷各 10g，细辛 3g，蒲公英 15g，连翘、黄芩各 10g），或软坚涤痰法（方用新加千缗汤：皂荚 6g，细辛 3g，法半夏 10g，礞石 20g，海蛤壳 20g，鹅管石 20g），多能取效。

这里要特别指出的是，痰瘀郁久极易化热，临床可兼见苔黄舌红（暗）、痰黄稠或大便结等热化证候，此时既要重视清泄郁热，但用药又不宜过于苦寒。因为这种热象是在痰瘀阴邪的基础上化生的，其病理本质仍为"阴寒"，故不宜过于苦寒泄热，而应在祛痰行瘀的基础上，适当使用苦寒泄热药，洪广祥教授常选用黄芩和大黄，或配合辛寒泄热的生石膏，这样既有利于涤除痰瘀，又兼顾了清泄郁热，可达标本同治的目的。

三、创新和发展"宗气"理论，提出补虚泻实是慢阻肺的全程治则

1. 宗气与肺

宗气（也可称为大气），是积于胸中之气。张锡纯说："胸中所积之气，名为大气。"宗气由肺吸入清气和脾胃运化之水谷之精气相结合而成。肺和脾胃在宗气形成的过程中发挥着重要作用。其中，肺又是宗气形成和聚集的场所。所以宗气的旺衰，与肺、脾胃有关，尤与肺关系密切。宗气聚集于胸中，经肺的宣发作用，出咽喉，贯心脉；经肺的肃降作用蓄于丹田。宗气的主要功能表现在两个方面：一是行呼吸，上出咽喉（息道），以促进肺的呼吸运动，并与语言、声音的强弱有关；二是行气血，贯通心脉，将气血布散全身，以温养脏腑组织和维持其正常功能活动、寒温调节。由此可见，肺是通过生成宗气而起主一身之气的作用。肺主一身之气的功能失常，则会影响呼吸功能和宗气的生成以及全身之气升降出入运动。"宗气为病，虚多实少"，临床可表现为咳嗽喘促、少气不足以息、声低气怯、肢倦乏力等症状。

2. 补虚泻实是慢阻肺的全程治则

本虚标实、虚实夹杂是慢阻肺证候的基本特点。目前大多数医家认为该病本虚标实，本虚为正气虚弱，落实于脏腑主要为肺、脾、肾，甚至及心，

痰瘀为其标实。肺、脾、肾脏器虚损，津液运行输布失常，可聚湿生痰，临证见痰多稀白、泡沫痰、黄黏痰、痰黏稠不爽、痰多黏腻色白、痰稠厚成块、喉中痰鸣、舌苔厚腻、脉弦滑等均为慢阻肺患者痰浊壅盛之象。通过临床观察发现，患者普遍存在右寸（肺）脉滑和右关（脾）脉弦滑突出，也印证了"脾为生痰之源""肺为贮痰之器"理论的正确性。另外，痰可酿瘀，痰夹瘀血，结成窠臼，伏藏于肺，致使气道阻塞，肃降功能严重失常，气机逆乱症状难以缓解。临证多见面色晦滞、唇舌暗或紫暗、舌下青筋显露、指甲暗红等瘀血征象。由于慢阻肺患者长期过度使用辅助呼吸肌，导致颈、肩、上背部肌肉长期僵硬、酸痛、胀满等症，也应视为瘀滞肌筋的表现。又如慢阻肺伴随胃肠道功能紊乱所引起的脘腹饱胀，是因膈肌下降使胃容量减少、微循环障碍、缺氧及高碳酸血症等造成胃肠瘀血。

多数医家认为急则治其标，缓则治其本。洪广祥教授认为无论在急性加重期或症状稳定期，虚中夹实，或实中夹虚的证候表现全程都可兼见，有时实证为主要矛盾，但虚证又常左右实证的治疗效果；当虚证为主要矛盾时，如处理不当，或疏忽对实证的兼顾，又常是引发病情反复的重要诱因。因此，在治疗慢阻肺过程中，应该重视虚实夹杂的问题，一定要将补虚泻实作为一个全程治则而不是阶段性的。无论是在感染阶段，还是呼衰阶段、严重缺氧阶段，始终要把补虚泻实贯穿起来。这对提高临床疗效，有效地稳定和控制病情，甚至对支持抗生素的抗感染效应，减少有效疗程和剂量，降低副作用等，都发挥着重要作用。

3. 宗气与慢阻肺

慢阻肺患者长期、反复发作，必然首先伤及肺脏，致肺气虚，继则伤及脾，致脾气虚。随着肺脾气虚的逐渐加重，宗气受损就会逐渐显现，因此宗气不足是气之虚极的结果。

从慢阻肺发病的规律来看，其本虚的具体定位，很难定位在某一个脏，或者某一个方面。这就是说单纯的肺虚、单纯的脾虚、单纯的肾虚或肺脾肾虚，都不是一个很好的定位。洪广祥教授认为，正气虚衰是慢阻肺本虚的综合反映。中医所讲的正气，实际包括了人的元气、宗气和卫气等。气有阴阳之分，从慢阻肺的发生发展及其病机特点来看，气阳虚是其本虚的关键。气阳虚实际涵盖了元气、宗气和卫气之虚。它比肺虚、脾虚、肾虚，或称肺脾肾虚具有更宽和更广的包容性，有利于提高补虚的实效性和灵活性。

气阳虚弱不仅包括肺的气阳虚和卫的气阳虚，还包括宗气的不足。宗气属阳气范畴，宗气虚衰，可视为阳气虚衰。随着疾病的反复发作和病情的逐渐加重，由肺卫的气阳虚可导致脾阳和肾阳的虚弱。

慢阻肺患者普遍存在抗御外邪能力低下，免疫调节能力下降，对寒冷和气温变化极为敏感，常易感冒和继发感染，而引发病情的反复和急性加重。这与宗气不足、卫气不固存在着密切关系，而不是单纯的肺气不足和脾气不足。慢阻肺呼吸肌疲劳与肺脾气虚关系密切，是宗气虚衰的结果。慢阻肺的营养障碍，不能单纯理解为脾胃虚弱，而是已经涉及元气和宗气的虚衰，甚至呈现脾胃衰败的局面。

在急性加重期，主要矛盾是邪实，标证突出，出现咳嗽咯痰增多，阻塞气道，喘促加重等，但始终伴随着虚象，如神疲体倦、气短乏力、怯寒肢冷、纳呆腹胀、自汗易感、对气候变化适应能力差、虚弱脉与邪实脉并存。且加重期极易反复感冒，出现病情反复。西医抗生素不断升级，炎症难以控制，进而出现真菌感染。如果中医跟着解表祛邪治标，行瘀排痰，即使取得疗效，患者还未恢复，复感外邪，又出现再次加重，如此恶性循环，医者陷于被动，穷于应付。"邪之所凑，其气必虚"，如果转换思维方式，边攻边防，扶正祛邪同时进行，就可以标本同治，变被动为主动。因此，在急性加重期应注意补益宗气，提高患者全身和局部的防御功能，强化"扶正以祛邪"，可有效地减少慢阻肺的急性发作次数，提高防治效果。

动则喘促、呼多吸少，是慢阻肺的标志性症状。"肾主纳气"，故认为这是"肾不纳气"或"肾失摄纳"的结果。因此，在治疗方法上强调"补肾"而达到"纳气平喘"之目的。实践证明，这种治疗思路见效甚微。我们应该从实际出发，认真思考既往的临床思路。可否转换一下思维观念，从"补肾纳气"，转换到"补益宗气"和"益气举陷"的思路上来，以期提高治疗"动则喘甚"的效果。基于肾与元气和宗气的关系，在强调"补益宗气"和"益气举陷"的前提下，注意配合补肾药物的使用是必要的。补元汤就是在补中益气汤（生黄芪、党参、白术、炙甘草、陈皮、当归、升麻、柴胡）基础上加山萸肉、锁阳而成。

4. 补虚泻实的具体应用

依据慢阻肺本虚标实、虚实夹杂的基本证候特点，洪广祥教授认为：补虚重在纠正气阳虚弱，特别是元气虚和宗气虚。泻实着眼涤痰行瘀。慢阻肺患者的气阳虚弱证候多表现为：气短不足以息，动则加剧，怯寒肢冷，不耐风寒，形体瘦薄，饮食不馨，体倦乏力，大便易溏软，舌质暗淡，舌苔薄白或微腻，脉虚软，右关偏弦滑，右寸多细滑，或细弦滑，两尺脉弱等。治法：益气温阳。选用补中益气汤、补元汤（经验方）、芪附汤加减：生黄芪30g，党参30g，炒白术10～15g，炙甘草10g，当归10g，升麻10g，柴胡10g，陈皮10g，山萸肉10～15g，锁阳10～15g，熟附子10g。阳虚较甚者，可酌情选用补骨脂、胡芦巴。如由阳及阴，而呈现气阴两虚证候者，除见上述阳气虚弱证候外，还可兼见口干而不欲饮，舌质偏红，舌苔薄少，脉细弦虚数等气阴虚兼证。而以单纯阴虚者临床少见。兼夹气阴两虚者，可配合生脉散或麦门冬汤以阴阳两补。慢阻肺患者的痰瘀伏肺证候多表现为面色晦滞，颈、肩、上背部肌肉僵硬、酸痛、胀满；或脘腹饱胀，唇、舌暗或紫暗，舌下青筋显露，指甲暗红；胸部膨满，咯痰稠黏，舌苔腻，脉右寸细滑，右关弦滑等。治法：祛痰行瘀。选用千缗汤、苓桂术甘汤、桂枝茯苓丸加减。常用药如下：猪牙皂 6g，法半夏 10g，生姜 10g，茯苓 30g，桂枝 10g，炒白术 10g，炙甘草 10g，桃仁 10g，丹皮 10g，赤芍 20g，青皮 15g，陈皮 10g，葶苈子 15～30g。痰瘀为阴邪，非温不化。因此用药宜温，切忌寒凉郁遏，出现痰瘀胶固，加重气道壅塞。若痰瘀化热，出现痰黄稠黏，口渴便结，舌质红暗，苔黄厚腻，脉滑数等痰热瘀阻证候时，可改用清化痰热、散瘀泄热法，常用药如下：金荞麦根 30g，黄芩 10g，夏枯草 15g，生石膏 30g，浙贝母 10g，海蛤壳 20g，桃仁 10g，丹皮 10g，赤芍 20g，大黄 10g，葶苈子 20g，桔梗 30g。兼有表邪遏肺，喘满症状较甚者，可合用麻杏甘石汤，以宣肺泄热。待痰热证候顿挫后，及时改用"温化"方药以图缓治。

四、圆机活法，善于创新

移植应用也是一种创新方式，把薏苡附子败酱散、大黄牡丹皮汤、阳和汤移用于支气管扩张的治疗，扩展了临床治疗思路和方药，解决了临床支气管扩张诊治中遇到的一些疑点和难点。

洪广祥教授喜读经书，活用经方，对《金匮要略·疮痈肠痈浸淫病脉证治》中有关肠痈辨证论治的论述，有独到的心得。他认为肺痈与肠痈虽为两种不同种类的疾病，却有根本一致的病理特点，即均是慢性感染性疾病，只是病变部位不同而已，一个在肠，一个在肺，故立法遣方可相互借鉴。临证常将治疗肠痈的经方——薏苡附子败酱散、大黄牡丹皮汤移用于支气管扩张的治疗。薏苡附子败酱散为仲景治疗肠痈脓已成之方，方中重用薏苡仁排脓消痈利肠胃，轻用附子振奋阳气、辛热散结，佐以败酱草破瘀排脓，具有脾肾双补、温清并用、虚实同调之组方特点，决定了本方具排脓化毒、祛湿化痰、破瘀散结的作用，与支气管扩张的病变特征一致。方中附子的应用，可谓别出心裁，用量仅为全方的 1/7，但它是方眼。本品辛热，为佐药，此处有两层含义：第一，在寒凉药中加入温热之品，可温振脾阳，避免过寒使邪冰伏于内，且有"用寒远寒"之意；第二，血液的运行全靠阳气的推动，故利用附子走而不守之性，可以振奋阳气，促进气血流通，亦有利于气滞之疏通，使郁热得以清除，同时可使药物更易充分到达病所，发挥作用，寓有"结者非温不行"之意。临证应用本方的常用剂量为：薏苡仁 20～30g，熟附子 10g，败酱草 15g。

支气管扩张患者，痰阻气道，极易郁而化热，因此在温化的同时，要注意适时兼用清化痰热法，临证时洪广祥教授喜用大黄牡丹汤。大黄牡丹汤也出自东汉·张仲景之《金匮要略·疮痈肠痈浸淫病脉证并治》，一般认为大黄牡丹皮汤适用于治疗肠痈初起脓未成时。方中大黄、芒硝荡涤大、小肠秽浊结热，推而下之；牡丹皮凉血化瘀，桃仁化瘀活血，冬瓜子清利痈脓浊痰，全方共奏通腑泄热化痰、逐瘀通滞消痈之功。临证时多去芒硝，取名为新大黄牡丹汤，以减缓泻下之力，而重在活血消痈，与益气、温阳、养血同用，有托毒排脓之功，使之祛邪不伤正，扶正以祛邪。新大黄牡丹汤组成及常用剂量为：大黄 10g，牡丹皮 10g，桃仁 10g，冬瓜子 30g。薏苡附子败酱散、新大黄牡丹皮汤，与补中益气汤或益气护卫汤等方同用，又包含了芪附汤，强化了温补的作用，同时有清热祛瘀排脓之效果，体现了温清并用的学术思想。

支气管扩张症的"火""热""燥"的病理和证候是客观存在的，但这绝不是其主流和本质，是它的一种标证和兼证。理由之一，支气管扩张的形成，大多是继发于呼吸道感染和支气管阻塞，尤其是儿童和青年时期麻疹、百日咳后的支气管肺炎，以及慢性鼻腔的化脓性炎症等，再是支气管先天性发育缺损和遗传因素。由此可见，支气管扩张的发生与年幼患病、体质虚弱、先天发育不良等密切相关，虚为其主要发病基础。发病后又迁延不愈，正气损伤，机体抗邪能力急剧下降，成为诱发反复感染的重要内因。理由之二，痰多既是本病的主症，又是诸多矛盾中的主要矛盾。前已述及，脾虚生痰是发病关键，因此，黄痰的基础是湿痰，湿痰为阴邪，临床治疗要强调温化。理由之三，支气管扩张症"瘀"的现象突出，多因支气管阻塞，气道不利，气滞而致血瘀；瘀滞气机，气津不化，又易酿痰。痰阻气壅，是产生瘀的基础。血得温则行，遇寒则凝，瘀血为阴邪，非温不散。基于上述理由，结合临床经验，提出"温阳宣通"为支气管扩张主要治法之一。

"温阳宣通"法选用外科治疗阴疽的阳和汤。该方出自清代王洪绪所撰写的《外科证治全生集》，主治"鹤膝风、贴骨疽及一切阴疽"。该方配伍严谨，用量精审，相得益彰，全方以温为主，温中有通，温中有补，温中有宣，在温的基础上有补血、通脉、散寒、祛痰之功，用于阴寒之证，犹如离照当空，阴霾自散，可化阴凝而使阳和，古以"阳和"名之。阴疽多为人体阳气不足，气血虚损，邪气从寒化所致，与支气管扩张的病机有诸多相似之处，故洪广祥教授将此方移植用于支气管扩张稳定期的治疗。为保护脾胃生机，防止胶质滋腻碍胃，故将方中鹿角胶改用鹿角霜，同时又可防止出血。临床常用剂量为：熟地24g，肉桂（布包入煎）3g，生麻黄10g，鹿角霜15g，白芥子10g，炮姜6g。水煎服。

专病论治

咳嗽

咳嗽是由六淫外邪侵袭肺系，或脏腑功能失调，内伤及肺，肺气不清，失之宣肃所成，临床以咳嗽、咯痰为主要表现。若咳与嗽分别言之，则有声无痰为咳，有痰无声为嗽。一般痰、声多并见，难以截然分开，故以咳嗽并称。

《内经》对咳嗽的成因、症状及证候分类、病理转归及治疗等问题做了较系统的论述，如《素问·宣明五气》说："五脏六腑皆令人咳，非独肺也。"强调肺脏受邪以及脏腑功能失调均能导致咳嗽的发生。对咳嗽的证候特征，隋代《诸病源候论·咳嗽候》有十咳之称，除五脏咳外，尚有风咳、寒咳、支咳、胆咳、厥阴咳等。明代张景岳将咳嗽分为外感内伤两类。至此，咳嗽的辨证分类渐趋完善，切合临床实用。

咳嗽既是独立的证候，又是肺系多种疾病的一个症状。外感咳嗽与内伤咳嗽还可相互影响为病，病久则邪实转为正虚。外感咳嗽如迁延失治，邪伤肺气，更易反复感邪，而致咳嗽屡作，转为内伤咳嗽；肺脏有病，卫外不固，易受外邪引发或加重，在气候变化时尤为明显。久则从实转虚，肺脏虚弱，阴伤气耗。由此可知，咳嗽虽有外感、内伤之分，但有时两者又可互为因果。

一、辨证要点

（一）辨外感内伤

外感咳嗽，多为新病，起病急，病程短，常伴肺卫表证。内伤咳嗽，多为久病，常反复发作，病程长，可伴见他脏见证。

（二）辨证候虚实

外感咳嗽以风寒、风热、风燥为主，均属实，而内伤咳嗽中的痰湿、痰热、肝火多为邪实正虚，阴津亏耗咳嗽则属虚，或虚中夹实。

二、治疗原则

咳嗽的治疗应分清邪正虚实。外感咳嗽，多为实证，应祛邪利肺，按病邪性质分风寒、风热、风燥论治。内伤咳嗽，多属邪实正虚，治以祛邪止咳，扶正补虚，标本兼顾，分清虚实主次。

咳嗽的治疗，除直接治肺外，还应从整体出发，注意治脾、治肝、治肾等。外感咳嗽一般均忌敛涩留邪，当因势利导，俟肺气宣畅则咳嗽自止；内伤咳嗽应防宣散伤正，从调护正气着眼。咳嗽是人体祛邪外达的一种病理表现，治疗绝不能单纯见咳止咳，必须按照不同的病因分别处理。

三、辨证论治

（一）外感咳嗽

1. 风寒袭肺

多表现为咽痒，咳嗽声重，气急，咯痰稀薄色白，常伴鼻塞、流清涕、头痛、肢体酸楚、恶寒发热、无汗等表证，舌苔薄白，脉浮或浮紧。治法：疏风散寒，宣肺止咳。常用方有三拗汤合止嗽散、冬菀止咳颗粒（经验方）。常用药有麻黄、荆芥、杏仁、紫菀、白前、百部、陈皮、桔梗、甘草等。咳嗽较甚者加矮地茶、金沸草祛痰止咳；咽痒甚者加牛蒡子、蝉蜕祛风止痒；鼻塞声重加辛夷花、苍耳子宣通鼻窍；若夹痰湿，咳而痰黏、胸闷、苔腻者，加半夏、厚朴、茯苓燥湿化痰；表寒未解，里有郁热，热为寒遏，咳嗽音嘎、气急似喘、痰黏稠、口渴心烦或有身热者加生石膏、桑白皮、黄芩解表清里。

临床实验研究：我们采用随机双盲、双模拟、多中心的方法，对412名急性支气管炎（风寒袭肺证）患者分别予以冬菀止咳颗粒与通宣理肺汤治疗，结果表明冬菀止咳颗粒治疗急性支气管炎疗效明显高于对照组，有显著性差异（$P < 0.01$）。治疗期间，仅出现1例轻度口干者，余未见其他不良反应。

动物试验表明，冬菀止咳颗粒能明显降低电刺激对豚鼠呼吸振幅变化的影响，减轻氨水气雾引起的小鼠咳嗽；能显著增多大鼠排痰量；有明显解热作用。体外抗菌试验表明，冬菀止咳颗粒对流感病毒、乙型链球菌、大肠杆菌等均有体外抑制作用。因此，冬菀止咳颗粒具备明显镇咳、祛痰、抗炎、抗病毒、解热作用和一定抗菌作用。

2. 风热犯肺

多表现为咳嗽频剧，气粗或咳声嘎哑，喉燥咽痛，咯痰不爽，痰黏稠或稠黄，咳时汗出，常伴鼻流黄涕、口渴头痛、肢楚、恶风、身热等表证，舌苔薄黄，脉浮数或浮滑。治法：疏风清热，宣肺止咳。常用方有桑菊饮或麻杏甘石汤。常用药有桑叶、菊花、薄荷、杏仁、桔梗、甘草、连翘、芦根。咳嗽甚者加前胡、枇杷叶、浙贝母清宣肺气、化痰止咳；肺热内盛加黄芩、知母，或加生石膏清肺泄热；咽痛、声嘎加射干、山豆根清热利咽；若风热伤络，见鼻衄或痰中带血丝者，加白茅根、生地黄凉血止血；夏令夹暑加六一散、鲜荷叶清解暑热。

3. 风燥伤肺

多表现为喉痒干咳，连声作呛，咽喉干痛，唇鼻干燥，无痰或痰少而粘连成丝，不易咯出，或痰中带有血丝，口干，初起或伴鼻塞、头痛、微寒、身热等表证，舌质红干而少津，苔薄白或薄黄，脉浮数或小数。治法：疏风清肺，润燥止咳。常用方有桑杏汤等。常用药有桑叶、豆豉、杏仁、浙贝母、南沙参、梨皮、栀子等。若津伤较甚者加麦冬、玉竹滋养肺阴；热重者酌加生石膏、知母清肺泄热；痰中夹血加生地黄、白茅根清热凉血止血。另有凉燥伤肺证，乃燥证与风寒并见，表现为干咳少痰或无痰，咽干鼻燥，兼有恶寒发热、头痛无汗、舌苔薄白而干等症。用药当以温而不燥、润而不凉为原则，方取杏苏散加减。药用苏叶、杏仁、前胡辛以宣散，紫菀、款冬花、百部、甘草温润止咳。若恶寒甚、无汗，可配荆芥、防风以解表发汗。

（二）内伤咳嗽

1. 痰湿蕴肺

多表现为咳嗽反复发作，咳声重浊，胸闷气憋，尤以晨起咳甚，痰多，痰黏腻或稠厚成块，色白或带灰色，痰出则憋减咳缓。常伴体倦、脘痞、食少、腹胀、大便时溏，舌苔白腻，脉濡滑。治法：燥湿化痰，理气止咳。常用方有二陈汤合三子养亲汤。常用药有法半夏、陈皮、茯苓、厚朴、苍术、白芥子、苏子、莱菔子等。若寒痰较重，痰黏白如泡沫，怯寒背冷，咳嗽甚者加干姜、细辛或款冬花、紫菀、矮地茶等温肺化痰以止咳；脾虚证候明显者加生黄芪、党参、白术以健脾益气。症情平稳后可服六君子汤加减或咳喘固本煎（经验方）以资调理。

2. 痰热郁肺

多表现为咳嗽，气息粗促，或喉中有痰声，痰多质黏厚或稠黄，咯吐不爽，或有热腥味，或吐血痰，胸胁胀满，咳时引痛，面赤，或有身热，口干而黏，欲饮水，舌质红，舌苔黄腻，脉滑数。治法：清热肃肺，豁痰止咳。常用方有清金化痰汤等。常用药有黄芩、栀子、知母、桑白皮、贝母、瓜蒌、桔梗、陈皮、甘草、麦冬。若痰热郁蒸，痰黄如脓或有热腥味加鱼腥草、金荞麦根、夏枯草、浙贝母、冬瓜仁等清化痰热；若胸满咳逆、痰涌、便秘配葶苈子、大黄泻肺通腑以逐痰；若痰热伤津，见口干、舌红少津，配北沙参、天门冬、天花粉养阴生津。

3. 肝火犯肺

多表现为上气咳逆阵作，咳时面赤，咽干口苦，常感痰滞咽喉而咯之难出，量少质黏，或如絮条，胸胁胀痛，咳时引痛，症状可随情绪波动而增减，舌红或舌边红，舌苔薄黄少津，脉弦数。治法：清肝泻肺，化痰止咳。常用方有黛蛤散、黄芩泻白散。常用药有青黛、海蛤壳、黄芩、桑白皮、地骨皮、枇杷叶、丹皮、栀子等。胸闷气逆加葶苈子、瓜蒌利气降逆；胸痛配郁金、丝瓜络理气和络；痰黏难咯加海浮石、贝母、冬瓜仁、竹沥清热豁痰；火郁伤津，咽燥口干、咳嗽日久不减，酌加北沙参、百合、麦冬、诃子养阴生津敛肺。

4. 肺阴亏耗

多表现为干咳，咳声短促，或痰中带血丝，低热，午后颧红，盗汗，口干，舌质红，少苔，脉细数。治法：滋阴润肺，化痰止咳。常用方有沙参麦冬汤等。常用药有北沙参、麦冬、玉竹、天花粉、生扁豆、霜桑叶、甘草、百合、百部等。若久热久咳，是肺中燥热较甚，又当加地骨皮30g以泻肺清热；咳剧加川贝母、甜杏仁、天浆壳润肺止咳；若肺气不敛，咳而气促，加五味子、诃子以敛肺气；低热酌加功劳叶、银柴胡、青蒿、地骨皮以清虚热；盗汗加糯稻根、浮小麦以敛汗；咯吐黄痰加海蛤粉、知母、黄芩清热化痰；痰中带血加丹皮、栀子、藕节、白茅根清热凉血止血。

四、典型病案

例一：杨某，男，26岁。2002年2月18日初诊。

患者一周前下乡访友，外感风寒，头痛鼻塞，流清涕，微恶风寒，咳嗽声重，痰稀白不畅，胸闷咽痒，口不渴。自服维C银翘片、枇杷止咳露、感冒咳嗽冲剂等，症状未减，咳嗽仍频，遂来门诊治疗。症状如前所述，舌质淡红，舌苔白微腻，脉浮弦滑。证属外感风寒，肺失宣畅。治拟疏散风寒，宣肺止咳。方用冬菀止咳汤（经验方）：生麻黄10g，生姜10g，细辛3g，紫菀10g，款冬花10g，法半夏10g，苍耳子10g，辛夷10g（包煎）。5剂，水煎服，每日1剂，嘱按时前来复诊。

复诊：患者诉服药1剂后咳嗽顿减，诸症明显减轻，服完5剂咳嗽已愈，感冒症状消失。要求续服5剂，以巩固疗效。

例二：李某，男，46 岁。2002 年 11 月 6 日初诊。

患者患慢性支气管炎 6 年，受寒或冬季发作明显。5 天前因感受风寒咳嗽发作，在西医院就诊，服用罗红霉素、枇杷止咳糖浆等，咳嗽未见减轻，而来中医院呼吸科门诊治疗。自诉平素怯寒，易感冒。症见咳嗽频作，痰稀白，咯痰不畅，鼻音重浊，胸部满闷，喉间痰声明显，口不渴，微恶风寒，不发热，舌质偏红暗，舌苔白微黄腻，脉浮弦滑，右寸脉细滑弱，右关弦滑。证属寒饮遏肺，风寒诱发，肺失宣肃。治宜温肺散寒，以宣肺止咳。方用温肺煎（经验方）加减：生麻黄 10g，细辛 3g，法半夏 10g，紫菀 10g，款冬花 15g，生姜 10g，矮地茶 20g，天浆壳 15g，南杏仁 10g，桔梗 15g，青皮 15g，陈皮 15g。5 剂，水煎服，每日 1 剂。

二诊：服药 5 剂，咯痰易出，咳减 4/5，鼻道通畅，胸部憋闷已除，风寒外邪已去，改用益气护卫汤（经验方）加减，以益气护卫、扶正固本。处方：生黄芪 30g，桂枝 10g，白芍 10g，生姜 10g，红枣 6 枚，炙甘草 10g，防风 15g，白术 10g，路路通 15g，矮地茶 20g，天浆壳 15g。水煎服，每日 1 剂。

按：例一为风寒袭肺证。属西医急性支气管炎，由病毒感染所致。患者服用维 C 银翘片、枇杷露、感冒咳嗽冲剂不效，分析其处方组成，药性以辛凉清润为主。但本案证候表现为典型风寒袭肺证，只宜辛温疏散、宣肺止咳，不宜辛凉清润，遏敛肺气。这是本案用药不效和取效的关键所在。

冬菀止咳汤为洪广祥教授多年治疗急性支气管炎风寒袭肺证的经验方，临床用于风寒咳嗽证疗效显著。该方的主要特点是根据风寒咳嗽的病机为风寒袭肺，肺失宣肃，以及"肺开窍于鼻""鼻为肺之门户"的理论组建方药，以达"肺鼻同治"，双向调节，相得益彰的止咳功效，填补了我国止咳中成药的设计空白。冬菀止咳汤已开发成为国家三类新中成药——冬菀止咳颗粒。经 Ⅱ、Ⅲ 期临床试验研究，显效率为 72.1%，总有效率为 95.1%。药效试验结果表明，冬菀止咳颗粒具有较强的镇咳、祛痰、抗炎、抗病毒、解热作用和一定的抗菌作用。冬菀止咳颗粒具有祛风散寒、宣肺止咳、肺鼻同治的显著功效，用于急性支气管炎的风寒咳嗽证。

例二为慢性支气管炎因感冒风寒而急性发作。本案患者平素怯寒易感，右寸脉细弱，可知其素体阳虚气弱；脉右寸滑、右关弦滑，说明其痰饮伏肺，脾虚痰盛；脉浮且微恶风寒，鼻声重浊，咳嗽咯痰加重，显然因风寒侵袭肺卫，肺气郁闭，宣降失常所致。痰饮、风寒均为阴邪，痰饮宜温，风寒宜散，病位在肺，"肺气郁闭"是其标实，"气阳虚弱"是其本虚。根据"急则治标"的原则，故先温肺散寒，以宣肺止咳。温肺煎系洪广祥教授经验方，由麻黄、生姜、细辛、法半夏、紫菀、款冬花、矮地茶、天浆壳等组成。临床用于寒痰（饮）伏肺，风寒诱发所致的咳嗽，疗效甚佳。如寒饮较盛者，可合苓桂术甘汤以温阳化饮。

方中矮地茶，又名平地木，为紫金牛科植物紫金牛的全株；性平味辛微苦；有化痰止咳、利湿、活血功能。洪广祥教授常用于慢性支气管炎咳喘痰多者，无论肺寒、肺热均可，单用或配伍其他药煎服，亦可作片剂使用；常用煎剂量为 15～30g；无明显副作用。又因本品具有散瘀止血功能，临床也可用于肺结核、支气管扩张的咳嗽咳血患者，既可镇咳又能止血。在 20 世纪 70 年代初期全国攻克老年慢性支气管炎工作中，湖南医疗单位根据土家族用药经验，用本品治疗慢性支气管炎，并进行了药理、药化和临床等方面的研究，从中找出了一种止咳成分——岩白菜素。中国医学科学院药物研究所成功地将岩白菜素进行了人工合成。研究证明岩白菜素的人工合成品与天然产物疗效一致，并已用于临床治疗慢性支气管炎。

天浆壳，为萝摩科植物萝摩的果壳；味甘、辛性温，入肺、肝经，具有宣肺化痰、止咳平喘、透疹功效。天浆壳临床应用于咳嗽痰多、气喘等，与百部配合可治疗百日咳。本品有宣肺透疹作用，故又可用于麻疹透发不畅之证，常与蝉蜕、桑叶、牛蒡子等配伍。天浆壳以宣肺止咳见长，故常用于急、慢性支气管炎咳嗽痰多气喘等症，与矮地茶相伍，止咳效果更佳。一般用量为 10 ～ 15g。

以上二例均为外感风寒、肺失宣畅而引发的风寒咳嗽证，风寒郁肺、肺失宣肃为其基本病机，治疗用药均以宣散为主，故取效甚速。证之临床，外感咳嗽以感受风寒居多，正如明·张景岳在《景岳全书》中所说："六气皆令人咳，风寒为主。"程钟龄《医学心悟》强调指出："咳嗽之因，属风寒者，十居其九。"尤其随着现代生活消费水平的提高，夏季冷气广泛使用和冷饮食品供应增多，外感咳嗽由于寒（风）邪所致的比例将进一步增加。另外外感咳嗽以病毒感染引起者为多。从临床辨证看，西医所称的病毒感染，又以风寒的证候表现为主，治疗应辛温解表、温散肺寒、宣畅肺气以驱邪外出，切忌投以大量清热解毒、凉润遏肺的方药，以免闭门留寇！

例三：汪某，女，28 岁。1990 年 3 月 10 日初诊。

患者感冒咳嗽痰黄历时半月余，经用中西药效果不佳。初诊见呛咳阵作，咳声高亢，咽痒则咳，咯痰不畅，痰少黄白相兼，口干欲饮，胸胁牵引作痛，大便燥结，舌质偏红，苔腻黄白相兼，脉象浮细弦滑，左关弦细。据述，胸片提示肺纹理增粗；白细胞总数及中性粒细胞数基本正常。证属痰热郁肺，肺失宣肃，外感余邪留恋，兼夹肝气侮肺。治宜清热宣肺，清肝宁肺。方用麻杏甘石汤、千金苇茎汤合黛蛤散加减：生麻黄 10g，南杏仁 10g，甘草 10g，苇茎 30g，黄芩 10g，冬瓜仁 30g，桑白皮 10g，全瓜蒌 30g，青黛 6g（包煎），海蛤壳 20g，金荞麦 20g。5 剂，水煎服，每日 1 剂。

二诊：服药 5 剂，咳嗽缓解，痰黄消除，大便通畅，胸胁痛已除，浮脉未现。效不更方，原方续服 5 剂复诊。

三诊：患者肺系证候完全消除，无明显特殊不适，改用麦门冬汤以益气阴，善后调理。

按：本案初始为外感风寒，继而寒郁化热，肺气壅遏，肃降失常，上逆作咳。呛咳痰黄，咳声高亢为痰热壅肺所致。痰白咽痒脉浮显然为风寒余邪未清之故。呛咳伴胸胁作痛，舌红脉弦，亦为肝咳证候之一。患者为青年女性，易兼见肝气怫逆，上逆侮肺，故呛咳频作。

方选麻杏甘石汤合千金苇茎汤加减，既可清热宣肺、外解余邪，又能清化痰热、肃肺宁咳。肺与大肠相表里，腑气通畅，有助于肺气肃降，方中重用全瓜蒌、冬瓜仁，既可清痰热，又可肃肺通便，以顿挫痰热郁遏，肺气壅闭之势，使腑气通、肺气降、咳嗽止。

例四：陈某，女，46 岁。1982 年 9 月 10 日初诊。

患者禀性孤僻内向，柔弱寡欢，近因家事不遂，渐发胸闷，咳呛频作，咳引胁下作痛，呼吸急迫，烦躁易怒，咽喉干燥，渴欲饮冷，舌质偏红，舌边尤甚，舌苔薄黄少津，脉弦细劲。胸片提示两肺纹理增粗，余无特殊发现。服西药不效。证属气郁化火，横逆犯肺，肺失清肃。治当清肝泻火、肃肺止咳。方用黛蛤散合丹栀四逆散加减：青黛 6g（包煎），海蛤壳 20g，丹皮 15g，生栀子 10g，北柴胡 10g，白芍 10g，枳实 10g，生甘草 10g，南杏仁 10g，枇杷叶 10g。7 剂，水煎服，每日 1 剂。

二诊：服药 3 剂后咳嗽顿减，服完 7 剂咳嗽消失，俱症悉除。续服 7 剂以巩固疗效，并嘱其注意调整心态，避免再次发作。

按：清·陈修园曰："肺为脏腑之华盖……只受得脏腑之清气，受不得脏腑之病气，病气干之，亦呛而咳矣。"本案由于肝气郁久而产生的肝火，冲逆犯肺，肺失清肃，上逆而致咳呛频作，牵引两胁作痛，烦躁易怒，脉细弦劲，为"木火刑金"之证，即《素问·咳论》所说之"肝咳"。方用黛蛤散合丹栀四逆散，以清肝泻火、肃肺止咳。肝咳，病本在肝，影响于肺，故发病时常先见肝病症状。肝气性升，风木易燃，肺为娇脏，不耐邪侵，故治肝咳之药最宜清凉潜降，切忌燥热升散。

《素问·咳论》云"五脏六腑皆令人咳"，张景岳云"咳证虽多，无非肺病""五脏之咳乃各有其兼证耳"。由此说明，本案之肝咳，实际上体现其既有肺之咳嗽，又具有肝经之形证。但在辨证施治过程中，通过治肝而达到肃肺止咳，实现肝肺同治之目的。充分体现了中医整体观念和辨证论治的科学性和实效性。

例五：姜某，男，21 岁。1982 年 9 月 29 日入院，住院号 106885。

患者不定期发热 5 月余。患者于同年 5 月某日外出淋雨后，次日出现高热恶寒、头痛鼻塞等症，在医务所服西药治疗症状减轻。至 6 月份出现低热，体温 37.6℃上下，发热前微感恶寒，当地医院按疟疾治疗，服药 3 天，体温降至正常，未查到疟原虫，相隔 1 周左右又出现发热，恶寒甚，覆盖衣被则舒，当时未作治疗，寒热自解。8 月份又出现上述类似症状，在县医院查抗链球菌溶血素"O"为 1250U，诊断为风湿热，经抗风湿治疗，症状仍有反复，故来我科住院治疗。10 月 8 日，见症：偶有不规则低热，以午后明显，自觉胸脘痞闷，口黏口甜，口微渴，不苦，略有咳嗽，近日痰中带血，色暗红，伴右胸隐痛，连及右背胀痛，背微恶寒，痰少色白而黏，平素怯寒，胃纳及二便均正常，无手足心发热，舌质偏暗，舌苔黄厚腻，脉弦滑数。辅助检查：血红蛋白 82%，白细胞计数 10.0×10^9/L，中性粒细胞 68%，淋巴细胞 24%，嗜酸性 8%，类风湿因子阴性，抗链球菌溶血素"O"为 600U，大小便常规正常，血沉 90mm/h，痰找抗酸杆菌阴性。胸片报告：右上肺野炎症。中医辨证属湿热郁肺，肺气失宣。治法拟宣化为主。方用：枇杷叶 10g，黄芩 10g，连翘 15g，杏仁 10g，石菖蒲 10g，丝瓜络 10g，芦根 30g，银花 20g，薏苡仁 15g，郁金 10g，藕节 30g，橘络 5g。服药后咳血止，体温正常，症状好转。

原方继续加减服用一个月。

10月12日复查，嗜酸性粒细胞11%，绝对计数0.528×10⁹/L，血沉73mm/h。

10月25日复查，胸片提示右上肺炎症吸收好转期（原本右上肺有片状阴影，已大部分吸收）。

11月11日复诊，辅助检查：血沉72mm/h，白细胞计数7.2×10⁹/L，中性粒细胞70%，淋巴细胞24%，嗜酸性粒细胞6%，直接计数1.25×10⁹/L。根据患者反复发病已持续半年多，嗜酸性粒细胞绝对计数超正常值数倍，肺部有炎症改变，考虑为肺嗜酸性粒细胞增多症。患者屡诉胸及背部酸痛，困倦乏力，精神不振，伴咳嗽咯痰、胸部憋闷，舌质红暗，舌苔厚腻黄白相兼，脉弦滑近数。中医辨证属痰湿伏肺，郁而化热。治法为燥湿化痰清热。方用：法半夏15g，茯苓15g，陈皮10g，生甘草5g，白芥子10g，黄芩10g，枳实30g，白鲜皮15g，地肤子15g（包煎），土茯苓15g。水煎服，每日1剂。

11月23日复诊：症状已基本消除。复查嗜酸性粒细胞直接计数0.2×10⁹/L，血沉25mm/h，抗"O"400U。过敏原皮试：屋尘（＋），棉絮（＋），螨（＋＋）。

12月1日出院，出院前再次复查：嗜酸性粒细胞计数正常，症状缓解。

按： 本案中医辨证属湿痰咳嗽范畴。西医诊断为嗜酸性粒细胞增多症。周围血液中嗜酸性粒细胞绝对值大于0.4×10⁹/L时称嗜酸性粒细胞增多症。

嗜酸性粒细胞增多相关性疾病，范围较广，波及病症亦较多，其中肺嗜酸性粒细胞浸润症，即以嗜酸性粒细胞增多伴肺部浸润为特点。根据本案临床表现，可诊断为单纯性肺嗜酸性粒细胞浸润症（吕弗琉综合征）。

患者反复低热、咳嗽、胸痛，嗜酸性粒细胞绝对值大于0.4×10⁹/L，胸片提示有炎症改变。经反复抗炎、对症治疗，效果不明显。根据其症状特征，符合单纯性肺嗜酸性粒细胞浸润症的诊断。结合中医临证所见，病症缠绵不解，反复低热，口黏口甜，胸脘痞闷，身体困倦，痰白而黏，咳嗽胸痛，舌苔黄白厚腻等，显然与患者淋雨感受湿邪有关。病证初起可能为感湿而夹风寒，经治疗后风寒除，但湿邪留滞，渐而由表入里。湿为阴邪，其性黏滞缠绵反复是其致病特点。

患者为青年男性，湿邪易从热化，湿与热合，更加胶着难解，故汪廷珍称其"半阴半阳""氤氲黏腻"。湿热犯肺，卫受邪郁，肺失宣肃，即吴鞠通所说"肺病湿则气不得化"。症见发热（其热不扬），微恶风寒，咳嗽，胸痛，口微渴，舌苔厚腻白黄相兼等。

从患者湿热证候分析，多为湿邪偏盛，且以湿邪在肺为主。血中嗜酸性粒细胞绝对值高于 0.4×10^9/L，符合吕弗琉综合征核心诊断指标。中医对本病的治疗尚未见文献报道。本病案在全程治疗中，始终以"湿热郁肺"辨证用药，前期以宣化为主，虽取得疗效，但病情依然反复，缠绵不愈，多次复查嗜酸性粒细胞绝对值居高不下，由此提示，在辨证施治的前提下，需针对嗜酸性粒细胞增多的问题寻找新的用药思路。嗜酸性粒细胞在体内的作用是：①限制嗜碱性粒细胞在速发性过敏反应中的作用。②参与对蠕虫的免疫反应。外周血中的嗜酸性粒细胞超过正常值，是由许多原因引起的，因而其临床意义与原发病密切相关，它既有杀伤寄生虫和调节变态反应有利的一面，而其某些颗粒成分和脂氧化产物又有损伤正常组织的不利一面。嗜酸性粒细胞增多，常提示患过敏症或寄生虫病。本案显然与肺源性嗜酸性粒细胞增多密切相关，属过敏症的范畴。患者发病和治疗长达半年余，由于嗜酸性粒细胞增多未能有效控制是病情迁延反复的关键所在。后期的治疗思路（即11月11日复诊）把重点放在抑制嗜酸性粒细胞增多这一关键问题上。根据已往的临床经验，过敏症或嗜酸性粒细胞增多，就其证候表现看，似与湿或湿热致病有密切关系。

11月11日复诊疏方，除常规应用二陈汤燥湿痰外，并加用了枳实、白鲜皮、地肤子、土茯苓以清利湿热。其中重用枳实 30g，这是本次处方的一个显著特点。枳实，《神农本草经》载："主大风在皮肤中，如麻豆苦痒，除寒热结，止痢。"从其主治病症分析，枳实可治"皮肤苦痒"，类似现代皮肤风疹、风疱、团块等皮肤过敏性病症。药理实验研究提示，枳实对变态反应的影响甚为明显。枳实水煎液对鸡蛋白致敏大白鼠的离体肠管因加入特异性抗原引起的挛缩有抑制作用。枳实的水提液或醇提液均能抑制过敏介质的释放。对动物被动皮肤过敏（PCA）及肥大细胞组织胺释放的抑制，枳实都显示出较强的抗过敏活性。这一实验结果，为《神农本草经》中记载的枳实可治"皮肤苦痒"提供了有说服力的实验依据。同时，也说明枳实可治过敏性疾病。遗憾的是，近代中药方书已将这些宝贵的，甚至闪光的重要历史记载当作"垃圾"删除。由于枳实的主要成分为挥发油，高温煎煮时易挥发，故加大生药用量，以减少挥发油中有效成分的破坏。白鲜皮、地肤子、土茯苓等均有较强的利湿清热作用，用治各种瘙痒证候，其与大剂量枳实相配，强化了"清利湿热"的力度，有效遏制了嗜酸性粒细胞的增多，达到较为理想的治疗效果。嗜酸性粒细胞增多从湿热论治，从这个案例分析，枳实、白鲜皮、地肤子、土茯苓等，可能对抑制嗜酸性粒细胞增多有重要作用，值得进一步验证和研究。

哮病

哮病为肺系疾病中的常见病证，除新病初发外，多属病有"夙根"，如《景岳全书》指出："喘有夙根，遇寒则发，或遇劳即发者，亦名哮喘。"《临证指南医案》称哮病为"宿哮"，系"沉痼之病"，因而在治疗上有一定的难度。洪广祥教授在临床研究中，本着勤求古训、博采众方、坚持实践、立足创新的宗旨，努力探索治疗哮病的规律和方药，以期提高哮病的临床疗效。

一、哮病发病观

近代中医对哮病发病的认识，基本停留在《症因脉治·哮病》所说"哮病之因，痰饮内伏，结成窠臼，潜伏于内，偶有七情之犯，饮食之伤，或外有时令之风寒束其肌表，则哮喘之症作矣"和朱丹溪"哮喘……专主于痰"之学术观点。因此在治疗思路和方药上尚未有新的突破。西医学近三十年来，通过大量的临床实践和研究，对于哮喘病的本质有了更多了解和认识，形成了新的哮喘防治理念，促进了哮喘防治水平的提高。

临床实践提示，哮病发作因素错综复杂，上述文献所述的观点，无疑是古代医家哮病治疗经验的总结，因此必须予以充分肯定，但应通过实践去发展，力求在理论上有所创新。理论上的创新，必然会在治疗思路和方药上带来新的突破。

洪广祥教授通过对哮病的防治研究，认为气阳虚弱是哮病发作的重要内因，痰瘀伏肺是哮病发作的夙根，外感六淫是哮病发作的主要诱因。三者之间常相互伴随存在，有时属主要矛盾，有时处于从属地位。从标本角度来看，外感六淫之邪为标，痰瘀伏肺和气阳虚弱为本，哮病的发病是内因和外因相互作用的结果。

（一）气阳虚弱是哮喘发作的内因

西医学认为，引起哮喘发作的内因主要是特应性过敏体质，具有遗传性。这方面的原因可能十分复杂，许多学者正在进行广泛深入的研究。遗传因素固然在哮喘的发病中具有十分重要的作用，但并非所有具遗传因素者都会发生哮喘。

气阳虚弱包括肺的气阳虚和卫的气阳虚，随着哮喘的反复发作和体质进一步下降，由肺卫的气阳虚可致脾阳和肾阳虚。在一般情况下，以肺卫的气阳虚占主导地位。气阳虚弱主要表现在以下几个方面：①哮喘发作时，通常以半夜至凌晨最为严重。《素问·金匮真言论》指出："合夜至鸡鸣，天之阴，阴中之阴也。"阳不胜阴，阴胜则静，阳失运行，肺气郁闭，上逆作喘。西医学认为，人体皮质激素的分泌有昼夜节律的变化，在凌晨时血浆皮质激素下降到最低水平，与在半夜至清晨易发生哮喘的观点是相吻合的。②大多数哮喘患者对气温的突然变化非常敏感，尤其是对春秋季节，忽冷忽热的气候适应能力极差，稍有不慎就会伤风感冒，或当气温突然下降，气道受冷空气袭击，而诱发哮喘。这显然与气阳虚弱，卫气不足，呼吸道防御功能和免疫调节能力下降有非常密切的关系。正如《素问·遗篇·刺法论》所云："正气存内，邪不可干。"《素问·评热病论》所道："邪之所凑，其气必虚。"只有在气阳虚弱，温煦防御功能低下，机体正气不足时，才可使致病因子有可乘之机。③哮喘患者多有背冷怯寒、鼻头清冷、四肢不温、易自汗和易感冒、晨起流清涕等一派不同程度的气阳虚弱的证候表现，而且对温肺散寒和益气温阳药有着较强的耐受能力，很少出现化热化燥的不良反应。我们在治疗热哮患者过程中，也强调"用药不避温"，应在温的基础上酌加清的药品，一般均以小青龙汤为基本方，酌加生石膏等，常可收到显著疗效。即使在缓解期，我们仍然遵循"治肺不远温"的原则，通用益气温阳护卫的方药也未见不良反应，这较好地说明"气阳虚弱"是哮喘患者的重要内因。从某种意义上来说，与西医治疗哮喘以应用糖皮质激素作为最有效的抗炎药物有相似之处。正如有学者研究表明，运用温阳药可以抑制哮喘气道反应性的提高，维持气道的稳定性，从而达到控制哮喘发作的目的。

（二）痰瘀伏肺是哮喘发作的夙根

《景岳全书》云："喘有夙根。"《临证指南医案》称哮病为"宿哮"。后世对哮病"夙根"的认识，多推崇朱丹溪"哮喘……专主于痰"之说，在治法上主张"专以祛痰为先"。洪广祥教授根据哮病反复发作的证候特点，认为宿痰伏肺，气机郁滞，不仅会导致津凝生痰，同时又因气郁痰滞影响血行，出现痰瘀不解的复杂局面。从痰与瘀的关系来说，痰可酿瘀，痰为瘀的基础，而瘀亦能变生痰水，形成因果循环。痰夹瘀血，结成窠臼，潜伏于肺，遂成哮证的"夙根"。如气候突变、饮食不当、情志失调及劳累等多种诱因，均可导致肺气宣降失常，而引起哮病发作。哮病反复发作，极易损伤气津，痰液更加黏稠难出，窒塞肺络，瘀积不散，又易形成"痰栓"，出现顽痰胶固，进一步瘀塞气道，加重痰瘀气阻的病理变化，临床呈现以肺气上逆为标、痰瘀胶结为本的证候特点。

西医学近年来研究发现，气道变应性炎症（AAI）是哮喘发病的基础，气道高反应性（BHR）为哮喘的特征，在发生 BHR 的哮喘患者支气管肺泡灌洗液中嗜酸性粒细胞增加。它被激活后可释放血小板激活因子、前列腺素、组胺、氧自由基、神经毒素等炎性介质，由此可导致气道上皮损伤破坏，支气管平滑肌收缩和增厚，血管通透性增加，黏膜瘀血、水肿、炎性分泌物增多（痰液），结果造成气道狭窄、缺血缺氧，严重影响气道通气功能。这些符合"痰瘀气阻"的现代病理理论，说明哮喘发作普遍有痰瘀的病理现象存在。因此，确立"痰瘀伏肺"为哮病夙根的理论，在治疗上注重"治痰治瘀"，这对消除气道炎症（AAI）和降低气道高反应性（BHR）有着重要的临床指导意义。

动物实验结果：哮喘小鼠肺组织支气管呈点状排列，分布不规律，腔内有黏液，支气管呈蜂窝状聚集，每视野支气管数增加，红细胞满视野堆积，提示为哮证发作期肺组织体积缩小，而使肺组织气道狭小，肺气壅塞，宣降不利，津液凝集于支气管内，呈现痰气交阻样改变；同时又致血行不畅，瘀阻于脉，产生气滞血瘀证，形成肺气壅塞为主的痰瘀内伏病理改变。

（三）外感六淫是哮喘发作的诱因

外感，可以理解为诱发哮喘的外因，六淫则特别强调气候上的异常变化，六淫之邪可以诱发哮喘。据统计资料显示，哮喘的发作有半数以上是集中在上半年的 4 ～ 5 月，下半年的 9 ～ 10 月，发作有明显的季节性倾向。六淫之中，更特别强调风寒，因为肺主皮毛，而风寒之邪又是首先侵犯皮毛。现代研究表明，寒冷空气刺激呼吸道，除减弱呼吸道黏膜的防御功能外，还能通过反射引起支气管平滑肌收缩，黏膜血液循环障碍和分泌物排出困难，易于继发感染，加重气道慢性炎症和气道高反应性。

我们研究发现，外感风寒虽然是引起哮喘发作的主要诱因，据对 100 例患者发病诱因分析，以外感风寒为诱因者占 74%，但半数以上患者却未出现头痛、鼻塞、身痛等一般常见外感表证，而仅有喘咳症状加重。洪广祥教授认为，这是由于患者气阳虚弱，卫外之气不固，"风寒直中手太阴肺"的缘故。因此，他在辨证时，以右寸脉浮作为判定外感的依据之一。在治疗时通过"温散肺寒"，可以迅速使标证解除，达到缓解哮喘的目的。另外，外感风寒亦常为病毒性呼吸道感染重要诱因。近年来，人们发现，呼吸道的病毒感染与支气管哮喘发作有密切关系，小儿较成人更为明显。因此，确立外感六淫是哮喘发作的主要诱因，对提高哮喘防治效果有重要的现实意义。

二、哮病治疗观

许多学者研究证明，无论是哮喘发作期还是缓解期，患者的气道都不同程度地存在着 AAI。因此立足于消除 AAI、降低 BHR 是防治哮喘的关键。

根据洪广祥教授的临床经验，"痰瘀气阻"是气道变应性炎症和气道高反应性的病理基础，气阳虚弱和外感风寒又是激发哮喘的重要内因和外因，因此"涤痰祛瘀""温阳护卫""疏散外邪"是洪广祥教授治疗哮喘的基本治法。临床经验提示，它有利于消除气道炎症和气道高反应性。这对预防哮喘发作，减少哮喘发作次数，减轻发作程度和消除哮喘症状，都有较好的临床防治效果。

（一）涤痰祛瘀法

痰瘀为哮喘发作的凤根，因此涤痰祛瘀为哮喘的重要治法之一。洪广祥教授认为，发作期仍以肺实为主要矛盾，主张发作期重在治痰治瘀以平哮。

1. 治气为先

因为痰瘀的形成与肺气壅塞密切相关。气壅则津凝，成痰成饮。气不畅则血行涩滞而成瘀。由此可见，气壅为产生痰瘀的基础。根据"气顺痰易消""气行血自活"的经验，洪广祥教授提出了"治痰治瘀要以治气为先"的观点。洪广祥教授常以"苦降"作用的药物为重点，正如《素问·脏气法时论》所云："肺苦气上逆，急食苦以泻之。"经验用药有葶苈子、青皮、陈皮、槟榔等。蠲哮汤为其代表方药，全方以疏利气机为目标，以消痰散瘀为目的。药理实验结果表明，该方对豚鼠实验性哮喘有显著保护作用，能明显增强离体豚鼠肺灌流量，松弛气管、支气管和肺部平滑肌，并有明显的祛痰和抗过敏作用，能抑制过敏性介质慢反应物质（SRS-A）的释放，是一种防治支气管哮喘的有效新药。该方由葶苈子、青皮、陈皮、槟榔、大黄、生姜各 10g，牡荆子、鬼箭羽各 15g 组成，幼儿剂量酌减，水煎服，每日 1 剂，每剂煎 3 次，分上、下午及临睡前服用，连服 7 天。重症哮喘或哮喘持续状态，且体质尚好者，可日服 2 剂，水煎分 4 次服。哮喘基本缓解后，改为常规服药法。药后 1～3 日内，若解痰涎状黏液便，为疗效最佳的标志。哮喘症状完全缓解后，大便自然恢复常态。此方在一般情况下不必加减，如他症明显，可根据辨证酌情加药。如寒痰哮可加干姜、细辛；兼表寒加生麻黄、紫苏叶；热痰哮加黄芩、鱼腥草；有过敏性鼻炎或其他过敏症状加蝉蜕、辛夷或白鲜皮、地肤子。大便不畅者，大黄宜生用后下；稀溏者，大黄宜熟用同煎，剂量不减。此方适用于支气管哮喘急性发作或哮喘持续状态，亦可用于喘息型支气管炎急性发作期。凡哮喘以痰鸣辘辘，或喘咳胸满、痰多不利等肺气壅实为主要表现者，均可适用。全方着眼于疏利气机，故用葶苈子、青皮、陈皮、槟榔、牡荆子泻肺除壅，俾气顺则痰降，气行则痰消。肺与大肠相表里，哮病发作，多因肺气壅滞而致腑气不通，以致浊气不降而上逆，又加重肺气之壅滞，而使哮喘难以缓解，故方中伍大黄以通腑气，腑气通则肺气自降。鬼箭羽活血祛瘀，且具抗过敏作用，与逐瘀除壅之大黄相配，更能增强行瘀之力。哮病发作，多为外感诱发，伍生姜既可外散表寒，又可内散水饮，且能防葶苈子、大黄苦寒伤胃之弊。全方合用，共奏泻肺除壅、涤痰祛瘀、利气平喘之功。重症哮喘尤其是长期运用激素和哮喘持续发作不解的患者，由于呼吸急促，极易出现气津耗散，痰液更加黏稠难出，日久成"痰栓"，顽痰胶固，阻塞气道，哮喘难以缓解，病人经常诉说有胶冻样痰，难以咳出，咳出则舒。西医学研究也已经证实哮喘患者后期出现气道重构，支气管内分泌物增多、潴留，小气道阻塞。此时涤痰行瘀需加大力度，在蠲哮汤的基础上运用千缗汤、礞石滚痰丸、三子养亲汤，豁痰排痰，促进痰出，保持气道通畅，则呼吸平稳。再则肺与大肠相表里，此类患者经常出现肺气郁闭，腑气不通，大便干结。治疗上需要加重通腑降气除壅力量，保持大便通畅，或排出夹有黏液样大便，就可达到平喘的效果。洪广祥教授力推大黄，可重用或后下，起到通腑气、降肺气、排痰行瘀之功。虚实并治，标本兼顾，哮喘作为反复发作性的疾病，病机复杂，病因多样，病程较长，是个虚实夹杂、本虚标实的疾病。从哮喘发病的病机可以看出，肺的气阳虚弱为本，逐渐发展出现脾阳、肾阳虚，甚至累及心阳，出现喘甚阳脱。而"痰瘀"夙根是气道炎症和气道高反应性的病理基础。因此虚实并治，补虚泻实，标本兼顾，病证结合，才能事半功倍，达到最佳疗效。

临床实验研究：我们采用多中心、双盲或单盲对照方法，对 447 例支气管哮喘病患者进行了疗效及安全性临床观察。结果显示：蠲哮片试验组的临床控制率为 38.2%，显效率为 31.2%，总有效率为 93.4%；对照组（用牡荆油丸）分别为 13.3%，20.0%，68.5%。肺功能、IgE 等检测符合临床疗效。副作用观察：蠲哮片试验组在服药后有 79 例（24.9%）患者出现大便偏稀，次数增多，一般每天为 3～5 次，其中有 6 例（1.9%）出现轻微腹痛，但均未停药，继续用药后可随病情改善而消失。经肝肾功能、血尿常规、心电图等检查均未发现异常。江西中医药大学药理教研室对蠲哮片的药理作用和毒性进行了动物实验研究，药理研究显示：该药具有平喘、祛痰、抑菌功效，其 LD50 为（40.48±5.17）g/kg。蠲哮片平喘作用虽稍逊于氨茶碱，但维持时间较长。

"痰瘀伏肺"是哮喘反复发作的"夙根"，因此，涤痰化瘀同治以断"夙根"，实乃是预防哮喘复发的关键。"夙根"未除，随时感邪而复发。因为哮喘缓解期气道中的顽痰、老痰并未彻底清除，这些"痰栓"在一定条件下仍阻塞气道，引起血瘀。且缓解期仍可见患者唇暗，舌下静脉延伸增粗，舌质紫暗，苔黄腻，足以说明痰瘀仍存在。此时仍坚持在辨证论治的原则下继续用经验方"蠲哮汤"以清除痰瘀"夙根"，达到涤痰祛瘀、调畅气机、预防复发之目的。胶痰黏着难咯出者加礞石 20g，海蛤壳 20g，全瓜蒌 20g；瘀证明显者加红花 6～10g，桃仁 10g，赤芍 10g，水蛭胶囊 6 个。用水蛭治哮喘，是根据《中药大辞典》记载，水蛭主要成分有水蛭素，能阻止凝血酶对纤维蛋白原的作用，阻碍血液凝固；既治瘀阻，又能改善毛细血管供血，缓解气管平滑肌痉挛，使气机通畅，缓解哮喘的发作，起到"标本同治"的作用。

为了方便患者服用，已研制出水蛭胶囊，每个胶囊装水蛭粉 5g，每次服 2～3
个，日服 2 次。

2. 以温通为主

因为痰瘀均为阴邪，"非温不化"。根据"病痰饮者当以温药和之"和
"血得温则行，得寒则凝"的观点，洪广祥教授常选用的祛痰药有皂荚、白芥
子、干姜、法半夏等，常选用的行瘀药有川芎、红花、桃仁、桂枝等。

3. 要重视软坚涤痰

哮喘反复发作，尤其是长期使用激素和哮喘持续发作不解的患者，极易
出现气津损伤，痰液更加黏稠难出，日久而成"痰栓"，顽痰胶固，加剧气道
瘀塞，致使哮喘更难缓解，因此"软坚涤痰"常成为顽固性哮喘的重要治法，
临床有很好的效果。洪广祥教授常选用礞石、海蛤壳、海浮石、白芥子等。
古方滚痰丸（《证治准绳·类方》）很值得临床重视，尤其对于气道壅塞较重，
表现为痰阻气壅，腑气不畅的哮喘持续不解者，疗效更佳。这里要特别指出
的是，痰瘀郁久极易化热，临床可兼见苔黄、舌红（暗）、痰黄稠或大便结等
热化证候，此时既要重视清泄郁热，但用药又不宜过于苦寒。因为这种热象
是在痰瘀阴邪的基础上化生的，其病理本质仍为"阴寒"，故不宜过于苦寒泄
热，而应在祛痰行瘀的基础上，适当使用苦寒泄热药，洪广祥教授常选用黄
芩和大黄，或配合辛寒泄热的生石膏，这样既有利于涤除痰瘀，又兼顾了清
泄郁热，可达标本同治的目的。

（二）温阳护卫法

气阳虚弱，卫气不固，抗邪和调节能力低下，是哮喘患者反复发作的重
要内因。因此，温阳护卫法是预防和减少哮喘发作的重要治法。这里所指的
温阳是温补气阳，尤其是卫阳，因为卫阳是机体抗邪的第一道防线，是调节
和防卫诱发哮喘发作因素的重要屏障，卫阳的强弱是直接关系哮喘发病的关
键环节。根据肺主皮毛和开窍于鼻的理论，温补肺的气阳为温阳护卫的基础。

又因肾阳为全身阳气的根本，肺肾为母子关系，肾气强则肺气充，因此配合温补肾的气阳，有助于肺的气阳的充实。卫气能直接防卫病邪对机体的损害，同时又能调节和适应自然界致病因子对人体的影响。因此提高卫气的防卫和调节能力，对哮喘患者有重要的调控作用。根据"卫气根源于下焦，滋养于中焦，开发于上焦"理论，并基于上述观点，洪广祥教授创制了益气护卫汤。该方由玉屏风散合桂枝汤方加减组成，药用生黄芪、防风、白术、仙茅、淫羊藿、桂枝、白芍、生姜、大枣、炙甘草。如阳虚偏重者，仙茅、淫羊藿易补骨脂、胡芦巴为温阳护卫汤。玉屏风散，由黄芪、白术、防风组成，具有益气固表、扶正止汗、祛风御风之效。由于该方之功效有如人体防风之屏障，珍贵如玉，故名"玉屏风"，为中医扶正固表的经典方剂。实验研究表明：玉屏风散可显著增强 Th_1 细胞表达，抑制 Th_2 细胞的过度表达，提高 Th_1/Th_2 比值。桂枝汤之名首见于《伤寒论》，《金匮要略》有"阳旦汤"之异名，其药仅五味，性味两分，营卫两和，阴阳兼顾，尤在泾言："桂枝汤，外证得之，解肌和营卫，内证得之，化气调阴阳。"现代药理研究表明：该方具有免疫调节、抗过敏的作用。二仙汤为补肾之气阳之名方。肾阳为阳气之根本，卫阳根于肾阳，肾气旺则卫气充。温补肾阳可以改善下丘脑－垂体－肾上腺皮质功能，促进靶腺的分泌，提高抑制性 T 淋巴细胞（Ts）的活性，抑制血清 IgE 的季节性升高。诸药共奏温阳益气、调和营卫、振奋真元之效，达到增强御邪和抗敏能力，提高机体免疫调节能力，增强呼吸道对环境中刺激因子的适应性，控制和减少哮喘发作的目的。初步实验结果表明，温阳益气护卫汤能明显改善哮喘豚鼠全身功能状态，能有效降低气道高反应性，延长哮喘潜伏期。

临床实验研究表明：缓解期经益气温阳护卫汤治疗 3 个月以上，能明显减少哮喘发作次数，尤其是对小儿哮喘疗效显著。这与小儿的生理特点有关。小儿脏腑娇嫩，发育不全，气阳虚弱，卫外功能低下，易受外邪侵袭，平时易感，加之好动，易汗出湿衣，增加受凉机会。经用温阳益气护卫汤益气护卫固表，增强呼吸道免疫力，增加抗邪能力，就可达到减少哮喘发作的目的。如成年人阳虚偏重，易仙茅、淫羊藿为胡芦巴、补骨脂增强温阳补肾效果。里寒重，恶寒倦怠加附子以增温阳散寒、振奋阳气之力。痰饮内盛，咳嗽痰多稀白，背冷明显加苓桂术甘汤温化痰饮。临床观察发现，缓解期扶正固本疗程与哮喘有效控制程度是成正相关的。

我们曾对 29 例哮喘缓解期患者服用温阳益气护卫汤 3 个月进行临床观察，显示本方在治疗哮喘缓解期患者证候群方面（气短声低、恶风、自汗、怯寒、肢冷、鼻塞、流涕、喷嚏、易感冒、倦怠无力、纳少便溏、腰酸腿软、动则气促等）有非常显著的疗效，$P < 0.01$；能显著减轻缓解期哮喘患者的气道炎症（痰 ECP 含量与痰 EOS 计数）、降低其气道反应性（PC_{20} 值），$P < 0.05$。实验研究显示：益气护卫汤能有效降低哮喘小鼠 BALF 中 IL-4 水平及 IL-4/IFN-γ 的比例，提示本方药具有抑制 Th_2 细胞亚群优势反应和调节免疫平衡的作用，并认为其可能的作用机制为：抑制 Th_2 细胞的分泌功能，降低 IL-4、IL-5 等炎性细胞因子水平，减少嗜酸性粒细胞的活化和浸润；降低 IL-4/IFN-γ 的比例，减少体内 IgE 的合成，从而减轻气道炎症，降低气道高反应性，减轻哮喘的症状或减缓哮喘的发作，达到防治哮喘的目的。

气阳虚弱，还与哮喘发病的夙根"痰瘀伏肺"相关。气阳虚弱重在肺、脾、肾三脏。因于肺者，肺之气阳虚弱，肺的宣肃功能失常，不能布津，水津停滞为痰；因于脾者，脾之气阳虚弱，运化失职，聚湿成痰；因于肾者，肾之气阳虚弱，气化不行，无力蒸化水液，聚液生痰。肺为相傅之官，能助心行血，肺之气阳虚弱，必致心血瘀阻："血得温则行，得寒则凝"，气阳虚弱，不能温通血脉可致血瘀；又痰可阻滞气机，气滞则血瘀；瘀可酿痰，并且恶性循环，形成痰瘀互结，内伏于肺，使"痰瘀伏肺"成为哮喘发病的夙根，即为支气管黏膜充血水肿，渗出物增多，黏液栓形成等支气管哮喘气道炎症的病理特征。因此通过益气温阳护卫，使肺的宣发肃降功能、脾之运化水湿功能、肾之蒸化水液功能得以正常，亦有助于解决夙根问题，使痰消瘀散，使气道炎症减轻、气道反应性降低，从而达到防治哮喘的目的。

哮喘患者多为过敏体质，免疫球蛋白（IgE）检查多为阳性，过敏原检测发现，有的患者对粉尘、屋尘、螨虫，或一些食物、花草之类的过敏，经常因接触过敏原诱发哮喘。有些物质可以避免接触，而有些物质只能说尽量减少接触，在接触这些物质后，患者经常表现鼻痒、眼痒、咽痒、唇红、舌红、皮肤湿疹或风疹、哮喘发作。洪广祥教授认为此患者气阳虚弱为本，血分郁热，热极生风为标象，因此常在温阳益气护卫汤的基础上选用凉血祛风止痒之品，可到达标本兼治效果。凉血药惯用丹皮、赤芍、紫草。祛风止痒药惯用枳实、苏叶、钩藤、白蒺藜、千里光、乌梅、蝉蜕、地肤子、白鲜皮等药。

（三）疏散外邪法

所谓疏散外邪，是指疏风解表、解表散寒和温肺散寒等治法。这是根据哮喘发作常以外感六淫之邪，尤其是以风寒为主要诱因而设立的。疏风解表，主要用于感受风邪为主者，如鼻痒、咽痒、眼痒、喷嚏多、脉浮等，常用药有荆芥、薄荷、苏叶、蝉蜕、白鲜皮、地肤子等。解表散寒，主要用于以外感表证为主者，如恶寒发热、鼻塞流清涕、头痛身痛、无汗、脉紧等，常用药有麻黄、桂枝、葛根、辛夷花、苍耳子等。温肺散寒，主要用于寒邪"直中手太阴肺"，但表证并不突出，而是以肺寒症状为中心，如哮喘发作、咳嗽加重、声音重浊、痰白清稀、舌苔白、脉浮弦滑等，常用药有麻黄、干姜、细辛、法半夏等。小青龙汤可作为温肺散寒的基本方。这里需要强调的是，小青龙汤在支气管哮喘中的运用与研究已引起临床工作者的关注。从方的取名"小青龙汤"来看，尤在泾云："龙之谓为灵，能幽能明，能大能小，或登于天或入于水，以布雨之师，亦行水之神也。"小青龙汤在外能兴云致雨以散表郁之寒，内则翻江倒海以利寒饮于内散，里温外散，表里同治，使之肺阳宣达，寒饮自散。二者从肺的功能来看，肺主宣发肃降，其有赖于肺阳来维持。若肺阳郁闭不达，卫外之阳不固易感寒邪，通调水道失职而痰饮内生，故形成表寒里饮、表里皆寒之证。不难看出，该证之根本在于肺阳不振，痰饮停滞，风寒只是诱因。本方之法在"温肺化饮"，凡寒饮停肺，肺气上逆之咳喘病，即使未见表证，用之亦效如桴鼓。

如果素体阳虚寒盛，恶寒倦怠，加用麻黄附子细辛汤，助阳解表、温里散寒。若患者反复发作，病情严重者，全身阳气受损，又有痰瘀阻遏，阳气不布，表现怯寒怕冷，四肢逆冷，衣被倍于他人，咳嗽，喘促，白泡沫痰多，甚至自觉痰液冰凉，则证属气血虚弱，阴邪内盛，阳失温煦，寒痰凝滞，胶结气道，易感外邪，仅用小青龙汤温阳散寒力度不够，就改用阳和汤合麻黄附子细辛汤共同宣通寒凝，祛除阴邪，发越阳气，温肺化饮，起到"如离空当照，阴霾自散而使阳和"的效果。

临床研究表明，小青龙汤煎剂有较强的抗组胺作用，可松弛支气管平滑肌，能明显抑制嗜酸性粒细胞的生存及其脱颗粒，小青龙汤中还含有某种能抑制浆细胞或大淋巴细胞产生的物质，并能直接或间接地刺激机体产生某种抑制因子，使血清 IgE 浓度下降。实验研究证实：小青龙汤药物血清还能通过抑制气道平滑肌 ET-1 的分泌，改善哮喘大鼠气道结构重建。洪广祥教授认为，即使在哮喘缓解期仍存在"痰饮伏肺"之夙根及肺阳郁闭。正如前所述，小青龙汤法之重心为"温肺化饮"。故在哮喘缓解期，运用小青龙汤不失为去除夙根，振奋肺阳的有效方法之一。故《日本汉方医学精华》谓："支气管哮喘，无论发作与否，皆可用本方。"由此可见，小青龙汤在治疗支气管哮喘中的作用，值得高度重视。

哮喘发作因外感六淫而诱发者，必须重视疏散外邪以安内，常可收到邪去喘平的效果。临床实践提示，有的哮喘患者由一般发作而演变为持续状态，甚或合并严重肺部感染致使病情危笃，多数原因是由于外邪未能及时疏解，以致郁而化热，或寒邪郁遏，肺气郁闭，致使哮喘持续不解。因此，及时疏散外邪，有利于肺气宣畅，可有效阻断病势发展，迅速解除哮喘症状。

三、全程温法治疗哮病的经验

洪广祥教授在防治哮病过程中，强调"全程温法治疗哮病"的经验，并作为一条重要的指导原则，贯穿中医药防治哮喘全过程。

西医从哮喘的气道变应性炎症机制出发，将糖皮质激素推到防治哮喘的第一线。临床实践证明，激素的使用确实提高了哮喘的缓解率，减少了复发，但长期应用有一定的副作用，包括对肾上腺皮质功能的抑制，停药后病情反复，即使长期使用吸入剂也未能全部解决哮喘复发。另外，部分哮喘患者对激素有对抗性。因此如何更有效、安全地控制气道炎症，防止复发是防治哮喘的关键。

中医药防治哮喘有其特色和优势，但长期以来在哮喘理论和治疗思路的创新上进展不大，为了开拓思路，洪广祥教授全面研究了古代和近代防治哮病的用药规律和经验，并结合科研实践，提出全程温法治疗哮病的见解。

（一）全程应用温法的依据

应用温法和温药治疗咳喘病症，古代和近代的医籍中记载的医家颇多，这里需要特别提出的是医圣张仲景，他是应用温法和温药治疗咳喘症的鼻祖。在《金匮要略·痰饮咳嗽病脉证并治》中，强调"病痰饮者，当以温药和之"的治疗大法，迄今仍然有效地指导着临床实践。《伤寒论》和《金匮要略》治疗咳喘的方剂中，使用温法和温药的比例高达90%以上。甚至在小柴胡汤证中，若兼见咳证者，也提出"加干姜、五味子"。张仲景治疗咳喘的著名方剂如小青龙汤、射干麻黄汤、桂枝加朴杏汤等都是以温法为主轴的组方思路，进行设计和择药的。麻杏甘石汤、小青龙加石膏汤、越婢加半夏汤等虽然是治邪热郁肺的喘证，但仍然坚持温清并用的原则，其中麻黄仍然是全方中的主导药，这充分体现了张仲景治咳喘用温法和温药的主体思路。

我们再从哮病的发病特点和证候规律分析，也不难看出治疗哮病全程用温法的依据。

依据一，哮喘发作时，通常以半夜至凌晨最为严重。《素问·金匮真言论》指出："合夜至鸡鸣，天之阴，阴中之阴也。"阳不胜阴，阴胜则静，阳失运行，肺气郁闭，上逆作喘。这与西医学认为，人体皮质激素的分泌有昼夜节律的变化，在凌晨时血浆皮质激素下降到最低水平，故在半夜至清晨易发生哮喘的观点是相吻合的。提示血浆皮质激素的下降，与阳虚寒盛有关。同时，也可以认为，西药糖皮质激素其药性亦属于温药范畴。

依据二，哮喘患者多有背冷怯寒、鼻头清冷、四肢不温、易自汗和易感冒、晨起流清涕等一派程度不同的气阳虚弱证候表现。大多数哮喘患者对气温的突然变化非常敏感，尤其是对春秋季节忽冷忽热的气候适应能力极差，稍一不慎就会伤风感冒，或当气温突然下降，气道受冷空气袭击而诱发哮喘。这显然与哮喘患者气阳虚弱，卫气不足，呼吸道防御机能和免疫调节能力下降有极为密切的关系。以上说明气阳虚弱是哮喘患者体质的基本特征。

依据三，"痰瘀伏肺"为哮病反复发作夙根的观点，目前已被同行接受。这不仅在哮喘发作期，即使在缓解期，也都普遍存在痰瘀现象。现代实验研究也认为，由于多种炎症细胞、炎性介质导致气道上皮损伤破坏，支气管平滑肌收缩和增厚，血管通透性增加，黏膜瘀血、水肿、炎性分泌物增多（痰液），结果造成气道狭窄、缺血缺氧，严重影响气道通气功能。这些都与中医哮病"痰瘀气阻"的病机相吻合。因此可以认为，"痰瘀伏肺"是气道炎症和气道高反应性的重要病理基础。

依据四，外感风寒常为引发哮喘的重要诱因。我们对 100 例哮喘患者发病诱因分析，以外感风寒为诱因者占 74%，但半数以上患者未出现常见的外感表证，而仅有喘咳症状加重。洪广祥教授认为，这是由于患者气阳虚弱，卫外之气不固,"风寒直中手太阴肺"的缘故。洪广祥教授在辨证时,以右寸脉浮作为判定外感的重要依据。临床经验证明,外感风寒病邪常为病毒性呼吸道感染而引发哮喘的重要诱因。

依据五,从国内外应用中药防治哮喘的实践来看,小青龙汤在支气管哮喘中的运用与研究已引起广泛关注。它不仅对急性发作期有着非常显著的平喘效果,而且在哮喘间歇发作期和临床缓解期也有较好的防治效果。说明确立全程温法治疗哮喘的提法符合临床用药实际,有着普遍的实用价值。

依据六,从各地预防哮喘季节性发作的用药经验来看,大多均选用附子、淫羊藿、仙茅、补骨脂、熟地、菟丝子、黄芪、党参、白术等温阳补益药。经验证明,用药时间越长,疗效越显著、越巩固。如沈自尹等用温阳片预防哮喘季节性发作,随访6年,结果142例中显效以上达56.3%,再次说明温法是哮喘缓解期的基本用药规律。

从上述所列六个方面,可以清楚地看到,气阳虚弱为哮喘发作的重要内因。气阳虚弱包括肺的气阳虚和卫的气阳虚,随着病情发展,由肺卫的气阳虚可累及脾阳和肾阳虚。洪广祥教授认为,气阳虚弱是气道变应性炎症的发生基础;由于痰瘀伏肺,气道壅塞,肺失宣肃,严重影响通气功能,因此痰瘀是引起气道高反应的重要病理基础;外感风寒之邪(含致敏因子)是哮喘发作的常见诱因,它不仅易引起继发感染,而且还能加重气道变应性炎症和气道高反应性。因此确立温法为中医药治疗哮喘的全程治法,它将与西医全程"抗炎"治疗形成两大优势,如果两者能有机结合,将有利于进一步提高哮喘的防治水平。

(二)温法在防治哮喘中的具体应用

根据传统概念,温法,也叫温里法、祛寒法,是通过温中、祛寒、回阳、通络等作用,使寒邪除、阳气复、经络通、血脉和,适用于脏腑经络因寒邪为病的一种治法。《素问·至真要大论》"寒者热之""治寒以热"是温法的理论依据。

　　温法是针对寒病而设。寒病有实寒和虚寒之分，临床上常常是阳虚与寒邪并存，所以温法又常与补法配合运用。

　　从支气管哮喘的病因病机和证候特点来看，急性发作期偏于实证，临床缓解期偏于虚证；哮喘反复发作极易形成虚实并存的局面。

　　根据阳虚、痰瘀、风寒三者的临床特点，在治疗上都应以温法和温药为主线，通过全程温法而达到阳气复、邪气（痰、瘀、寒）除、经络通的目的。全程温法的基础方药，洪广祥教授推荐小青龙汤和温阳益气护卫汤。

　　小青龙汤为防治哮喘的一线方，同时也是发作期的基础方。理由之一，基于哮喘患者普遍存在气阳虚弱，痰瘀伏肺，遇风寒而诱发的病理特点。因此在治疗上强调"温"为基本治法无疑是合适的。理由之二，洪广祥教授在防治哮喘实践中，发现哮喘患者普遍对温肺散寒和益气温阳药有着较强的耐受力，很少显现化热、化燥的副作用。即使在治疗热哮过程中，洪广祥教授也强调"治肺不远温"和"用药不避温"的观点，常在"温"的基础上酌加"清"的药味，一般均以小青龙汤为基本方，酌加生石膏或黄芩等，常可收到显著疗效。洪广祥教授认为，热哮证的出现，往往是在寒哮的基础上演变而来，多为寒郁化热所致。其热象是标，是暂时的，不是病证的主体。理由之三，小青龙汤的药理实验证实，其煎剂有较强的抗组胺、乙酰胆碱作用，可松弛支气管平滑肌，能明显抑制嗜酸性粒细胞的生存率及其脱颗粒，小青龙汤中还含有某种能抑制浆细胞或大淋巴细胞产生的物质，并能直接或间接地刺激机体产生某种抑制因子，使血清 IgE 下降。同时，还能扩张外周血管，升高皮肤温度，改善肾上腺皮质功能及肺机能，降低血流阻力和促进血液循环等。这些实验结果，都能有力地支持小青龙汤可作为防治哮喘一线方的理论依据。理由之四，小青龙汤方几乎无副作用，有报道将双剂重剂小青龙汤合为一剂误用后仍未见副作用，说明小青龙汤是一种安全、有效、无毒副作用的经典方。

这里洪广祥教授特别提出，小青龙汤可否作为防治哮喘一线方药，可否作为哮喘全程温法的代表方，小青龙汤适应证的重新定位及其疗效科学评价标准等，都需要继续实践和研究，并希望引起同行们的关注。

在哮喘急性发作期若见呼吸急促、喉中哮鸣、咯痰清稀、形寒怕冷、舌苔白滑、脉浮紧等症状者，则辨证为寒哮，医者通常从张仲景"病痰饮者当以温药和之"之说，治以疏散风寒、温肺化饮之剂，如小青龙汤、射干麻黄汤等。若见气粗息涌、痰鸣如吼、胸高胁胀、咯痰黄稠、身热有汗、舌红、苔黄腻等症状，则辨证为热哮，医者多以清热化痰、降气平喘为法进行治疗，疗效往往不甚理想。哮喘发病特点是以风寒外感为主要诱因，气阳虚弱为内因，痰瘀伏肺为夙根。风寒束肺，可以郁而化热，而见身热；痰瘀伏肺，气道壅塞，邪热郁蒸于里，故见汗出、咯痰黄稠、舌红、苔黄腻，皆因肺气郁闭，痰瘀内伏，郁而化热而成，或痰瘀与外邪相搏结而生。所以，寒哮与热哮虽部分症状有寒热之分，但大多数患者都存在背冷怯寒、易感冒及口唇紫、舌质暗等不同程度的气阳虚及痰瘀的证候表现，说明其发病的主要病理基础是一致的。热哮多由寒哮迁延不愈，加重或转化而成。洪广祥教授根据多年临床观察，主张在哮喘发作期，不论寒哮、热哮，皆可应用"治肺不远温"的理论来指导治疗。若泥于热象，而忽略气阳盛弱及痰瘀之本，而妄加寒凉清热之品，必致寒邪内闭，气阳更伤，痰瘀易生，促进恶性循环，致使病情缠绵，甚至加剧。故寒哮与热哮的治疗均可以温肺散寒的小青龙汤为基本方治疗，热哮患者则根据"火郁发之"的理论，在小青龙汤的基础上加用生石膏以辛寒泄热。

临床实验研究：我们曾对100例支气管哮喘急性发作期患者寒哮型予小青龙汤（生麻黄、桂枝、干姜、白芍、五味子、法半夏各10g，细辛3g，炙甘草6g），热哮型予小青龙汤加生石膏30g，常规煎服方法。并设立对照组

（中药汤剂寒哮型用射干麻黄汤，热哮型用定喘汤），配合西药，如口服或静脉点滴氨茶碱、糖皮质激素等。结果：治疗组与对照组疗效无显著性差异（$P > 0.05$），治疗组中寒哮与热哮的疗效无显著性差异（$P > 0.05$）；治疗后治疗组与对照组在 FEV1 的改善程度方面无显著性差异（$P > 0.05$），治疗组中寒哮与热哮在 FEV1 的改善程度方面无显著性差异（$P > 0.05$）。本研究中小青龙汤对寒哮、热哮疗效无显著性差异，则进一步证明了"治肺不远温"理论的科学性及在临床上的指导意义。

温阳益气护卫汤为洪广祥教授经验方。全方具有温阳益气、调和营卫、振奋真元之功效。阳气虚弱，卫气不固，抗邪和调节能力低下，是哮喘反复发作的重要内因。因此温阳、益气、护卫，就成为预防和减少哮喘发作的重要治法。这里所指的温阳是温补气阳，尤其是卫阳（气），因为卫阳（气）是机体抗感染免疫和拮抗变应性炎症的第一道防线，或理解为是机体抗邪的第一道防线，是调节和防卫诱发哮喘发作因素的重要屏障。卫阳的强弱是直接关系哮喘发作的关键环节。根据肺主皮毛和开窍于鼻的理论，温补肺的气阳为温阳护卫的基础。又肾阳为全身阳气的根本，肺肾为母子关系，肾气强则肺气充，因此温补肾的气阳，又有助于肺的气阳充实，卫气能直接防卫病邪对机体的侵害，同时又能调节和适应自然界致病因子对人体的影响。因此提高卫气的防卫和调节能力，对哮喘患者有重要的调控作用。

实验研究提示，温阳益气护卫汤能明显改善哮喘豚鼠全身机能状态，能有效降低气道高反应性，延长哮喘潜伏期。并能减轻哮喘豚鼠气道嗜酸性粒细胞（EOS）浸润及活化，为温阳益气护卫汤防治哮喘提供了有力的实验依据。临床经验也证明，哮喘缓解期患者如能持续服用温阳益气护卫汤 1 年以上，可收到显著的防治效果。主要表现在哮喘患者机体抗邪能力明显增强，哮喘发作次数明显减少，甚至控制发作。有的患者虽未能完全控制复发，但发作程度明显减轻，间歇时间明显延长；有的患者既往每年都要多次急诊住院，经服用温阳益气护卫汤后可将急诊住院次数降为零。尤其对儿童哮喘疗效更为显著。充分显示了本方对哮喘缓解期的应用前景。因此，洪广祥教授将温阳益气护卫汤推荐为全程温法防治哮喘一线用药的第二方。

这里附带介绍一则儿童哮喘食疗验方，方名为"截哮蛋"。

制法：备瓦罐或瓷盆一个，留置健康人或患者自身的 24 小时尿液，取新鲜鸡蛋 7 ～ 10 枚，先在蛋壳上按顺序编号，然后浸入盛有尿液的容器内，尿液应高出蛋面约半寸，每天换新鲜尿液一次，连浸 3 ～ 5 天（夏季 3 天，冬季 5 天）即可食用。截哮蛋无特殊异味，患者乐于接受。

用法：每天早晨按编号顺序，依次取出截哮蛋 1 ～ 2 枚，洗净连壳煮熟，然后去壳空腹食用。每次取出鸡蛋后，应及时补充，并与原序号的尾数相连接。一个月为一疗程，连食三个疗程。

适应范围：用于哮证服蠲哮汤缓解后的患者。食蛋期间如遇哮病发作，可同时配合蠲哮汤治疗，不用停食截哮蛋。平时对蛋类有过敏者忌服。

明·龚廷贤《万病回春·哮吼》记载："用鸡子（即鸡蛋）一个，略敲碎损，膜不损，浸尿缸内三四日，夜取出煮熟，食之神效。"余认为，鸡蛋经尿液浸泡后，不仅能扶正补益，且有活血祛瘀、治嗽疗喘之功能，实属哮病扶正固本的妙方。经临床验证，对青少年哮喘患者的远期疗效较好。

我们曾对 20 例服用"截哮蛋"的小儿支气管哮喘患者进行远期疗效观察，全部病例经两年以上随访。结果显示：痊愈者 11 例，显效者 3 例，有效者 2 例，无效者 1 例。其中单纯支气管哮喘远期疗效最好；有合并症者，其疗效不如单纯者佳。其中 3 例合并轻度肺气肿者为显效，中度肺气肿者 1 例有效，1 例无效；合并过敏性鼻炎者为显效。以上结果说明尿泡鸡蛋的固本疗效，与是否有合并症及其程度有关。疗程与疗效有一定关系，第一疗程结束，痊愈 3 例，显效 6 例，有效 6 例，无效 5 例；第二疗程结束，计痊愈 8 例，显效 7 例，有效 3 例，无效 2 例；第三疗程结束，计痊愈 14 例，显效 3 例，有效 2 例，无效 1 例。无效病例增加疗程后，其疗效未见明显变化。

实验研究显示：致敏豚鼠使用固本蛋（法同"截哮蛋"）后，血清 C-AMP 水平明显上升并恢复到正常水平，胸腺重量减少，血清（或大鼠血浆）游离皮质酮含量显著增加（属正常生理范围）。结果表明，固本蛋有助于促进致敏豚鼠（或大鼠）下丘脑 - 垂体 - 肾上腺皮质轴的功能，有助于促进第二信使物质 C-AMP 通过它的生物学作用进一步调节机体的代谢功能。说明固本蛋具有扶正固本、抗邪防喘的作用，增强机体对寒冷或疲劳等非特异性因素刺激的耐受性。

四、典型病案

例一：张某，男，26 岁。1998 年 3 月 6 日初诊。

患者哮喘反复发作 6 年余。前几天因受寒引发咳嗽，痰白而稠，鼻塞胸闷，翌日喘息憋闷，不能平卧，服西药不效，而求中医诊治。患者张口抬肩，端坐呼吸，冷汗淋漓，口渴思饮，口唇指甲发绀，四肢凉，两肺满布哮鸣音，舌质红暗，舌苔白腻，脉浮弦滑。证属寒饮伏肺，阻遏气道，肺失肃降，郁而化热。治宜温散寒饮、清泄肺热、利气平喘。方用小青龙汤合麻杏甘石汤加减：生麻黄 10g，桂枝 10g，干姜 10g，细辛 5g，白芍 10g，法半夏 10g，五味子 10g，炙甘草 10g，生石膏 30g（打碎、先煎），杏仁 10g，葶苈子 15g，小青皮 10g，厚朴 10g。5 剂，水煎服，每日 1 剂。

二诊：据述服药 1 剂喘大减，3 剂哮喘控制，诸症消失。改用温阳益气护卫汤合苓桂术甘汤以固本治疗。

按： 本案为外寒内饮，郁而化热。方用小青龙汤合麻杏甘石汤加减获效。其所以奏效甚捷，除及时外散表寒，内化寒饮，兼清郁热外，同时合用葶苈子、青皮、厚朴等苦降利气平喘之品，从而显著快速地提高了平喘效果，符合《素问·脏气法时论》"肺苦气上逆，急食苦以泻之"治肺气上逆作喘的治则。

患者冷汗淋漓，显然是哮喘暴发，逼汗外出的缘故。喘平则汗出可止。其与喘脱证之汗出淋漓不能同等看待。喘脱证，脉象应为微细而散，而本证显现浮弦滑，是典型表寒里饮实证脉象，二者易于鉴别。

例二：沈某，女，13 岁。1976 年 4 月 20 日初诊。

患者于 1975 年 2 月因受凉引起咳嗽气憋、咯痰不畅，当时两肺可闻哮鸣音及少许湿啰音，白细胞计数 12.8×10^9/L，某医院诊断为急性支气管炎，并反复应用抗生素及镇咳祛痰药，症状未能控制，且逐渐加重。同年 5 月出现以哮喘症状为主，整天持续发作，尤以夜间为甚。症见呼吸喘促，喉间痰鸣如水鸡声，自觉胸间憋闷，大便不畅，饮食较差，口唇轻度发绀，舌质暗红，苔黄白相兼而腻，脉细涩，听诊两肺满布哮鸣音。据云：服非那根、氨茶碱、麻黄素、喘息定等抗过敏及解痉平喘药，哮喘可临时缓解，但服药期间仍然反复发作。西医诊断：支气管哮喘。中医辨证系由痰浊壅肺，气痰交阻，肺气宣降不利，上逆而作喘。根据《素问·脏气法时论》"肺苦气上逆，急食苦以泻之"的理论，当以降气下痰、泻肺平喘。方药：牵牛子 6g，青皮 9g，陈皮 9g，槟榔 9g，大黄 9g（后下），紫金牛、瓜子金各 15g。嘱服 5 剂。

二诊：患者诉服第 1 剂药后咯出大量泡沫痰，哮喘症状随之缓解，两肺听诊哮鸣音消失。

后以扶正固本方药调理数月，哮喘未见发作，虽中途感冒多次，亦未引发哮喘，饮食明显增加，自觉无特殊不适。嘱患者继续预防感冒，加强锻炼，以巩固疗效。

按：本案痰阻气壅，肺失肃降，气机逆乱之肺实证突出，痰浊为其主要矛盾。根据《素问·三部九候论》"实则泻之"治则，以及洪广祥教授"治痰治瘀以治气为先"的观点，采取"调畅气机"治法，以达涤痰除壅、利气平喘之目的。故选用具有味苦善降为特点的牵牛子、青皮、陈皮、槟榔、大黄为伍，以泻肺气、调肝气、运脾气、通腑气。是《素问·脏气法时论》"肺苦气上逆，急食苦以泻之"治肺理论的具体运用。牵牛子，又名黑丑、白丑、二丑，味苦性寒，有小毒。属攻逐水饮药，有泻下作用。为治胸水、腹水、喘满之要药。泻下作用较强，故医家视其为"虎狼之剂"。洪广祥教授认为，在严格掌握其适应证及用法用量的前提下，收效甚著，未见明显副作用，"有故无陨，亦无陨也"。一般煎剂用量以 6g 为宜。矮地茶、瓜子金有较强的祛痰平喘功效，其与诸药相配，有显著的降气下痰、泻肺平喘之功。

例三：李某，男，20 岁。1982 年 11 月 9 日入院，住院号 0108021。

患者于同年 7 月因淋雨感冒后突发夜间哮喘，发作时喘促胸闷气迫不能平卧，喉间痰鸣辘辘，在当地使用对症西药可暂时缓解，停药旋即复发，反复迁延数月，遂来呼吸科住院医治。入院时症见哮喘发作，胸闷气迫烦躁，不能平卧，口干喜凉饮，小便色黄略热，大便偏稀，日行一次，咯痰色白而黏，舌质暗红，苔黄厚腻，脉弦滑数。检查：两肺哮鸣音，呼吸急促，不能平卧，心率 100 次 / 分。因入院较晚，当日未服中药，夜晚哮喘频作，当班医生临时给予对症处理：吸氧，氨茶碱、地塞米松静脉滴注。11 月 10 日：症为前述，证属痰热郁肺，气道壅塞，肺失肃降。治以涤痰泄热、降气平喘。方用蠲哮汤加味：葶苈子 10g，青皮 10g，陈皮 10g，槟榔 10g，大黄 10g（后下），枳壳 20g，法半夏 15g，厚朴 10g，杏仁 10g，生麻黄 6g，黄芩 10g，川芎 10g。水煎服，日夜连服 2 剂，每 6 小时服药液 150mL。服药后当夜哮喘发作缓解。

服至 3 剂，患者排带有痰状黏液粪便，状如痰涎，量由多转少，5 剂后黏液消失。住院半个月哮喘未发作，临床治愈出院。

按：本例属重症支气管哮喘，即哮喘持续状态，虽经西药常规和应急处理，仍未能有效地控制和消除哮喘持续状态。从患者证候表现看，属于痰瘀阻塞气道，肺气肃降失常的肺实证，经用蠲哮汤加减治疗后，哮喘症状随之缓解，持续状态消除。另一方面，在服药方法上打破了既往不分病情轻重缓急，一概以中药1剂，两次分服的惯例，而是采取日夜连服法，保证了体内中药有效浓度，从而明显地提高了疗效。

例四：赵某，男，48岁。1992年5月6日门诊。

患者哮喘30余年，以夏季和秋季发病为主。哮喘始发均用中西药对症治疗，其中氨茶碱、博利康尼等西药常能取得较好疗效。后来逐渐失效，继而应用激素治疗，且用药极不规范，随意用药，哮喘发作日趋严重，已无季节发病规律。经病友介绍，遂来呼吸科邀余诊治。症见喉间吼鸣，胸部满闷，喘息咳逆，痰稠黏如胶状，量少，常以痰出为快，口渴喜饮，大便干结，明显满月脸，面色泛红，短气难续，形体疲倦，动则自汗，常湿透衣衫，既恶冷又恶热，调节能力明显下降，易感冒，阳痿多年，夜寐甚差，心烦气躁，舌质红暗而润，苔中心白黄厚腻，前三分之一苔少，脉虚弦滑数，右关弦滑，两尺脉旺，两肺可闻哮鸣音，肺底可闻及细小湿啰音。证属气阳虚弱，痰瘀伏肺，郁久化热，气阴亦伤，虚实夹杂。治宜温阳益气养阴、涤痰行瘀泄热，寒温并用，补虚泻实同施。方用芪附汤合麦门冬汤、礞石滚痰丸、千缗汤加减。生黄芪30g，熟附子10g（先煎），麦门冬30g，太子参30g，法半夏10g，生姜3片，红枣6枚，礞石20g，大黄10g（后下），猪牙皂6g，淮小麦30g，黄芩10g，青皮20g，桃仁10g。7剂，每日1剂，水煎两次分服。

二诊：服药7剂后痰出较前通畅，痰量增多，痰质稍稀，喘息憋闷症状改善，大便日解一次，口干渴明显减轻，效不更方，原方续服7剂，服法同前。

三诊：喉间已无吼鸣声，两肺哮鸣音显著减少，呈散在性，湿啰音亦减，自觉体力改善，已能入寐5～6小时，诸症日趋减轻或消除，厚腻苔减少三分之二，虚弦滑数脉象亦有改观。原方再加海藻 20g，牡蛎 20g，以软化结痰，促进哮鸣音消除。

四诊：哮喘已进入缓解状态，肺部听诊未闻及哮鸣音及湿啰音，激素副作用基本消除。方用温阳益气护卫汤合蠲哮汤加减，以温阳益气护卫、涤除痰瘀凤根。生黄芪 30g，防风 15g，白术 15g，桂枝 10g，白芍 10g，生姜 3 片，红枣 6 枚，仙茅 10g，淫羊藿 15g，葶苈子 15g，青皮 15g，陈皮 10g，牡荆子 15g，桃仁 10g，熟大黄 10g。7 剂，水煎服，每日 1 剂。

五诊：哮喘未发作，自觉抗风寒能力明显增强，体质改善，无明显特殊不适，嘱坚持复诊、服药，以减少或控制哮喘发作。

按：本案由于治疗和用药不规范，致哮喘长期难以缓解，且见明显激素不良反应，呈现寒热虚实夹杂的复杂局面。在治疗上必须坚持寒温并用、补虚泻实的治则，合理地选方择药。因患者有明显的气、阴及阳虚证候，故选用芪附汤合麦门冬汤以温阳益气养阴。麦门冬汤为《金匮要略》治肺痿咳嗽的专方，方中重用麦门冬，体现了仲景麦门冬汤以麦门冬为君药的组方思路。麦门冬汤与生脉散的组方思路相比，麦门冬汤有明显的组方特色，洪广祥教授的看法是：一为肺脾同治，方中以人参、粳米、大枣、甘草补益脾气，通过补脾而达到"补土生金""补脾生肺"的目的；二为用半夏降逆下气，降其痰涎，同时防麦冬的滋腻，有相辅相成之妙；三为重用麦门冬，以其为君药，既能养阴润燥，又能借麦冬药性之滋润，以软化黏胶之"痰栓"，使黏痰易于排出，而达肃肺平喘的效果。这就是洪广祥教授遇哮喘气阴两虚，又有黏痰内结之证喜选用麦门冬汤，而不用生脉散的缘故。将粳米更换为淮小麦之理由是：哮喘患者反复发作，往往心烦气躁，尤其女性患者易伴发自主神经功能紊乱，而加重哮喘之发作。根据《素问·脏气法时论》"肝苦急，急食甘以缓之"的理论，淮小麦与方中大枣、甘草相配，实为配合了甘麦大枣汤以柔肝缓急，有利于制约肝气横逆侮肺，遏制哮喘持续难平的态势。

哮喘持续不解，气津日耗，痰稠难出，日久渐成"顽痰""老痰""结痰"，痰壅于肺，涩而难出，故哮喘难以缓解。方中选用礞石滚痰丸、千缗汤中的主药礞石、皂荚以逐老痰结痰。痰郁易化热，又易形成痰热或痰火之变证，故患者呈现痰质黏稠如胶状，伴口渴喜饮、大便干结、心烦气躁、面色泛红、舌红苔黄、脉弦滑数等见症。方中加黄芩苦寒泻火以清肺，并伍大黄之苦寒，荡涤实热，使腑气得通，肺气自降。气为血之帅，肺为"相傅之官""助心行血"。肺气壅滞，必致血行不利，久而成瘀，痰与瘀相合，又易形成痰瘀互结，加重气道不利，故加青皮以破气行滞，合桃仁之破血行瘀，以达气行血活之目的。

患者已步入中年，久病气阳亏虚，故气短难续，动则自汗，怯寒易感，阳痿脉虚，故用芪附汤益气助阳、温补脾肾，以振奋真元。此乃治哮喘之本也。

本案在治疗过程中，始终坚持标本同治、寒温并用、补虚泻实贯穿治疗全过程，充分体现辨证论治的优势和特色。同时，在古方的运用上也较好地体现了"古为今用""推陈出新"的原则，从而实现了在继承的基础上创新，故取得显著临床疗效。

肺痨

肺痨是指由于正气虚弱，感染痨虫，侵蚀肺脏所致，以咳嗽、咯血、潮热、盗汗及身体逐渐消瘦等症为主要临床表现，具有传染性的，慢性消耗性疾病。

肺痨相当于西医学中的肺结核，是肺系病症中的常见病，中医治疗肺痨着眼于从整体上辨证论治，针对患者不同体质和疾病的不同阶段，采取与之相应的治疗方法。目前临床多结合抗痨西药治疗，可以收到标本兼顾，恢复健康的效果。

痨虫侵蚀肺脏所引起的肺痨症状，如咳嗽、咯血、潮热、盗汗等，为肺痨的各种证候所共有，是肺痨的证候特征。病情轻者，诸症间作，重者相继发生，或兼见并存。

肺痨咳嗽由肺阴不足所致，因此常表现为干咳、少痰，伴咽燥口干、颧红、唇赤、舌红少津、脉细数；但也有因脾虚生痰，痰湿阻肺所致，故也可出现咳嗽痰多，痰呈泡沫状，伴身重疲乏、胃纳不振、舌苔白腻等症；更有少数表现为痰热咳嗽，症见痰黄且稠，或痰中带血。咯血多由于热伤肺络，症见血色鲜红，咯血量多；也可夹有瘀血，症见小量咯血，时发时止，血色暗或带紫色血块。潮热盗汗，多数是由于阴虚内热所致，症见颧红唇赤，咽干，舌红少津；也有表现为气阴两虚者，兼见形寒乏力、易汗肢冷等症。本病初起，其病变主要在肺，但在病变逐步发展的过程中，可累及脾肾，甚则传变五脏，从而兼见五脏形证，其中尤以脾肾两脏见证最为突出。

一、病因病机

肺痨的致病因素主要有两个方面，一为感染痨虫，二为正气虚弱。痨虫和正气虚弱两种病因，可以相互为因。痨虫传染是发病不可缺少的外因，正虚是发病的基础，是痨虫入侵并引起发病的主要内因。

本病的发病部位，主要在肺。由于痨虫从口鼻吸入，直接侵蚀肺脏，可出现干咳、咯血等肺系症状。由于脏腑之间关系密切，肺病日久可以进一步影响其他脏器，故有"其邪展转，乘于五脏"之说。

其中与脾肾两脏的关系最为密切。脾为肺之母，肺痨日久，子盗母气，则脾气亦虚，可伴见疲乏、食少、便溏等症，其甚者可致肺、脾、肾三脏同病。肾为肺之子，肺虚肾失滋生之源，或肾虚相火灼金，上耗母气，则可见肺肾两虚，伴见骨蒸潮热、男子失精、女子月经不调等肾虚症状；若肺虚不能制肝，肾虚不能养肝，肝火偏旺，则见性情急躁、善怒、胁痛；肺肾阴虚，心火上炎还可伴有虚烦不寐、盗汗等症；如肺虚治节失司，血脉运行不畅，病及于心，可见喘、悸、肿、发绀等症。

本病病机重点，以阴虚火旺为主，并可导致气阴两虚，甚则阴损及阳。肺喜润恶燥，痨虫蚀肺，肺体受损，首耗肺阴，而见阴虚肺燥之候。故朱丹溪概括痨瘵的病理为"主乎阴虚"。由于病情有轻重，病变发展阶段有不同，故病理转化演变不一。一般来说，初起病变在肺，肺体受损，肺阴亏耗，肺失滋润，故见肺阴亏损之候，继可导致阴虚火旺，如阴伤及气，甚则阴损及阳，则见气阴两虚，或阴阳两虚之候。

二、辨证论治

（一）辨证要点

辨病理属性，区别阴虚、阴虚火旺、气虚的不同，掌握肺与脾、肾的关系。临床总以肺阴亏损为多见，如进一步演变发展，则表现为阴虚火旺，或气阴耗伤，甚至阴阳两虚。

（二）辨主症

临床应根据咳嗽、咯血、潮热、盗汗四大主症的主次轻重及其病理特点，结合其他兼症，辨其证候所属。

（三）治疗原则

补虚培元、抗痨杀虫为治疗肺痨的基本原则，根据体质强弱分别主次，但尤需重视补虚培元，增强正气，以提高抗病能力。调补脏器重点在肺，并应注意脏腑整体关系，同时补益脾肾。治疗大法应根据"主乎阴虚"的病理特点，以滋阴为主，火旺者兼以降火，若合并气虚、阳虚见证者，则当同时兼顾。杀虫主要是针对病因治疗。正如《医学正传·劳极》所说："治之之法，一则杀其虫，以绝其根本，一则补虚，以复其真元。"

（四）分证论治

1. 肺阴亏虚

症状：干咳，咳声短促，或咯少量黏痰，或痰中带血丝或血点，色鲜红，胸部隐隐闷痛，午后手足心热，皮肤干灼，口干咽燥，或有轻微盗汗，舌边舌尖红，苔薄，脉细或兼数。治法：滋阴润肺。方药：月华丸。本方是治疗肺痨的基本方，具有补虚抗痨、滋阴镇咳、化痰止血之功。药用北沙参、麦冬、天冬、生地、熟地滋阴润肺；百部、獭肝、川贝母润肺止咳，兼能杀虫；桑叶、白菊花清肺止咳；阿胶、三七止血和营；茯苓、山药健脾补气，以资生化之源。若咳频而痰少质黏者，可合浙贝母、甜杏仁以润肺化痰止咳；痰中带血丝较多者加白及、仙鹤草等和络止血；若低热不退者可酌配银柴胡、地骨皮、功劳叶、青蒿、胡黄连等以清热除蒸。

2. 阴虚火旺

症状：呛咳气急，痰少质黏，或吐稠黄痰，量多，时时咯血，血色鲜红，午后潮热，骨蒸，五心烦热，颧红，盗汗量多，口渴，心烦，失眠，性情急躁易怒，或胸胁掣痛，男子可见遗精，女子月经不调，形体日渐消瘦，舌红而干，苔薄黄或兼见剥苔，脉细数。治法：滋阴降火。方药：百合固金汤。本方用百合、麦冬、玄参、生地、熟地滋阴润肺生津，当归、芍药柔润养血，桔梗、贝母、甘草清热止咳。可另加鳖甲、知母滋阴清热；百部、白及补肺止血、抗痨杀虫；龟板、阿胶、五味子、冬虫夏草滋养肺肾之阴，培其本元。骨蒸劳热，日久不退，可选用清骨散或秦艽鳖甲散。若火旺较甚，热势明显升高，酌加胡黄连、黄芩、黄柏等苦寒泻火坚阴；痰热蕴肺，咳嗽痰黄稠浊酌加桑白皮、知母、金荞麦根、鱼腥草等清化痰热；咯血较著者加炒栀子、紫珠草、大黄炭、地榆炭等凉血止血；血出紫暗成块，伴胸胁掣痛者可酌加三七、茜草炭、花蕊石、蒲黄、郁金等化瘀和络止血；盗汗甚者可选乌梅、煅牡蛎、麻黄根、浮小麦等敛营止汗；声音嘶哑或失音可加诃子、木蝴蝶、凤凰衣、胡桃肉等以润肺肾而通声音。

3. 气阴耗伤

症状：咳嗽无力，气短声低，咯痰清稀色白，偶或夹血，或咯血，血色淡红，午后潮热，伴有畏风、怕冷，自汗与盗汗并见，纳少神疲，便溏，面色㿠白，颧红，舌光色淡、边有齿印，苔薄，脉细弱而数。治法：益气养阴。方药：保真汤。药用党参、黄芪、白术、茯苓、甘草补肺益脾、培土生金；天冬、麦冬、生地、熟地、当归、白芍以育阴养荣、填补精血；地骨皮、黄柏、知母、柴胡、莲子心以滋阴清热；厚朴、陈皮以理气运脾。并可加白及、百部以补肺杀虫。咳嗽痰稀，可加紫菀、款冬花、苏子温润止咳。夹有湿痰症状者可加半夏、陈皮以燥湿化痰；咯血量多者可酌加花蕊石、蒲黄、仙鹤草、三七，配合补气药以止血摄血；纳少腹胀、大便溏薄等脾虚症状明显者应酌加扁豆、薏苡仁、莲子肉、山药等甘淡健脾。忌用地黄、阿胶、麦冬等滋腻碍脾之品。

4. 阴阳两虚

症状：咳逆喘息少气，咯痰色白，或夹血丝，血色暗淡，潮热，自汗，盗汗，声嘶或失音，面浮肢肿，心慌，唇紫，肢冷，形寒，或见五更泄泻，口舌生糜，大肉尽脱，男子滑精、阳痿，女子经少、经闭，舌质光淡隐紫，少津，脉微细而数，或虚大无力。治法：滋阴补阳。方药：补天大造丸。本方用党参、黄芪、白术、山药、茯苓以补肺脾之气；白芍、地黄、当归、枸杞、龟板培补阴精，以滋养阴血；鹿角胶、紫河车助真阳而填精髓；酸枣仁、远志敛阴止汗，宁心止悸。若肾虚气逆喘息者配胡桃仁、冬虫夏草、蛤蚧、五味子等摄纳肾气以定喘；阳虚血瘀水停者可用真武汤合五苓散加泽兰、红花、北五加皮温阳化瘀行水；五更泄泻者配用煨肉豆蔻、补骨脂以补火暖土。忌投地黄、阿胶、当归等滋腻润肠之品。

三、临床用药经验

肺结核病的活动期，多属阴虚，静止期多属气虚、阳虚；结核病灶损坏肺组织，有严重肺功能障碍者，多属阴阳两虚。从整个病程而言，多以阴虚为主。在治疗大法上，洪广祥教授主张早期重在滋养肺阴，中晚期突出补益脾肾。临床上要本着"补虚以复其本，杀虫以绝其根"的原则，采取补虚与杀虫，局部与整体相结合的方法，以达增强机体抗病能力和抑制或杀灭结核杆菌的目的。在一般情况下，洪广祥教授常以下列药物组成基本方：百部30g，十大功劳叶、夏枯草、猫爪草各15g，怀山药30g，黄精、百合各15g。水煎服，每日1剂，总疗程为6个月。本方对浸润型肺结核有较好效果。如低热加银柴胡、青蒿、白薇各15g；盗汗加黑豆衣15g，浮小麦30g，知母10g；纳呆加鸡内金10g，白蔻仁6g，炒麦芽15～30g；胸痛加瓜蒌皮、郁金各15g；慢性纤维空洞型肺结核可加生黄芪或棉花根30g，羊乳党参30g，白及30g，酥鳖甲15g，田三七6g。洪广祥教授体会，肺结核病用药，不宜过于甘寒，因甘寒药久服亦能腻胃；保护胃气，振奋脾胃，实属肺结核病治疗的重要环节。

咳嗽是肺结核病的主要症状，而且也是引发或加剧咯血的重要诱因。既往用常规治咳方药，有时疗效不甚理想，咳嗽不易控制，洪广祥教授主要从三个方面的用药来提高疗效。一是在辨证论治的基础上，酌情选用天浆壳10～15g，瓜子金15～30g，矮地茶15～30g。必要时，可配合使用炙麻黄6～10g以宣畅肺气，常可明显提高镇咳效果。二是因痰液黏稠，咯痰不利，常为咳嗽不易缓解的重要原因之一，临床应根据下列情况，选用针对性较强的利痰药。如痰少而黏，或粘连成丝者可选用川贝母、北杏仁、瓜蒌仁等以滑痰；痰黄稠黏，咯吐不爽者可选用海蛤壳、金荞麦根、鱼腥草等以清痰；痰浊稠厚，胸满气急者选用葶苈子、牡荆子、枳实以涤痰。部分肺结核病咳嗽者，极易合并支气管感染，临床虽无痰热见症，也可适当配合鱼腥草、黄芩、金荞麦根之类清肺药，有助于提高疗效。三是肺结核病患者之呛咳，有时与合并慢性咽喉炎有关，此种情况易被医者所疏忽。其特点是呛咳或干咳，伴咽喉不舒、干燥、喉痒等咽喉症状，局部可见充血、滤泡增生。此时可酌情选玄参、麦冬、桔梗、藏青果、瓜子金、木蝴蝶、薄荷之类药品，有助于咳嗽症状之缓解。

祛瘀药在肺结核病治疗中用之得当，常可收到较好效果。一是祛瘀活血，主要用于对抗痨药产生耐药性的病例。这部分病例的特点是病程长，病灶多呈纤维性收缩、干酪坏死，周围淋巴血管淤塞不畅，因而结核病灶不易修复；另一方面，这部分患者常有不同程度的瘀血证候，如胸痛、面暗、肌肤甲错、舌质暗红、舌下静脉延伸扩张等。祛瘀活血药可改善血脉运行，有利于推陈出新，促使硬结钙化或空洞闭合。常用药为桃仁、赤芍、地龙、鳖甲、郁金、丹参、土鳖虫等，并与辨证论治药结合使用。二是因瘀血留滞而致反复咯血，可用祛瘀止血药，如三七、蒲黄、茜草、大黄、桃仁、赤芍等。此类患者适时使用祛瘀止血药是控制或减少反复咯血的重要一环。

以雷米封和利福平为标志的化疗药物的发展，现已形成比较完整而成熟的防治技术措施，并使结核病的流行病学和临床状况显著改观，一度猖獗，被称为"白色瘟疫"的结核病得到了成功的控制。由于肺结核的治疗须全程、规律、联合，而这些药物或对肝功能有损害，或对肾功能有影响，特别是一部分患者服药后会出现不同程度的胃肠道反应，导致无法坚持服药，从而影响整个疗程的完成，使结核病的控制出现困难。如何发挥中医药的优势，最大限度地减轻或消除抗结核药的毒副作用，成为目前中医药学者的又一研究课题。

四、典型病案

例一：章某，女，36 岁。1968 年 9 月 13 日初诊。

患者于 1965 年因慢性干咳、低热兼有咯血，经检查发现右上肺浸润型肺结核，体内有空洞存在，服抗痨药近 6 个月而终止服药。于 1968 年 9 月 12 日又突然咯血，急诊时咯血量 500 ～ 600mL，血色鲜红，当即住院，入院后仍反复咯血，最多一天量有数百毫升，痰菌阴性。会诊所见，患者咯血不止，色鲜红量多，低热盗汗，咳嗽气促，午后两颧鲜红如涂胭脂，口舌干燥，便秘尿赤，面色㿠白，舌质淡暗而嫩，脉细弦数，左关弦象凸显。证属木火刑金，肺络损伤，气阴两虚，谨防气随血脱，急宜柔肝镇逆、泻火宁络、益气养阴为治。药用：生地黄 30g，白芍 15g，旋覆花 10g（包煎），代赭石 30g（先煎），熟大黄 10g，炒栀子 10g，茜草炭 20g，炒蒲黄 15g，侧柏炭 20g，旱莲草 30g，西洋参 10g（另蒸），麦门冬 30g，五味子 10g，三七末 6g（分冲）。7 剂，水煎服，每日 1 剂。

二诊：药后咯血渐少，7 天后消失，大便通畅，余证亦见明显改善。仍宗上方合百合固金汤加减调理，住院月余，病情稳定出院。

按：本案为肺结核病并咯血。属中医学咯血证。肺结核咯血的病机和一般"血证"是有区别的。其病变既反映在肺，又与机体脏腑、经络、气血、阴阳的失衡有关。阴虚阳亢，气火上逆是其基本病机。忿怒动火，郁结动气是诱发咯血的重要诱因。从经络理论来说，足少阴肾经直行者：从肾上行，穿过肝和膈肌，入肺中，循喉咙，挟舌本。肾为十二经之本，其脉通于心肺；

肾阴不足,则水不济火,火烁肺金,故其病多咳唾见血,气急心烦。足厥阴肝之脉,挟胃,属肝,络胆,上贯膈,布胁肋,循喉咙;其支者,复从肝别贯膈,上注肺,故肝火、肝气上逆,每致肺损血溢。故肺结核咯血的基本病理为"阴虚阳亢,气火上逆,肺伤血溢"。因此,滋阴降火、平冲降逆是其基本治法。由于结核病活动期易出现反复咯血,离经之血又易成瘀,瘀血不去,不仅易致血不归经,而且加重反复出血,同时也会影响结核病灶的吸收和空洞的愈合。所以"化瘀止血"法要贯穿止血用药全过程。"化瘀止血"是中医药止血的一大优势。本案用药遵循了上述用药思路和经验,注意辨病与辨证相结合,从而达到了快速止血和减少反复的双赢效果。

咯血之症,古人认为与"气""火"有关。肺结核咯血的起因,也不外乎"气"和"火"。因此,治疗咯血也应抓住"气""火"两个环节。肺结核咯血,凡因火盛迫血妄行者,可以清火为先,火清则血凉络宁。然火有虚实之分,应遵循辨证施治之原则正确辨证施药,才能提高疗效。但肺结核咯血总属本虚标实,大咯血将迅即危及生命,固当"急则治其标"。咯血停止后,仍需"缓则治其本",才能杜绝后患,防止复发。

例二:王某,女,63 岁。1999 年 11 月 26 日初诊。

患者患结核性胸膜炎多年,因胸水不吸收,反复住院多次,每次予抗痨药及抽胸水等综合治疗未能控制胸水复发。经友人介绍遂来门诊邀余治疗。症见胸闷胸痛,气促干咳,时有低热,以午后为甚(38.8℃),纳食不佳,口干燥但不欲饮,形体消瘦,神倦乏力。舌质红暗,舌苔薄白微腻,脉象细弦滑数,右关弦滑明显,右寸细滑数,重按无力。体检:体温 37.6℃,呼吸 24次/分,脉搏 90 次/分。胸部检查右侧呼吸运动减弱,语颤显著降低,叩诊浊音,呼吸音近乎消失。X 线胸片显示为:右侧大量积液。报告为:右侧中下野大片密实阴影,液面在第二前肋水平。血常规:血红蛋白 105g/L,红细

胞计数 $3.68 \times 10^{12}/L$，白细胞计数 $6.2 \times 10^9/L$。西医诊断：结核性胸膜炎。中医诊断：肺痨、悬饮。辨证为肺脾气虚，水饮伏肺，水瘀互结，郁而化热。久病气阴阳俱虚。治宜补益肺脾、温阳化饮、散瘀利水、养阴清热。药用：生黄芪30g，党参30g，炒白术15g，升麻10g，柴胡10g，当归10g，陈皮10g，茯苓30g，桂枝10g，炙甘草10g，丹皮10g，赤芍20g，桃仁10g，麦门冬30g，地骨皮30g。7剂，水煎服，每日1剂。

二诊：患者服药后精神、饮食均见改善。胸闷、胸痛、气促亦有减轻，嘱原方续服14剂再复诊。

三诊：胸透复查胸水，结果可见右侧胸腔积液吸收良好，液面在前第三肋水平。体温恢复正常，诸症已显著改善，原方加益母草30g，郁金15g，续服30剂再复诊。

四诊：胸透复查胸水又有吸收，液面在第五前肋水平，其他症状已基本消除。原方续服3个月，病情稳定，胸水未见复发。

按： 结核性胸膜炎属中医学"悬饮"范畴。大多根据《金匮要略·痰饮咳嗽病脉证并治》"病悬饮者，十枣汤主之"之法，亦有用《三因方》控涎丹，或《金匮要略》葶苈大枣泻肺汤治疗者。洪广祥教授体会，上述诸方对泄水除满有一定作用，但与西医抽胸水以治标的方法相比，其"逐水"疗效无论从速度或局部症状改善程度来看，都有一定差距。但如何控制胸水复发却是西医之短处。洪广祥教授根据"崇土制水""饮为阴邪，非温不化"和"血滞水停"等理论，确定"崇土制水""温阳化饮""行瘀利水"之治法，并应用补中益气汤补土生金，崇土制水；苓桂术甘汤温阳化饮；桂枝茯苓丸行瘀利水，从而达到标本同治，既防水又治水之目的。临床实践证明，采取这种思路治疗结核性胸膜炎，远比单纯"见水治水"疗效要好，体现了中医"治病求本"之特色和优势，从而为中医药治疗结核性胸膜炎提供了新的思路和方法。

例三：刘某，女，22岁。1999年11月27日入院。

患者于11月7日无诱因咳嗽，咯少许白痰，1周后右下胸痛，大笑时尤甚，11月19日发热，午后明显，体温最高达38.7℃。24日摄片示：右侧胸腔积液。入院症见：咳嗽，咯少许白痰，午后潮热，胸闷，胸痛，纳差，夜寐尚安，二便平，舌红，苔腻白黄相兼，脉弦滑数。查体：右下胸廓饱满，语颤减弱，叩诊呈实音，呼吸音减弱。入院后查血沉50mm/h，OT实验阳性。B超示：右胸腔大量积液。行胸穿术，抽出草黄色胸水570mL。中医诊断：悬饮。西医诊断：结核性胸膜炎并右侧胸腔积液。予以抗结核药（利福平、雷米封、吡嗪酰胺、乙胺丁醇）治疗。12月1日夜间，患者出现呕吐频繁，吐出胃内容物，不能进食，食入即吐，伴头晕乏力，潮热（37.4℃），二便尚可，舌暗红，苔腻白黄相兼，脉弦滑，考虑为抗结核药引起的胃肠道反应，予以静脉点滴葡萄糖液、氨基酸，肌肉注射胃复安等药，患者仍干呕不止。12月4日余查房后认为：此为化疗药物之毒损伤脾胃所致，证属肺脾气虚，化疗药毒甚，治以补益肺脾，解毒。药用：西党参20g，白术10g，云苓15g，炙甘草10g，法半夏15g，陈皮10g，绿豆30g，苏叶30g，藿香15g，竹茹10g，白蔻仁10g，炒山楂15g，炒麦芽15g，银柴胡15g，地骨皮30g，丹皮10g。服药3剂，呕吐停止，头晕减轻，潮热消失，体温36.7℃，舌暗红，苔白黄腻，脉弦滑。查体：右下肺呼吸音增强。复查B超示：①右侧胸腔少量积液并粘连。②胸膜肥厚。继续在上方基础上调整服药，12月18日病情好转出院。出院后坚持服用抗结核药，未出现不良反应。

按：以雷米封和利福平为标志的化学药治疗的发展，现已形成比较完整而成熟的防治技术措施，并使结核病的流行和临床状况显著改观。由于肺结核的治疗须全程、规律、联合，而这些药物或对肝功能有损害，或对肾功能有影响，特别是一部分患者服药后出现不同程度的胃肠道反应，导致无法坚持服药，从而影响整个疗程的完成，使结核病的控制出现困难。如何发挥中医药的优势，最大限度地减轻或消除抗结核药的毒副作用，成为目前中医药学者的又一研究课题。雷米封、利福平等一系列化疗药物的出现只是近几十年的事，因此要从中医古籍上找到现成的治疗抗结核药毒副作用的药物并非易事。洪广祥教授根据绿豆、甘草均能解巴豆、乌头等药毒的原理，合用二味，以解化疗药之毒，疗效显著，诚如《本草图经》所云："绿豆解百药毒，尝试不效，乃加甘草为甘豆汤，其验更速。"另外，洪广祥教授常配合土茯苓、升麻等，以增强解毒之功。化疗药毒易伤脾胃，脾胃伤，则湿浊易生，升降失调，故解毒必须不忘护脾胃，治以芳香化浊、醒脾和胃。用苏叶、佩兰、藿香、白蔻仁、麦芽、山楂之属，使脾胃之气渐盛，正气渐强，与抗结核药结合，能有效提高"补虚杀虫"的效果。中医药治疗结核病的重点是补虚培本，重在减轻甚至消除抗结核药的毒副作用，改善患者正虚体质，提高抗结核病能力，增强抗结核药的敏感性。

肺痈

肺痈是肺实质内的化脓性感染，部分肺组织坏死液化的病症。类似西医所称的肺脓疡。中医认为，肺痈是由于热毒瘀结于肺，以致肺叶生疮，血败肉腐，形成脓疡的一种病症。属内痈之一。临床以发热、咳嗽、胸痛、咯吐腥臭浊痰，甚则脓血相兼为主要表现。

肺痈是肺系病症中较为常见的疾病。中医药治疗本病有着丰富的经验，历代医家创立了许多有效方剂，其中不少方药长期为临床所选用，如桔梗汤、千金苇茎汤等。

洪广祥教授认为，肺痈除见于西医学的肺脓疡之外，其他尚有化脓性肺炎、肺坏疽以及支气管炎。

一、病因病机

本病由感受外邪，内犯于肺，或痰热素盛，蒸灼肺脏，以致热壅血瘀，蕴酿成痈，血败肉腐化脓。

肺痈病位在肺，病理性质属实、属热。因邪热郁肺，蒸液成痰，邪阻肺络，血滞为瘀，而致痰热与瘀血互结，蕴酿成痈，血败肉腐化脓，肺损络伤，脓疡溃破外泄。其成痈化脓的病理基础，主要在于热壅血瘀。

本病的病理演变过程，可以随着病情的发展，邪正的消长，表现为初期、成痈期、溃脓期、恢复期等不同阶段。

初期：因风热（寒）之邪侵犯卫表，内郁于肺，或内外合邪，肺卫同病，蓄热内蒸，热伤肺气，肺失清肃，出现恶寒、发热、咳嗽等肺卫表证。

成痈期：为邪热壅肺，蒸液成痰，气分热毒浸淫及血，热伤血脉，血为之凝滞，热壅血瘀，蕴酿成痈，表现出高热、振寒、咳嗽、气急、胸痛等痰瘀热毒蕴肺的证候。

溃脓期：为痰热与瘀血壅阻肺络，肉腐血败化脓，肺损络伤，脓疡溃破，排出大量腥臭脓痰或脓血痰。

恢复期：为脓疡内溃外泄之后，邪毒渐尽，病情趋向好转，但因肺体损伤，故可见邪去正虚，阴伤气耗的病理过程，继则正气逐渐恢复，痈疡渐告愈合。若溃后脓毒不尽，邪恋正虚，每致迁延反复，日久不愈，病势时轻时重，而转为慢性。

二、辨证论治

（一）辨证要点

1. 掌握病性

本病为热毒瘀结于肺，成痈酿脓，故发病急，病程短，属于邪盛证实。临床以实热证候为主要表现。

2. 辨别病期

根据病程的先后不同阶段和临床表现，辨证可分为初期、成痈期、溃脓期、恢复期以作为分证的依据。

（二）治疗原则

清热散结、解毒排脓以祛邪，是治疗肺痈的基本原则。针对不同病期，分别采取相应治法。初期当清肺散邪；成痈期当清热解毒、化瘀消痈；溃脓期应排脓解毒；恢复期，阴伤气耗者当养阴益气，若久病邪恋正虚者，当扶正祛邪。在肺痈治疗的过程中，要坚持在未成脓前予大剂清肺消痈之品以力求消散；已成脓者当解毒排脓，按照"有脓必排"的原则，以排脓为首要措施；脓毒清除后，再予以补虚养肺。

肺痈发病较急，邪盛证实表现突出，因此，用药切忌温热辛散，以防邪热鸱张。同时，亦不宜早投补敛之剂，以免助邪资寇，延长病程，即使见有虚象，亦当分清主次，酌情兼顾。

（三）分证论治

1. 初期

症状：发热微恶寒，咳嗽，咯黏液痰或黏液脓性痰，痰量由少渐多，胸痛，咳时尤甚，呼吸不利，口干鼻燥，舌苔薄黄或薄白，脉浮数而滑。治法：清肺散邪。方药：银翘散加减。用银花、连翘、芦根、竹叶辛凉宣泄、清热解毒；配荆芥、薄荷、豆豉助银花、连翘以辛散表邪，透热外出；桔梗、甘草、牛蒡子轻宣肺气。若内热转甚，身热，恶寒不显，咯痰黄稠，口渴者，酌加生石膏、黄芩、鱼腥草以清肺泄热；痰热蕴肺，咳甚痰多者，伍杏仁、浙贝母、桑白皮、冬瓜仁、枇杷叶肃肺化痰；肺气不利，胸痛、呼吸不畅者，伍瓜蒌皮、郁金宽胸理气。

2. 成痈期

症状：身热转甚，时时振寒，继则壮热不寒，汗出烦躁，咳嗽气急，胸满作痛，转侧不利，咯吐浊痰，呈黄绿色，自觉喉间有腥味，口干咽燥，舌苔黄腻，脉滑数。治法：清肺化瘀消痈。方药：千金苇茎汤合如金解毒散。千金苇茎汤以苇茎为主药，苇茎即芦根，甘寒轻浮，善清肺热，为肺痈必用之品，用量宜重，鲜苇茎最佳；辅以冬瓜仁清热化痰、利湿排脓、清肃肺气，与主药配合则清肺宣壅、涤痰排脓；桃仁活血化瘀，使瘀消痈散。肺与大肠相表里，大肠通畅则肺得肃降，桃仁润肺滑肠，与冬瓜仁配合可泄湿热从大便而解，薏苡仁甘淡微寒，上清肺热而排脓，下利肠胃而渗湿，使湿热之邪从小便而解。本方清热之力尚弱，配用如金解毒散，以黄芩、黄连、黄柏、山栀清火泄热。另可酌加蒲公英、紫花地丁、败酱草、金银花、鱼腥草等以加强清热解毒消痈之力。咯痰黄稠酌配桑白皮、瓜蒌、射干、海蛤壳以清化痰热；痰浊阻肺，咳而喘满，咯痰浓浊量多，不得平卧者，配葶苈子、大黄以泻肺通腑泄浊；热毒瘀结，咯脓浊痰，腥臭味甚者，可合犀黄丸以解毒化瘀。

3. 溃脓期

症状：咯吐大量脓血痰，或如米粥，腥臭异常，有时咯血，胸中烦满而痛，甚则气喘不能卧，身热，面赤，烦渴喜饮，舌质红，苔黄腻，脉滑数或数实。治法：排脓解毒。方药：加味桔梗汤。方中用桔梗宣肺祛痰、排脓散结，用量宜大，若药后略有恶心亦无妨，反可助脓痰排出；薏苡仁、贝母、橘红化痰散结排脓；金银花、甘草清热解毒；葶苈子泻肺除壅；白及祛腐逐瘀、消痈止血。另可加黄芩、鱼腥草、野荞麦根、败酱草、蒲公英等清肺解毒排脓。咯血酌配丹皮、栀子、蒲黄、藕节、三七等凉血化瘀止血。津伤明显，口干舌燥，可加玄参、麦冬、花粉以养阴生津。如气虚不能托脓，加生黄芪托里透脓。痈脓溃泄不畅，脓液量少难出，配穿山甲片、皂角刺以溃痈排脓，但咯血者禁用。

4. 恢复期

症状：身热渐退，咳嗽减轻，咯吐脓血渐少，臭味亦减，痰液转为清稀，精神渐振，食欲改善，或见胸胁隐痛，难以久卧，气短乏力，自汗，盗汗，低热，午后潮热，心烦，口干咽燥，面色不华，形瘦神疲，舌质红或淡红，苔薄，脉细或细数无力。治法：益气养阴清热。方药：沙参清肺汤合竹叶石膏汤。方中用黄芪、太子参、粳米、北沙参、麦冬等益气养阴；石膏清肺泄热；桔梗、薏苡仁、冬瓜仁、半夏等排脓祛痰消痈；白及、合欢皮祛腐消痈止血。低热可酌配功劳叶、地骨皮、白薇以清虚热。若脾虚食少便溏者，配白术、茯苓、山药补益脾气、培土生金。若邪恋正虚，咯腥臭痰脓浊，反复迁延不净，当扶正祛邪，治以益气养阴，排脓解毒，酌加鱼腥草、败酱草、野荞麦根等清热解毒消痈。

三、临床用药经验

肺痈的病机主要为邪热郁肺，热郁是形成痰热瘀阻，化腐成痈的病理基础，临床表现以邪热盛实的证候为主，但脓疡溃后，或病势迁延，又可出现气阴耗伤，或正虚邪恋之象。因此肺痈的治疗，要突出清热、排脓、化瘀、扶正的治法，其中清热法要贯穿治疗的全过程。从以往治疗肺痈的失败病例分析，主要原因之一，是清热不得法、不彻底，以致失去控制病势发展的主动权。

（一）清热

清热是治肺痈的基本治法，可分为清宣和清泄两个方面。所谓清宣，即清热宣肺，主要用于肺痈初期，相当于化脓性肺炎阶段。此期用药不宜过于寒凉，以防肺气郁遏，邪热伏闭，迁延不解。洪广祥教授常选用银花藤 30g，连翘 15g，鱼腥草 50g（后下），抱石莲（为水龙骨科牌蕨属抱石莲，全草入药，味甘、苦，性寒，具有祛热化痰、清热解毒、凉血祛瘀功效）30g，生麻黄 10g，桔梗 15g，生甘草 10g，作为初期的基本方。如寒热交作加北柴胡 20g，黄芩 10g；胸痛明显加郁金 15g，瓜蒌皮 15g；咯痰不畅加浙贝 10g。个人体会，此方优于银翘散加减的疗效，对截断病情发展有较强作用。方中麻黄是关键药之一，它不仅能宣肺解表，与清热药配伍，还可起到防止寒凉药物郁遏肺气之弊，有利于邪热的消散。泄热，即清泄肺热，主要用于成脓期及溃脓期的热毒壅盛阶段。在用药上要选效大力专泄热消痈之品，以有利于炎症控制和痈脓的消散。洪广祥教授常以黄芩 15g，鱼腥草 50g（后下），野菊花 15g，败酱草 15g，虎杖 15g，蒲公英 30g，大黄 10g（后下）组成基本方。如白细胞计数在 $10.0 \times 10^9/L$ 以上，中性粒细胞增加者，可加大败酱草的用量至 30g；寒热交作者加北柴胡 30g；气急胸憋者加葶苈子 15g，枳实 15g。本方由于量大药凉，易伤脾胃，必要时可酌减用量，并加运脾和胃之品，如白蔻仁、陈皮等。

（二）排脓

临床经验证明，影响肺痈疗效的主要原因是排脓不畅，所以有脓必排是治疗本病的重要原则。排脓方法有三：一为透脓，用于脓毒壅盛，而排脓不畅者。常用穿山甲、皂角刺、金荞麦根、桔梗等，其中桔梗用量要大，15～30g。溃脓期咯血量多者，不宜用透脓药。二为清脓，即清除脓液之意，是本病排脓的常规治法，目的是加速脓液的清除，以缩短病程，促进愈合。常用薏苡仁、冬瓜仁、桔梗、浙贝、瓜蒌、桃仁等。三为托脓，主要用于溃脓期，气虚而无力排脓者可配合托脓法。常用生黄芪、西党参或太子参、棉花根等，但在毒盛正不虚的情况下，不可施用托脓法，否则不但无益，反使病势加剧，而犯"实实"之戒。

（三）化瘀

在溃脓期瘀血征象较明显，故化瘀为其主要辅助治法之一，常与清热、排脓法结合使用。临床经验证明，化瘀可改善肺部缺氧，促进血流通畅和脓液的排出，从而有利于炎症的吸收和痈脓的消散。洪广祥教授在临床上喜用丹皮、赤芍、鬼箭羽、红藤、桃仁、郁金、三七等化瘀之品，但对出血量多者不宜使用，可改投花蕊石、生蒲黄、三七、藕节、茜草等化瘀止血药。

（四）扶正

主要用于恢复期，或病情迁延，邪恋正虚者。肺痈见虚证，多以气阴两虚为主。在个别情况下，也可见阳气虚。扶正之法，重在养阴补肺，但不可忽视补脾，因脾为肺之母，补脾能助肺益气，有利于补肺生肌，促进脓疡的愈合。洪广祥教授常用养阴清肺汤合沙参麦冬汤加减：北沙参、麦冬、生黄芪、百合、怀山药、薏苡仁、冬瓜仁、白及、桔梗、生甘草。如有低热加十大功劳叶、地骨皮；咳嗽重者加紫金牛、百部；食欲差者加鸡内金、白蔻仁；胸闷痛者加郁金、瓜蒌皮。如偏于阳气虚者，可用补中益气汤合阳和汤加减。对于脓毒未净、邪热未清者，仍需配合清热、排脓方药，切忌单纯补益，以免邪留不去，而使病情缠绵反复。

四、典型病案

例一：胡某，男，27 岁。1970 年 3 月 17 日初诊。

患者因发热、咳嗽、胸痛、痰黏稠有臭味入乡村医院住院。正值洪广祥教授领学生在当地开门办学，遂以中药进行治疗。症见恶寒发热，体温39.2℃，汗出热不退，咳嗽频，咳引左侧胸痛，痰黏稠黄白相兼，痰有腥臭味，呼吸喘促，大便不畅，小便黄，口干引饮，不思饮食，舌质红暗，舌苔黄厚腻，脉象弦滑数兼见浮象。听诊左肺中部呼吸音减弱，有湿性啰音。X线检查：两肺纹理明显增深，左肺中部有大片浸润阴影，中有液平面。诊断为左肺脓肿。化验：白细胞计数 $12.0 \times 10^9/L$，中性粒细胞82%。中医辨证为肺痈证，属成痈期。治宜清热化瘀消痈。方用麻杏甘石汤、千金苇茎汤加减：生麻黄 10g，生石膏 30g（打碎、先煎），南杏仁 10g，生甘草 10g，鲜苇茎60g，冬瓜仁 30g，桃仁 10g，薏苡仁 30g，大黄 10g（后下），黄芩 10g，野荞麦根 30g，败酱草 30g，蒲公英 30g，桔梗 30g。7 剂，每剂嘱煎 3 次，分次服用。

二诊：患者服上方 1 周，体温下降至 37.6℃，咳嗽咯脓痰减少，大便已通畅，全身症状亦有所改善。效不更方，继续清热化瘀，以期痈脓彻底消除。患者要求出院回乡期间服中药治疗，予原方续服 2 周后返医院复查。

三诊：临床症状消失，X 线复查肺脓肿炎性浸润已吸收，白细胞计数已正常。舌质红嫩，舌苔偏少，脉象细弦，重按无力。此乃病后气阴虚损，改用《金匮要略》麦门冬汤加减以益气阴善后。

按：治疗本案正值开门办学，大兴草医草药医教活动，从而为单纯中医药治疗提供了极好机会，当然也是对中医药治疗急性化脓性炎症最好的考验。

从患者证候表现及西医理化检查来看，肺脓肿诊断明确，中医辨证为肺痈成痈期。由于患者仍兼有恶寒发热、脉浮等表证，说明肺卫表证仍未离去，故用麻杏甘石汤宣肺泄热解表，既清里又解表。千金苇茎汤具有良好的清肺化痰、逐瘀排脓功效，擅治热毒壅肺，痰瘀互结所致之肺痈。同时，也常用于肺系病证中的肺热痰瘀互结病证。由于农村取材方便，草药资源丰富，故用新鲜苇茎入药，从而更能发挥苇茎"善清肺热"之长。根据辨证和辨病之临床依据，处方中重用了清热解毒药，如黄芩、野荞麦根、败酱草、蒲公英等，有效地发挥了"团队"优势，从而克服了"势单力薄""战斗力弱"的弊端，改变了"用药不力"，而影响疗效的被动局面。"痰瘀阻结"为肺痈的核心病机。痰可酿瘀，瘀滞生痰，两者因果关系密切。本案用药始终抓住"痰瘀"病机进行组方择药。既清痰热，宣畅肺气，以助"治节"功能恢复，减少因痰气交阻，气滞血瘀，而不利于局部脓疡炎性浸润的吸收；又直接应用桃仁、大黄、败酱草等以活血散瘀，改善病灶血液循环，减少炎症渗出，这对迅速控制病情，加速炎症病灶的吸收有重要作用。"肺与大肠相表里"，腑气通畅，既可有效排毒，又可缓解因肺气壅塞而引发的咳嗽、喘促、胸痛等肺失宣肃证候。方中桃仁、大黄，既可活血逐瘀，又可润燥滑肠、通腑泄热，有助于痰热瘀邪的清除。桔梗宣降肺气、祛痰排脓为其功用之长。仲景的桔梗汤、景岳的桔梗杏仁煎、程钟龄的加味桔梗汤等均为祛痰排脓之有效方。桔梗为药食两用之品，若用量太小难以发挥其效用优势。因此，桔梗30g是洪广祥教授治痰的惯用剂量，临床未见恶心呕吐反应。洪广祥教授认为，对古代文献的引用也要从实际出发，不宜"人云亦云"而束缚创新思维。

此外，在治疗中始终坚持祛痰排脓、清热解毒的两个重要治法。前者促进脓痰排出，不再壅滞于肺；后者是清除蕴结的热毒，不使肺叶受热毒的燔灼而腐烂，两法须兼顾而不能偏废。本案疗效之所以显著，与实施上述的战略战术是分不开的。洪广祥教授认为，近时的中医临床由于过多地依赖于西医西药，是造成中医学术"萎缩"的重要原因。

例二：张某，女，31 岁。1982 年 11 月 3 日初诊。

患者左上肺肺脓肿，经住院治疗 3 周后，临床症状消失，胸片报告炎性浸润已吸收，唯左上肺空洞尚未完全闭合，出院服中药治疗。症见面色㿠白，形体瘦弱，胃纳不佳，神倦乏力，怯寒易感，略有咳嗽，咯痰稀白，气短自汗，舌质暗淡，舌苔腻白黄相兼，脉细小，右寸细滑。证属肺脾气虚，痰瘀未清，故空洞愈合不良。治宜补益肺脾、祛痰散瘀。方用补中益气汤合千缗汤加减：生黄芪 30g，党参 30g，白术 15g，炙甘草 10g，当归 10g，升麻 10g，柴胡 10g，合欢皮 30g，白及 30g，猪牙皂 6g，法半夏 10g，生姜 3 片，陈皮 10g，桃仁 10g，血竭 6g，败酱草 15g。7 剂，水煎服，每日 1 剂。

二诊：服药后自觉精神好转，饮食增加，面色渐华，无明显不适，原方续服 30 剂后复查胸片。

三诊：40 天后 X 线复查显示左上肺空洞已消失，仅见索状阴影。饮食如常，体重增加 2.5kg，无自觉不适，舌质红润，舌苔薄白，脉平。嘱续服补中益气丸调理善后。

按：本案前期西医治疗炎性浸润吸收，脓肿症状消除，但空洞闭合不良，而接受中医药治疗。洪广祥教授认为，局部空洞闭合不良，从中医外科理解似属慢性脓疡范畴，为外科阴证。此时如继续抗炎治疗显然无助于空洞愈合。肺与脾的关系十分密切，肺组织属肌肉组织，"脾主肌肉"——中医认为与脾有关，又"脾为肺之母"——脾与肺为母子关系，脾气虚可导致肺气不足——称为"土不生金"，肺气虚通过补脾可收到"补土生金"效果——即所谓"补脾生肺"。因此，本患者应用补中益气汤补益肺脾，以期生肌强肺。方中合欢皮能消痈敛涩，对肺痈久不敛口者用之甚宜；白及能祛腐生肌，坚敛肺脏，封填破损，能补肺气。两药与补中益气汤结合可加速空洞的闭合。血竭为外科、伤科要药，有良好的祛腐生肌、散瘀生新之功效。《本草经疏》称："麒麟竭，甘主补，咸主消，散瘀血，生新血之要药。"《济急仙方》单用血竭为末外敷，治臁疮不合等。败酱草排脓祛瘀见长，为治内痈要药，其与桃仁、血竭相配，有较强的祛瘀生新效果。千缗汤为《金匮要略》皂荚丸变方，具有涤痰宣窍、祛除顽痰之功效，与活血行瘀药组合，可达祛痰散瘀、祛腐生新之效。因此，患者服药后通过调节整体，改善局部，促进空洞愈合的多元效果，体现了治人与治病相结合的特色和优势。

慢性支气管炎

慢性支气管炎是一种常见病、多发病，在老年人中发病率甚高，占老年人总数的 10% ～ 15%。寒冷地区发病率较高。慢性患者反复发作，经久不愈，易并发肺气肿、肺心病。因此，注意发挥中医药防治本病的优势，这对提高临床疗效，减少复发和控制合并症的发生，都具有重要意义。

一、病因病机

慢性支气管炎的发生和发展，根据多年的防治实践及研究结果，初步明确其病因是多方面的，而且往往是综合性的。中医学对慢性支气管炎发生、发展的认识，既注重从正气不足，脏腑功能低下来探讨本病的发生和发展，又重视六淫外邪的侵袭在发病中的作用，尤其强调内因的主导作用。因为"百病之生"，虽然各有所因，但"邪之所凑，其气必虚"，只有人体正气发生了变化，外邪才能乘虚而入。因此，慢性支气管炎的发病，可从两个方面来认识。

一是六淫外邪的侵袭：六淫致病，从今天的临床实践来看，它除了气候因素之外，还包括一部分致病的微生物及物理、化学等多种因素。从慢性支气管炎的病因调查分析来看，感冒是引起慢性支气管炎复发和加重的重要因素。有人曾对气象因素与慢性支气管炎的关系进行了研究，证实寒冷、气温骤变和气压、风速、湿度的变化，可使慢性支气管炎的发病率和复发率明显增高，其中尤以寒冷、风速过大与慢性支气管炎的发病和病情波动关系最为密切。动物实验也证实，寒冷、温度骤降或有害气体的刺激，都能使实验动物的呼吸道黏液腺分泌亢进，纤毛运动减弱，造成上呼吸道常见菌继发感染，引起类似人的急性和慢性支气管炎的病变。由此可见，慢性支气管炎的发病直接与六淫外邪的侵袭密切相关。六淫之中，又以风、寒二邪为主。

　　二是脏腑功能衰退：正虚是形成慢性炎症的重要原因。从慢性支气管炎的发生和发展来看，正反映了这个病理过程。慢性支气管炎所表现的咳、痰、喘，与肺、脾、肾三脏功能衰退有着极其密切的关系。

　　慢性支气管炎的形成，在中医理论中，不独责之于肺，而更重要的原因还在于脾肾，故古人有"肺不伤不咳，脾不伤不久咳，肾不伤不咳不喘"之论述，具体阐明了慢性支气管炎的发病机制。临床经验提示，慢性支气管炎的病理基础主要是阳虚。阳虚的病位在脾肾，尤其是肾。因肾阳为全身阳气的根本，肾阳不足，可进一步导致肺、脾功能低下，从而促使"本虚"加重。肺、脾、肾与咳、痰、喘的关系，是"肾为生痰之本，脾为生痰之源，肺为贮痰之器""咳嗽在肺，其根在肾""喘由肾虚"所致。这就是说，咳喘的病机，一方面是由于痰饮阻遏气道，肺气宣降不利；另一方面，也和肾气虚弱，失于摄纳有关，肾虚不能纳气，就会出现喘促气短，呼多吸少，动则更甚的气喘见症。由于病情的发展阶段不同，其临床表现则有所侧重，如本病的早期往往以肺虚为主，而晚期常以肾虚为主。

　　脾肾阳虚，尤其是肾阳虚所表现的证候，常标志着整个机体的功能衰退。这可以说是一些慢性疾病发展到一定程度所常有的共性。大量的临床和实验研究资料表明，慢性支气管炎不仅存在着呼吸系统的局部改变，而且整个机体存在着多方面的内在平衡失调。因此，慢性支气管炎的病理特点是"其标在肺，其本在脾肾"。肺的病理改变，可以导致脾肾受损；而脾肾功能低下，又促使肺的病理变化发展和加重。

二、辨证论治

　　咳、痰、喘是慢性支气管炎的主要临床表现，就大多数患者来说，痰是一个主要矛盾。从病机来讲，以虚为本，以痰为标，本虚标实是本病的主要特点。在治疗上，如何处理整体（肺脾肾虚）与局部（炎症）、本虚（正气虚弱）与标实（痰浊壅盛）的关系，通过多年的临床研究，初步认为，治咳治喘以治痰为先，治虚治本勿忘标和实。并应贯彻"防治感冒，控制感染，辨证施治，扶正固本"的治疗原则。临床实施这一原则时，既要全面考虑，又要突出重点，不要一下子全抓全治，主次不分。因为疾病的发生发展多具有阶段性，不同的阶段各有其主要矛盾，临床应针对不同的矛盾采取不同的治疗方法。

（一）急性发作期辨证分寒热

慢性支气管炎患者因受凉、感冒或其他因素引起咳、痰、喘任何一项症状比平素增重一成以上者，称为急性发作期。临床表现以炎症征象较为突出，病情较急而重，属邪实阶段。此期的关键必须迅速控制感染，防止病势加重。针对该期病情的表现特点，按"急则治其标"的原则治疗。治疗重在祛邪，并应区分寒、热的不同而辨证用药。急性发作期表现为寒证者，见咳嗽或气喘，痰稀白而量多，伴见恶寒发热、头痛鼻塞、舌苔薄白、脉浮滑。其病机为风寒或寒痰遏肺，肺失宣降，治应辛散肺寒、化痰利气。常用药有生麻黄、桂枝或苏叶、干姜、细辛、紫菀、杏仁、陈皮、牡荆子、甘草等。小青龙汤或射干麻黄汤为常用方。切忌寒凉、敛肺之药，以免邪遏肺气，迁延不愈。发作期表现为热证者，症见咳嗽或气喘，痰黄黏稠，且不易咯出，伴见发热或微恶风寒、口渴，舌质红，苔薄黄或黄腻，脉浮滑数。其病机为风热或兼痰热犯肺，肺失宣肃，治宜辛凉清肺化痰。常用药有桑叶、杏仁、桔梗、连翘、薄荷、鱼腥草、黄芩、浙贝母、生甘草等。桑菊饮、麻杏甘石汤为常用方。肺热重者，可酌加金荞麦根、七叶一枝花、天葵子等；咳甚痰多者，还可加用矮地茶、瓜子金等，以加强祛痰镇咳之效果。

（二）慢性迁延期辨证分虚实

此期患者以病邪缠绵、症状反复、迁延不愈、功能紊乱、抗病力差为特点。证候表现多属本虚标实、虚实夹杂。针对这些特点，应按"标本兼顾"

的原则，治疗重在扶正祛邪。同时，还应根据肺、脾、肾的临床不同证候，进行辨证施治。

1. 肺虚咯痰证

咳声清朗，多为单声咳或间歇咳，白天多于夜晚，咯痰稀白，24 小时痰量 20 ～ 50mL，或伴见胸部憋闷、畏寒背冷，舌质淡红或偏淡，苔薄白，脉多见弦象。其病机为肺气不足，寒痰伏肺。治宜益气温肺、祛痰止咳。常用药有黄芪、百部、紫菀、款冬花、杏仁、法半夏、陈皮、天浆壳、矮地茶、牡荆子等。玉屏风散、温肺煎（经验方）为常用方。

2. 脾虚湿痰证

咳声重浊，多为连声咳，夜重日轻，咯黏液痰，24 小时痰量 50mL 以上，兼见畏寒肢冷、大便稀软，舌质偏淡或胖，有齿印，舌苔白或白腻，脉多弦滑，体检可见轻度或中度肺气肿征象，肺功能轻度或中度减损。其病机为脾气虚弱，湿痰犯肺。治宜健脾燥湿、祛痰止咳。常用药有党参、白术、茯苓、甘草、法半夏、陈皮、白芥子、矮地茶、牡荆子、天浆壳等。补中益气汤、苓桂术甘汤、二陈汤为常用方。阳虚寒象明显者，加干姜或熟附子。

3. 肾虚痰喘证

咳声喘沉或咳声嗄涩，多为阵咳，夜多于日，咯黏液痰，24 小时痰量 80 ～ 100mL 以上，常伴有胸部憋闷，喉间痰鸣，喘息气促，动则加重，畏寒背冷，或兼见腰酸乏力，夜尿频或咳而遗尿，或尿后余沥，舌质淡或胖嫩，或舌质暗，舌边有瘀斑，舌苔白滑润，脉象多沉细，或弦滑，两尺弱。体检有较明显的肺气肿征象，肺部听诊可闻及哮鸣音或干湿啰音，肺功能明显减退。实验室检查，肾上腺皮质功能多低下。本证型多见于喘息型支气管炎，或合并中重度肺气肿的患者，其病机为肾不纳气，痰浊壅肺，气血瘀阻。治宜补肾纳气、化痰平喘、活血祛瘀。常用药有补骨脂、五味子、淫羊藿、沉香、苏子、礞石、川椒、葶苈子、牡荆子、猪牙皂、青皮、桃仁、红花等。

参蛤散、苏子降气汤、千缗汤为常用方。

本证患者不仅痰浊壅盛，而且排痰不畅，极易痰郁化热（西医称为继发感染），而兼见痰热证候，在用药时可酌情选用黄芩、鱼腥草、桑白皮、鹅管石、十大功劳叶、野荞麦根、七叶一枝花、天葵子等。大便不畅者，可适当加用大黄，达到腑气通、肺气降，以提高平喘效果。临床治疗中，对肾虚痰喘的患者，采取纯攻纯补的方法都不适宜，纯攻则正气易伤，纯补则气壅更甚，只有标本兼顾，扶正祛邪并举，虚实同治，方能取得疗效。

（三）临床缓解期突出扶正固本

此期患者临床缓解，病情暂时稳定，但机体抗病力差，病根未消除，容易复感外邪，而使病症复发或加重。因此，必须重视缓解期患者的治疗。朱丹溪说："久病之症，未发宜扶正为主，已发以攻邪为主。"可见中医很早就注意到了缓解期治疗的重要性。慢性支气管炎缓解期以本虚为主，标证不突出，按"缓则治本"的原则，治疗的重点在于扶正固本，提高机体抗病能力，以巩固疗效，减少或控制复发。

缓解期扶正固本一般采取综合治疗措施，如戒烟、体育锻炼及气功、针灸、药物治疗等。"冬病夏治"是慢性支气管炎患者不可忽视的重要环节，通过"冬病夏治"，可以减少或控制复发，甚至可望治愈。药物治疗，同样要坚持辨证施治的原则，常规治疗一般可分为三种情况，如偏于肺脾气虚者，以益气补脾为主，常用方剂如玉屏风散、补中益气汤加减；偏于脾肾阳虚者，以健脾益气、补肾壮阳为主，方以右归丸、桂附八味丸、补中益气汤加减；偏于肺肾阴虚者，以滋养肺肾为主，方以七味都气丸、金水六君煎、六味地黄丸加减。

必须指出，慢性支气管炎缓解期，虽然以本虚为主，但病有"夙根"，余邪不尽，稍遇气候骤变，极易引起病情反复。因此，服用扶正固本方药时，要适当配合祛痰利气和防治感冒的有效方药，以减少反复，保证缓解期治疗方法的正常进行，有利于提高扶正固本的预期效果。

　　洪广祥教授体会，慢性支气管炎缓解期扶正应以扶脾为先，脾气健则肺气充，卫气固则抗御外邪能力增强；脾主运化，脾虚则湿从内生，聚为痰浊，上渍于肺，故实脾又是杜绝生痰之源的关键。未发时强调扶脾，当然不排斥补肾的重要作用，如患者肾虚证候明显，在治疗上又应注意补肾，通过补肾以实脾益肺。个人经验，若长年迁延不愈，反复发作，合并肺气肿者居多。其缓解期亦多为虚中有实，则既有肾失摄纳，又有痰瘀伏肺等肾虚肺实证候。因此，在扶正过程中，要注意补虚不忘实，扶正不碍邪。力求补而不壅，滋而不腻，寒温适当，药源方便，易于坚持。下面为洪广祥教授常用的经验方：

　　（1）咳喘固本煎：由生黄芪15～30g，白术10～15g，防风15～30g，怀山药15～30g，胡颓子叶15～30g，牡荆子10～15g，鬼箭羽10～15g组成。用法：水煎服，每日1剂。连服3～6个月。加减：一般不作加减，坚持服用全方。必要时可根据辨证酌情加药。如肾气虚者加菟丝子、山萸肉；肾阴虚者加女贞子、胡桃肉；肾阳虚者加巴戟天、补骨脂。适用范围：用于慢性支气管炎或哮喘缓解后的患者，对中、老年体虚气衰，反复易感者尤为适用。方解：本方为玉屏风散的变通方剂。针对本病患者体虚气弱，易感外邪而设。方中用黄芪补气固表；白术健脾，补中焦以助肺气；防风助黄芪益气御风；怀山药益气补中、滋养肺肾，且有定喘宁嗽之功，与白术相配，增强实脾之力。缓解期，虽虚多实少，但毕竟虚中夹实，痰瘀余邪未尽，遇气候骤变，极易引起病情反复。故伍牡荆子、鬼箭羽、胡颓子叶利气祛痰行瘀，补中兼疏，以防气机壅滞，有利于提高扶正固本方药的效果。胡颓子，别名潘桑。潘桑树，药用其干燥的叶、根、果。胡颓子叶微苦，止咳平喘，用于支气管炎、咳嗽、哮喘。临床经验表明，本方有较好的扶正固本效果，尤其在增强呼吸道免疫调节能力，减少感冒，控制急性发作方面效果显著。

　　（2）加味益气护卫汤（经验方）：生黄芪15～30g，防风10～15g，白术 10 ～ 15g，仙茅 10g，淫羊藿 10 ～ 15g，桂枝 10g，白芍 10g，生姜 10g，大枣 6 枚，炙甘草 10g，路路通 15g，鬼箭羽 10 ～ 15g。用法：水煎服，每日 1 剂，连服 3 ～ 6 个月。坚持用药，疗程愈长，效果愈佳。方解：黄芪、防风、白术益气护卫，增强肺卫御邪能力，改善上呼吸道免疫调节功能。桂枝、白芍、生姜、大枣、甘草重在调和营卫，提高对气候和致敏因子的适应性。肺脾之气根源于肾气，故用仙茅、淫羊藿益肾气、壮元气，以助肺脾生化之源。路路通，又名枫果、九空子，为金缕梅科植物枫香树的果实，性平、味苦，有祛风活络、利水通经之功，民间常用于风疹瘙痒症，可能与其具有"祛风活络"和抗过敏作用有关；也常用于慢性支气管炎，尤其是喘息型支气管炎，合并过敏性鼻炎者。故方中加路路通以"祛风活络"，改善鼻腔敏感症状。鬼箭羽又名卫矛，系卫矛科植物，味苦，性寒，有散风邪、破瘀通经之功效。洪广祥教授根据其功效，用于治疗过敏性鼻炎，疗效显著，尤其在改善鼻腔通气和鼻痒流涕症状方面效果更为突出。全方共奏益气护卫、调和营卫、扶正固本之功。本方不仅适用于慢性支气管炎和支气管哮喘缓解期，也适用于慢性阻塞性肺疾病稳定期扶正固本。

三、典型病案

例一：杨某，男，52 岁。1990 年 3 月 6 日初诊。

患者咳嗽、咯痰反复发作 3 年余。多在受寒和冬季发作。本次为 1 周前值夜班受寒而引发咳嗽、咯痰症状明显加重。口服抗生素及枇杷止咳露不效。日咯痰量 20 余口，痰质清稀色白多泡沫，咽痒则咳，伴微恶风寒，不发热，全身不适，口不渴，舌质红暗，舌苔白腻，脉浮弦滑。胸片提示慢性支气管炎改变。有长期吸烟史。证属外寒内饮，肺失宣肃。治宜解表散寒、温化痰饮。方用小青龙汤加减：生麻黄 10g，桂枝 10g，干姜 10g，细辛 5g，法半夏 10g，白芍 10g，五味子 10g，矮地茶 15g，南杏仁 10g，厚朴 10g。7 剂，水煎服，每日 1 剂。

二诊：服药 1 剂，咳嗽、咯痰症状减半，微恶风寒消除，服毕 7 剂急性发作控制，改用益气护卫汤合咳喘固本煎加减扶正固本。

例二：李某，女，57 岁。2005 年 11 月 24 日初诊。

患者患慢性支气管炎已 10 余年，以冬春季或感寒后发作为甚，平素易感冒，常迁延难愈。服中西药对症治疗病情未能及时控制。本次发病迄今已月余，咳嗽较频，咯痰稀白，24 小时痰量 30 ~ 50mL，胸部憋闷，呼吸不畅，怯寒背冷，舌质淡红，舌苔薄白，脉象弦滑，右寸脉细滑。证属肺虚咯痰证，治宜益气温肺、祛痰止咳。方用玉屏风散合温肺煎加减：生黄芪 30g，防风 15g，炒白术 15g，生麻黄 10g，生姜 10g，细辛 3g，法半夏 10g，款冬花 10g，紫菀 10g，矮地茶 20g，天浆壳 15g，胡颓子叶 15g。7 剂，水煎服，每日 1 剂。

二诊：患者服药后咳嗽、咯痰已减过半，胸部憋闷亦见改善，余症基本同前。原方生姜易干姜，再加桂枝 10g，以温肺阳。7 剂，水煎服，每日 1 剂。

三诊：咳嗽、咯痰已基本控制，怯寒背冷明显改善。患者已进入缓解期，改用益气护卫汤合咳喘固本煎加减扶正固本。

例三：万某，男，51 岁。1996 年 12 月 11 日初诊。

患者咳嗽、咯痰 15 年余，多次胸片提示支气管炎改变。发作时用西药抗生素及对症治疗，大多治疗不规律，咳嗽、咯痰症状常迁延难愈。本次发病已持续 1 余月，咳嗽夜间较频，痰量日夜 20 余口，以白色黏液痰为主。兼见怯寒肢冷、饮食较差、大便稀软、形体消瘦、气短乏力，舌质淡暗，舌苔白腻，脉象右关弦滑，右寸细滑。证属肺脾气虚，痰湿遏肺。治宜补益肺脾、燥湿祛痰。方用补中益气汤合苓桂术甘汤、二陈汤加减：生黄芪 30g，西党参 30g，炒白术 10g，炙甘草 10g，柴胡 10g，升麻 10g，陈皮 10g，茯苓 30g，桂枝 10g，法半夏 10g，矮地茶 20g。7 剂，水煎服，每日 1 剂。

二诊：服药后咳嗽咯痰明显改善，已减轻约五分之三，诸症亦见好转。效不更方，原方续服 7 剂，水煎服，每日 1 剂。

三诊：咳嗽、咯痰已控制，全身症状明显改善，饮食增加，大便成形，体力增强。改用益气护卫汤加减以扶正固本。

例四：赵某，男，68 岁。2003 年 2 月 28 日初诊。

患者患慢性支气管炎近 20 年，常反复发作，近年来发作更加频繁，曾多次住院治疗。出院诊断均为慢性支气管炎合并感染、慢性阻塞性肺气肿。吸烟史 40 余年。一个月前因受凉又出现急性发作，经中西医结合治疗后急性发作症状明显控制，但咳、痰、喘症状仍迁延不愈。目前咳嗽仍较频，多为阵咳，咳声喘沉，夜多于日，咯痰黏稠，痰量日夜 20～30 口，有少量黄稠痰，胸部满闷，喘息气急，动则加重，怯寒肢冷，易反复感冒，口干思饮，饮食较差，大便欠畅，舌质暗红，舌苔厚腻白黄相兼，脉象细弦滑，两尺脉弱。证属气阳虚弱，肾不纳气，痰浊壅肺，郁而化热。宜先治标实，后议补虚。治以涤痰除壅、清泄郁热。用药不宜过于寒凉。处方：猪牙皂 6g，法半夏 10g，生姜 10g，礞石 20g，沉香木 6g（入煎），苏子 10g（包），牡荆子 15g，葶苈子 15g（包），桃仁 10g，制大黄 10g，生麻黄 10g，生石膏 30g（打碎、先煎）。7 剂，水煎服，每日 1 剂。

二诊：服药后痰质变稀，咯痰易出，大便通畅，随之咳嗽顿减，喘憋气急改善。效不更方，原方续服 7 剂。

三诊：患者服上方 14 剂，标实证候显著改善，咳嗽、咯痰均已减轻，黄痰已除，胸部满闷亦见松解，然仍动则气喘，气阳虚弱证候明显，口唇及舌质暗红，舌苔腻、白黄相兼，脉象基本如前。证属虚实夹杂。治宜益气温阳、祛痰行瘀，以补虚泻实，调理缓治。处方：生黄芪 30g，党参 30g，炒白术 10g，炙甘草 10g，全当归 10g，升麻 10g，柴胡 10g，陈皮 15g，山萸肉 10g，锁阳 10g，熟附子 10g（先煎），猪牙皂 6g，法半夏 10g，生姜 10g，桃仁 10g，干地龙 15g。水煎服，每日 1 剂。

按：例一为慢性支气管炎急性发作期外寒内饮证。风寒犯肺多为病毒感染，故对抗生素不敏感。枇杷止咳露仅适用于热咳或燥咳，而不适宜风寒和寒饮致咳，且有敛邪遏肺之弊端。说明辨证用药的重要性。

例二为慢性支气管炎肺虚咳痰证。咯痰稀白，脉弦滑，为寒痰证；怯寒背冷，右寸（肺）脉细为气阳虚弱。至于咳嗽、憋闷、呼吸不畅等症是由于寒痰阻肺，肺失肃降所致。故用益气温肺祛痰止咳方药收效甚著。二诊加用桂枝、干姜以温肺通阳，服药后怯寒背冷明显改善。诸症进一步缓解。

例三为慢性支气管炎脾虚湿痰证。但患者明显呈现肺脾两虚证候，故用补中益气汤以补益宗气，使肺脾之气得以同时受益。中焦阳虚，脾失运化，则聚湿成饮成痰。故患者既见脾阳不足，脾虚失运之脾虚证，又见湿痰遏肺，肺失肃降之咳逆证。脉象右关弦滑，右寸细滑，充分体现"脾为生痰之源，肺为贮痰之器"理论的正确性。本案在使用补中益气汤补益肺脾之基础上，又合用苓桂术甘汤健脾利湿、温阳化饮。俾脾气健运，则湿邪去而不复聚，以杜绝生痰之源。此乃治痰之妙法也。洪广祥教授认为，慢性支气管炎多为因痰致咳，痰为主要矛盾，治痰为治咳之关键，痰去则咳自止。

例四为慢性支气管炎肾虚痰喘证。本案证情较为复杂，虚实寒热互见。慢性支气管炎的咳、痰、喘三大主症同时呈现，既有本虚又有标实。从西医诊断来看，本案已进入慢性阻塞性肺疾病范畴。但慢性支气管炎证候较为突出，气道阻塞症状亦甚为明显。在确定治疗思路上，应充分考虑其临床实际，把两者紧密结合起来，分清主次，裁定治法与合理择药。本案虽经中西医结合治疗，急性发作症状有显著控制，但咳、痰、喘症状迁延不愈。洪广祥教授认为主要有如下几点值得讨论：一是气道壅塞问题。患者咳喘症状突出，"肺气上逆"持续存在，这是咳喘迁延的重要原因。气道壅塞是由于痰瘀阻遏，肺失肃降所致，也是咳喘迁延的基本原理。"痰浊"是气道壅塞的主要原因。二是痰瘀化热问题。由于患者痰质黏稠，排痰不畅，郁而化热，故患者表现为痰稠色黄，口干思饮，大便不畅，舌苔黄厚等化热证候。邪热与痰瘀互结，肺气更加郁闭，气道壅塞加重，因而使咳喘症状迁延难愈。三是气阳虚弱问题。洪广祥教授认为慢性病证虚实夹杂，本虚标实是常见病机。本案病程缠长，年迈体衰，常因反复感冒而引发急性发作，符合《素问·评热病论》"邪之所凑，其气必虚"的理论。患者气喘，动则加剧，怯寒肢冷，饮食较差，脉细和两尺脉弱等症，显然是气阳虚弱，肺脾肾虚的见证。临床经验证实，正气虚弱，无力抗邪，不仅使病程迁延和病情反复，而且也是直接影响机体气血阴阳平衡，治疗药物尤其是西药抗生素疗效是否能充分发挥作用的重要内因。四是补虚泻实问题。虚实夹杂，本虚标实是慢性内科疾病的常见规律。本案虚实夹杂证情亦很突出，临床如何处理虚实夹杂问题，应视具体情况而定。如虚多实少，重在治虚兼顾实；实多虚少时，要重在治实兼顾其虚；虚实并重时，应补泻同施，虚实并治。这对临床疗效的提高非常关键。本案的治疗是采取先治标实，后议补虚的原则，即所谓"急则治其标""祛邪以扶正"。在择方选药上，采取"重拳出击"的手段，应用千缗汤合礞石滚痰丸加葶苈子、牡荆子、苏子涤痰除壅，以平气逆。又用麻黄、石膏以宣肺泄热；"肺与大肠相表里"，腑气通有助于肺气降，方中大黄合桃仁既可通腑降逆，又可活血行瘀，使"肺主治节"功能得以有效发挥。患者服药14剂，标实证候有效缓解，最后采用补元汤（经验方）加减以益气温阳、扶正固本；又用千缗汤合桃仁、地龙涤痰行瘀以治邪实，从而达到补虚泻实、扶正祛邪以图缓治的目的。

以上四例病案治疗过程中，始终坚持以中医药理论为指导，切实把握辨证论治的用药原则，充分结合洪广祥教授的临床经验，在继承的基础上创新，故收效显著。

慢性阻塞性肺疾病

慢性阻塞性肺疾病是一种以气流受限为特征的疾病，气流受限不完全可逆，呈进行性发展，与肺部有害气体或有害颗粒所致的异常炎症有关。慢性阻塞性肺疾病（简称为慢阻肺或 COPD），是一种破坏性的肺部疾病，系世界范围的多发病、常见病。据世界卫生组织估计，慢阻肺在全球疾病死亡原因当中次于心脏病、脑血管病和急性肺部感染，与艾滋病一起并列第四位。在我国，80%～85% 的肺源性心脏病（简称肺心病）是由慢阻肺引起的。肺心病虽然是一种器质性心脏病，但实际上是慢性阻塞性肺部疾病的终末阶段。因此，积极防治慢阻肺，努力提高其防治水平，"减轻症状，阻止病情发展，缓解或阻止肺功能下降，改善活动能力，提高生活质量，降低病死率"是治疗慢阻肺的预期目的。

根据慢阻肺的临床表现，其属于中医学"咳嗽""喘证"和"肺胀"范畴。洪广祥教授近年来对本病进行了较为深入的探讨，有了一些初步体会，临床疗效也有新的提高。

为了交流慢阻肺的中医药治疗心得，现将洪广祥教授的点滴体会报告如下。

一、宗气与肺及慢阻肺的关系

宗气（也可称为大气），是积于胸中之气。清代张锡纯说："胸中所积之气，名为大气。"宗气由肺吸入之清气和脾胃运化之水谷之精气相结合而成。肺和脾胃在宗气形成的过程中发挥着重要作用。其中，肺又是宗气形成和聚集的场所。所以宗气的旺衰，与肺、脾胃有关，尤与肺关系密切。宗气聚集于胸中，经肺的宣发作用，出咽喉，贯心脉；经肺的肃降作用蓄于丹田。宗气的主要功能表现在两个方面：一是行呼吸，上出咽喉（息道），以促进肺的呼吸运动，并与语言、声音的强弱有关；二是行气血，贯通心脉，将气血布散全身，以温养脏腑组织和维持其正常功能活动、寒温调节。从《黄帝内经》可以了解到，宗气与心、肺两脏密切相关，参与人体的最基本生命活动：呼吸与心动。而且宗气与心肺的关系是互根、互用、互动。心动与呼吸是通过宗气的作用以心肺的有形之体来实现的。脱离了心肺，宗气也就不能存在。张锡纯又充实了宗气的内容，《医学衷中参西录》曰："是大气者，原以元气为根本，以水谷之气为养料，以胸中之地为宅窟者也。""盖谓吸入之气，虽与胸中不相通，实能隔肺膜透过四分之一以养胸中大气。""按虚里之络，即胃输水谷之气于胸中以养大气之道路。"明确了宗气的物质基础：元气、清气与水谷精微之气。元气为先天肾精化生；清气与水谷精微之气为后天肺、脾胃活动的产物。后两者不是简单相加就组成了宗气，又必须通过肺、心功能活动变化而来。清·张志聪的《黄帝内经素问集注》明确指出："宗气者，五脏六腑、十二经脉之宗始，故曰宗气。"由此可见，宗气既是肾、肺、脾、心的功能活动共同参与的结果，又是保证这四脏正常功能活动的原动力。这也可解释补益宗气是从这四脏入手的。

由此可见，肺是通过生成宗气而起主一身之气的作用。肺主一身之气的功能失常，则会影响呼吸功能和宗气的生成以及全身之气升降出入运动。临床可表现为咳嗽喘促、少气不足以息、声低气怯、肢倦乏力等症状。宗气为病，虚多实少。故清·周学海的《读医随笔》说："宗气者，动气也。"

临床上见咳喘日久患者，易引起肺气虚弱之证。肺气虚，必宗气生成不足，宗气虚则一身之气也虚。卫气与肺气密切相关，故又称肺卫之气。卫气为具有防御功能之气，对维持人体内环境与外环境的平衡以及抵御外邪入侵，尤其对肺系疾病的防御有着重要作用。卫气的强弱与宗气的旺衰关系密切。因为卫气的生成，依赖于脾胃化生的水谷精微，上输于肺，在肺气的作用下，水谷精微中慓疾滑利的部分被敷布到经脉之外成为卫气（又称卫阳）以发挥防御、温煦和调节作用。

慢阻肺患者普遍存在抗御外邪能力低下，免疫调节能力下降，对寒冷和气温变化极为敏感，常易感冒和继发感染，而引发病情的反复和急性加重。大量临床研究证实，慢阻肺急性加重患者50%以上是由反复呼吸道感染所致。这显然与宗气不足，卫气不固存在着密切关系。所谓"邪之所凑，其气必虚"——提示我们注意在慢阻肺急性加重期和稳定期都应提高患者全身和局部的防御功能，"扶正以祛邪"，以减少反复发作，提高防治效果。

贯心脉而行气血，是宗气的重要功能，它与肺主气和"主治节"功能密切相关。气为血之帅，气行则血行，气滞则血瘀。慢阻肺患者肺气虚弱，宗气生成不足，既可导致气虚血瘀，也可因气机不利，血滞为瘀。故慢阻肺患者多数见口唇、舌质和舌下静脉存在不同程度的血瘀征象。故有学者提出"肺病多瘀"和"治肺须活血"的见解，有其一定的临床和理论依据。也有人研究肺血流图与肺气虚的关系，结果表明，肺气虚病人的肺血流图的上升角度小于对照组，波幅高度低于对照组，流入容积速度慢于对照组，统计学处理有显著性差异。肺血流图主要反映肺动脉容积的变化，特别是波幅的降低和流入容积速度减慢，均提示肺气虚病人肺血管弹性较差，肺动脉血流量减少或肺循环阻力增加。这可能是肺气虚病人表现咳喘无力的病理生理基础之一。从肺毛细血管有效血流量的变化，观察肺循环状态，测定结果表明，肺气虚组流速明显降低，每次心搏出量的变化，肺气虚组全部低于正常，其肺通气功能也相应下降。肺毛细血管有效血流量是反映肺循环状态的主要指标之一，和气体交换关系密切。肺气助心行血，宗气贯心脉而行气血，肺气虚损，宗气不足，必然影响推动心血的功能。

从上述宗气与慢阻肺的粗浅分析，可以看出宗气对慢阻肺的直接影响。经验认为，慢阻肺的发生发展与肺脾肾的关系十分密切，本虚标实是其基本病理特征。但本虚的特征标志还需进一步探讨。目前对本虚的认识，基本上把肺脾肾虚视为本虚的基础，并没有形成规律和特征性的定位。慢阻肺是气道疾病，有关"气"和"气机"理论是中医学理论的特色和优势，应运用"气"和"气机"理论来探讨慢阻肺的发生和发展、证候规律及治则治法，并应用现代实验手段建立具有中医特色的实验动物模型，创新慢阻肺的新理念和新思路，为提高慢阻肺的防治效果开拓新的局面。

这里附带探讨一下慢阻肺"补肾"和"纳气平喘"的问题。中医理论认为，人体的呼吸运动，虽为肺所主，但吸入之气，必须下归于肾，由肾气为之摄纳，呼吸才能通畅调匀。说明肾主纳气，对人体的呼吸运动具有重要意义。正如清·林佩琴《类证治裁》指出："肺为气之主，肾为气之根，肺主出气，肾主纳气，阴阳相交，呼吸乃和。"如果肾的纳气功能减退，摄纳无权，吸入之气不能归纳于肾，就会出现呼多吸少，吸气困难，动则喘甚等肾不纳气的病理变化。这就是大家所熟知的喘证中的虚喘证，这亦是慢阻肺的标志性症状。

基于上述论点，临床上将喘证中的"动则喘甚"，认为是"肾不纳气"或"肾失摄纳"的结果。因此，在治疗方法上强调"补肾"而达到"纳气平喘"之目的。实践经验证明，这种治疗思路见效甚微。

洪广祥教授认为，"肾主纳气"，可以理解为人体元气（又名"原气""真气"）的生理功能之一。元气根源于肾，由先天之精所化生，并赖后天之精以充养而成。但元气之盛衰，并非完全取决于先天禀赋，与脾胃运化水谷精气的功能密切相关。正如明·张介宾的《景岳全书》指出："人之自生至老，凡先天之有不足者，但得后天培养之功，则补天之功，亦可居其强半，此脾胃之气所关乎人生者不小。"《灵枢·天年》云：人 10 ～ 40 岁元气充足，50 ～ 100 岁，元气渐衰。根据有关资料披露，慢阻肺患病率随着年龄增长呈上升趋势，35 ～ 55 岁年龄阶段上升明显，55 ～ 66 岁达高峰。这个年龄段从生理规律来说，人的元气渐衰，再加上慢阻肺病理的复杂性，试图直接通过补肾来提升元气，以达到"纳气平喘"，改善肺功能和提高生活质量是非常困难的。因此，我们应该从实际出发，认真思考既往的临床思路，可否转换一下思维方式，从"补肾纳气"，转换到"补益宗气"和"益气举陷"的思路上来，以期提高"动则喘甚"的临床疗效。基于肾与元气和宗气的关系，在强调"补益宗气"和"益气举陷"的前提下，注意配合补肾药物的使用是必要的。这种认识，张锡纯先生在《医学衷中参西录》中的治大气下陷方——升陷汤的组方思路及其药物配伍中已充分体现了上述观点。升陷汤主治胸中大气下陷，气短不足以息，或努力呼吸，有似乎喘，或气息将停，危在顷刻的病证，与慢阻肺肾失摄纳的喘症极相类似，值得学习和借鉴。

二、对慢阻肺相关问题的认识

慢阻肺除咳、痰、喘及肺、脾、肾虚的表现外，还有一些在中医辨证中未明确涉及的问题，诸如呼吸肌疲劳、营养障碍等，加深对这些问题的认识，将有助于丰富中医辨证内涵，拓宽慢阻肺的中医临床治疗思路。

呼吸肌疲劳是慢阻肺患者呼吸急促、表浅和"动则喘剧"的重要原因之一。西医认为，呼吸肌是呼吸运动的动力泵。人的呼吸肌由膈肌、肋间肌和腹肌三个部分组成。呼吸肌疲劳的出现可明显早于呼吸衰竭，或称为泵衰竭，是慢阻肺患者呼吸衰竭发生的重要因素。从某种意义上来说，呼吸肌疲劳参与了原发病的进展与恶化的关键环节。因此，针对呼吸肌疲劳的问题，如何减缓呼吸肌疲劳的进程，控制和阻断呼吸肌的萎缩，对慢阻肺的治疗具有重要临床意义。呼吸肌疲劳的产生，通常是多种因素相互作用的结果。在慢阻肺中，同时存在肌肉萎缩、能量供应不足、负荷过重和相对性中枢驱动不足等因素。疲劳是一种持续过程。洪广祥教授认为，从中医角度分析，呼吸肌疲劳与肺脾气虚关系密切，是宗气虚衰的结果。根据"脾主肌肉"和"肺主治节"的理论，在治疗过程中及早介入，见肺之病当先实脾，通过"补土生金"和"补益宗气"，延缓和控制呼吸肌疲劳的发生和发展。洪广祥教授建议今后在慢阻肺辨证施治的内容中增加"呼吸肌疲劳"的内容，将它纳入证的系统。

营养障碍，也是慢阻肺的一个棘手问题。据资料介绍，23%～60%（平均40%）的慢阻肺患者体重低于标准体重的10%，并伴有营养障碍的各种指标，如体态、生物化学以及免疫学的改变。临床资料证明，慢阻肺患者体质差，常伴有食欲不振、营养不良、能量代谢低下，随病情发展，一旦出现呼吸衰竭，尤其需用人工通气者，则营养不良进一步加重。营养不良可降低肺通气功能及机体免疫功能，使患者易于发生二重感染及全身衰竭，成为呼吸衰竭死亡的重要原因。正确评价呼吸衰竭患者的营养状态，并给予恰当的营养支持，已成为提高此类病人存活率和生活质量的重要课题。

从中医角度分析，西医讲的营养障碍，不能单纯理解为脾胃虚弱，而是已经涉及元气和宗气的虚衰，甚至呈现脾胃衰败的局面。脾胃为后天之本，"安谷则昌""绝谷则亡""有一分胃气，就有一分生机""以胃气为本"，这已是从理论到实践，都已证实的客观规律。慢阻肺的营养障碍已直接关系到患者的预后和生存。相当一部分慢阻肺患者出现反复感染，甚至对抗生素出现抵抗，副作用增多，造成医生面对感染无法控制从而陷入被动的局面。这种情况的出现，虽然原因很多，但与患者的营养障碍，脾胃气衰，宗气不足，气血阴阳的逆乱有关，呈现正不胜邪的严峻局面。李东垣指出："脾胃不足之源乃阳气不足，阴气有余。当从元气不足……随证用药治之。"这段话的意思是说，脾胃不足的根源，是阳气不足，阴火有余，治疗方法应该以培补脾胃中气为主。因此，在治疗慢阻肺过程中，要时刻注意保护脾胃生机，切忌用苦寒药损伤脾胃的元气，或因攻邪而克伐脾胃之气。所谓"脾胃一虚，肺气先绝生化之源"。洪广祥教授认为，要将补脾胃、护胃气贯穿治疗全过程，以发挥中医药治疗慢阻肺患者营养障碍的优势，为提高患者生存质量和控制病情发展提供有效支持。

三、补虚泻实为治疗慢阻肺的全程治则

从临床角度来看，绝大多数慢阻肺患者呈现两类证候，即虚证与实证。本虚标实、虚实夹杂是慢阻肺证候的基本特点。无论在急性加重期还是症状稳定期，虚中夹实或实中夹虚的证候表现全程都可兼见，有时实证为主要矛盾，但虚证又常左右实证的治疗效果；当虚证为主要矛盾时，如处理不当，或疏忽对实证的兼顾，又常是引发病情反复的重要诱因。因此，在治疗慢阻肺过程中，应该重视虚实夹杂的问题，将补虚泻实的治则贯穿慢阻肺治疗的全过程。这对提高临床疗效，有效地稳定和控制病情，甚至对支持抗生素的抗感染效应，减少有效疗程和剂量，降低副作用等，都将发挥重要作用。补虚泻实治则，实际体现了"以人为本"和"治人与治病"相结合的科学原则，是中医基础理论与临床实际紧密结合的应用过程，是中医特色和优势的实际体现。洪广祥教授认为，如何看待慢阻肺的虚实及其具体定位，是一个既很具体又非常重要的问题。鉴于慢阻肺病机的复杂性，虚实症状的相互兼夹，其病位虽在肺，但涉及脾肾心肝的阴阳气血。从慢阻肺"虚"的规律来看，很难定位在某一脏，或某个方面。洪广祥教授认为，正气虚衰是慢阻肺本虚的综合反映。中医所讲的正气，实际包括了人的元气、宗气和卫气等。气有阴阳之分，从慢阻肺的发生发展及其病机特点来看，气阳虚是其本虚的关键。气阳虚实际涵盖了元气、宗气和卫气之虚，比肺虚、脾虚、肾虚或肺脾肾虚有更宽和更广的包容性。

（一）气阳虚为慢阻肺本虚

根据全国防治慢性支气管炎的基础研究结果，认为慢性支气管炎的病理基础主要为阳虚。阳虚的实质可归纳为三个方面内容：一是垂体－肾上腺皮

质功能的低下。不少单位通过 ACTH 试验及 17- 羟类固醇含量测定，发现慢性支气管炎患者之垂体 - 肾上腺皮质功能均有不同程度的衰退现象，尤其是肾阳虚病人最为明显。二是机体免疫功能的下降。三是自主神经功能紊乱。阳虚患者均显示了副交感神经功能偏亢。有的单位还对各种类型的慢性支气管炎患者进行了自主神经介质测定，如乙酰胆碱测定，发现脾阳虚的患者胆碱能神经功能偏亢。动物实验证明，胆碱能神经功能偏亢，不仅使支气管腺体分泌增多，而且易导致消化功能紊乱。

1. 肺阳虚是慢阻肺及其并发症的常见证

慢阻肺多见于气虚体衰者，这部分病人常呈现整体生理功能减退，气阳亏虚证候突出，如形寒肢冷、自汗畏风、不耐风寒、易伤风感冒、鼻流清涕、神疲懒言、语声低弱、咯痰无力、气短喘促，或气短不足以息、小便清长、或尿后余沥，或咳则尿出、性功能明显低弱、阳痿等。

2. 肺阳不固，外邪侵袭为主要诱因

肺主皮毛，皮毛位于体表，是人体抗御外邪的屏障，皮毛的润泽、汗孔的开合、体温的调节，全赖肺所输布的卫气温养。卫气通于肺，卫气又称"卫阳"，是肺之阳气的一部分，肺阳虚弱，不能宣发卫气于皮毛，可使皮毛枯槁，卫外功能减弱，肌表不固，外邪即可乘虚而入。慢阻肺患者因肺阳不足常易外感受病，而在诸多外邪中，风寒较其他因素更易诱发、加重慢阻肺患者病情，临床通过对 154 例慢阻肺病例诱发、加重原因的调查分析，发现因风寒致病者占 74.45%。

3. 肺阳不运，痰瘀内停为基本病理

西医认为，慢阻肺的重要病理基础为气道阻力增加，通气功能障碍。中医称之为"肺气壅塞，失司呼吸"，其重要原因有二：一是肺司呼吸的功能主要依赖于肺阳，也是肺阳功能的具体体现，肺阳功能充沛，则呼吸有度，使机体能吸入自然界之清气，又可鼓动出体内之浊气，若肺阳不足，呼吸失司，

则清气不能入，浊气不能出，形成"肺气壅塞"；二是在慢阻肺疾患中，痰瘀作为一种病理产物形成后，内伏于肺，阻塞气道，加重了"肺气壅塞，呼吸失司"。而痰瘀的形成是由肺阳亏虚所致，肺为水之上源，肺阳亏虚，水液失于温化，停而为痰，肺助心行血，血液的运行除依赖于心的作用外，还需肺阳的温煦推动，肺阳亏虚不能助心行血，则血停成瘀，肺阳不温，肺中冷，使痰瘀阴邪内凝更甚。肺阳不运、痰瘀内停是造成慢性肺通气功能障碍的根本病机。

4. 肺阳虚衰，致全身阳损可变生他证

慢阻肺日久不愈，反复发作，可产生其他变证，如慢性肺源性心脏病、呼吸衰竭所致的肺性脑病、消化道出血等，而这一切变证的产生与肺阳虚密切相关，肺阳亏损，一是不能"朝百脉助心行血"，二是痰瘀不仅阻于肺道而且凝于肺脉，从而使血行不畅。肺性脑病是由于肺阳失司呼吸，不能鼓动体内浊气外出，潴留之浊气挟肺内之痰瘀上犯清窍，神明被扰而成此病。肺阳亏损，损及脾阳，脾阳被损，血脉不统，而出现消化道出血；久病及肾，肺阳虚损日久，可致肾阳虚衰，肺不吸新吐故，肾不纳气，可使呼吸衰竭。同时由于肺、脾、肾三脏阳气的虚衰，使水液运化输布失常，成为肺心病合并心衰出现水肿的原因。慢阻肺多见于气虚体衰者，这部分病人常显现整体生理功能减退，气阳亏虚证候突出，如形寒肢冷、自汗畏风、不耐风寒、易伤风感冒、鼻流清涕、神疲懒言、语声低弱、咯痰无力、气短喘促或气短不足以息、小便清长，或尿后余沥，或咳则尿出，性功能明显低弱或阳痿等。从临床现象分析，慢阻肺的气阳虚衰程度是随着病程的迁延、病情的加重而循序渐进的。因为慢阻肺与慢性支气管炎和肺气肿密切相关。这就决定了慢阻肺患者久病体衰，病程迁延，反复发作，元气耗伤是必然的结果。人以阳气为本，阳衰必致阴盛，形成恶性循环。这就是由肺及心和呼衰、心衰的最后结果。

另一方面，临床实践中也发现，慢阻肺患者对益气温阳方药有较强的适应性和耐受力，即使有化热或伤阴的患者，在正确处理正虚邪实和阴阳寒热的前提下，根据"阴阳互根"的理论，在处方中继续保持益气温阳的适当力度，对稳定病情、改善症状、调节机体免疫力、控制病势的发展等都有十分重要的作用。由此可见，确定慢阻肺气阳虚为其本虚的观点是符合临床实际的。因此，补益气阳或益气温阳是慢阻肺补虚的基本治法。至于由阳及阴或阴阳两虚，那是一个权变和分寸问题，不影响基本法则的确定。

（二）痰瘀伏肺为慢阻肺标实

从临床角度分析，大多数慢阻肺患者痰的症状突出，可有如下不同表现，如痰多稀白、泡沫痰、黄黏痰、痰黏稠不爽、痰多黏腻色白、痰稠厚成块、喉中痰鸣、舌苔厚腻、脉弦滑，这一组症状全是痰的表现，其中脉象的问题值得注意。慢阻肺患者的右寸在任何时候都呈现弦滑的脉象，但其弦滑是与虚并列在一起的，弦滑是主痰饮，虚是指气虚。慢阻肺患者大多年老体衰久病，其右关的脾胃脉应该是弱的，但恰恰相反，表现为弦滑。如果注意一下慢阻肺、慢性支气管炎、支气管扩张的患者，就会发现右关脉大多数是弦滑的。而弦滑是多痰、多饮属实证的脉象。为什么久病体衰的脉象还出现弦滑的实脉？这从中医理论中是可以解释的。右寸（肺）脉滑和右关（脾）脉弦滑突出，正好说明"脾为生痰之源""肺为贮痰之器"理论的正确性。痰是引发咳嗽、喘憋（息）的主要原因。尤其在慢阻肺合并感染的急性加重期，由于气道黏液分泌亢进，痰量明显增多，且多数患者排痰不畅，出现痰郁化热，热伤气阴（津）的证候，致使痰液更加稠厚胶黏，甚至形成黏液栓子（痰栓），进一步加重气道阻塞，致使"咳逆上气"的症状难以缓解，且有可能出现痰壅气闭的危险。

另一方面，痰可酿瘀，痰为瘀的基础。这与气道阻塞，肺失肃降密切相关。因为肺主气而朝百脉，有敷布津液、通调水道、助心行血的功能。慢阻肺反复发作，肺气痹阻加剧，宣降和主治节的功能进一步削弱，直接影响肺的布津行血，以致津停成痰，血滞为瘀，造成痰瘀相互为患。痰夹瘀血，结成窠臼，伏藏于肺，致使气道阻塞，肃降功能严重失常，气机逆乱症状难以缓解。临床所见，慢阻肺患者不仅痰的症状突出，且瘀血见症亦很明显。如面色晦滞、唇舌暗或紫暗、舌下青筋显露、指甲暗红等瘀血征象。由于慢阻肺患者长期过度使用辅助呼吸肌，导致颈、肩、上背部肌肉长期僵硬、酸痛、胀满等症，也应视为瘀滞肌筋的表现，属于瘀证范畴。又如慢阻肺伴随胃肠道功能紊乱，所引起的脘腹饱胀，是因膈肌下降使胃容量减少、微循环障碍，导致缺氧及高碳酸血症等，造成胃肠瘀血。

在慢阻肺治疗过程中，常根据气虚血瘀和气壅血滞的理论，在处方中酌加活血化瘀宣络药，可明显提高综合疗效，并有利于缺氧发绀症状的改善。

从西医角度看肺与血瘀的关系，肺脏是唯一接受心脏排血的器官，也是唯一含体循环和肺循环的器官，肺脏毛细血管床的表面积约 $70m^2$，为体表面积的 40 多倍，占人体毛细血管床的 60% 以上。如果因气道阻塞而导致"治节"失常，肺血管堵塞 15%～20%，即可出现低氧血症，发生率为 88%。慢性阻塞性肺疾病病情较重者，可出现程度不同的缺氧状态，加上酸中毒和感染，使血流呈"黏""稠""聚"的高凝状态。有人曾对一组慢阻肺患者于活血化瘀前后做多部位微循环观察，并与正常对照组比较，结果发现，观察组患者整个病变过程均存在不同程度的微循环障碍，并随病情加重而递增，经活血化瘀等治疗后，随着临床病情的好转，微循环障碍各项指标也得到改善。由此可见，慢阻肺的血瘀现象是客观存在的事实。

临床经验也证实，痰瘀标实证不仅在慢阻肺的急性加重期，即使在病情稳定期，都存在痰瘀现象。由此可见，痰瘀伏肺是形成气道阻塞的病理基础，为慢阻肺的标实证。因此，建立痰瘀为标实的概念，并积极探索治痰治瘀的新思路和新经验，对提高慢阻肺的防治效果有着重要意义。

四、辨证施治及用药经验

慢阻肺与中医"肺胀"证治既有联系，又有区别。"肺胀"包含了西医慢阻肺、肺心病、肺性脑病等方面诊治内容。但慢阻肺是仅以慢性支气管炎和慢性阻塞性肺气肿为基础内容的一组疾患。因此，"肺胀"的诊治思路和方法，不完全适合于慢阻肺的临床应用。临床应根据慢阻肺的临床特点，重新设计其辨证施治方案。

洪广祥教授在《中医药治疗慢性阻塞性肺疾病的几点思考》一文中提出，本虚标实、虚实夹杂是慢阻肺证候的基本特点。急性加重期或症状稳定期，虚中夹实或实中夹虚的证候表现，全程都可兼见。

（一）急性加重期

西医认为，引起急性加重最常见原因是气管—支气管感染，主要是病毒、细菌感染。急性加重的主要症状是气促加重，常伴有喘息、胸闷、咳嗽加剧、痰量增加、痰液颜色和（或）黏度改变以及发热等。此外，亦可出现全身不适、失眠、嗜睡、疲乏、抑郁等症状。痰量增加及呈现脓性常提示细菌感染。

当遇气候突变、饮食不当及情志失调等诱因时，内外合邪，引动宿根，阻塞气道，短时间内加重肺气壅塞，导致 COPD 急性发作。在这一过程中，我们发现胃气流通与否是发病关键。一方面"阳明常多气多血"，极易从阳化热，出现痰热（瘀）壅肺之证，即西医所称 COPD 急性感染。《素问·逆调论》"不得卧，而喘息有声音者，是阳明之逆矣"，明·秦昌遇的《症因脉治》"诸经令人喘，而多在肺胃二家"，正是说明胃气上逆也可引起咳喘发作。我们的临床资料也提示 60 例患者均有纳差等脾胃失健表现，约有 80% 的患者有痰黄、苔黄等郁热之象。而郁热一旦产生，易变生他症，如痰迷心窍、吐血、便血等。《灵枢·经脉》"肺太阴之脉，起于中焦，下络大肠，还循胃口"，故胃降浊功能正常，有助于肺肃降大肠。如果胃失和降，则会加重大肠传导失常。"合大肠，大肠者，传导之腑""肺手太阴之脉，起于中焦，下络大肠，还循胃口，上膈属肺""大肠手阳明之脉……下入缺盆，络肺下膈，属大肠"（《灵枢·经脉》）。因此，中医学认为肺与大肠通过经络的联系构成脏腑表里关系。也就是说，大肠的传化功能正常，有赖于肺的宣发肃降；同时也有助于肺的宣发肃降。如果肺气壅塞不降，影响大肠传化之功，则浊气填塞中焦。症见大便干结或不爽、腹胀、纳差等；反过来腑气不通，浊气上逆乘于肺则会加剧肺气之壅塞，表现为咳、痰、喘等症状难以缓解。正如《灵枢·四时气》曰："腹中肠鸣，气上冲胸，喘不能久立，邪在大肠。"临床资料显示：60 例 COPD 急性发作期病人 86.7% 有大便异常表现，其中 59.6% 表现为大便不爽。因此，肺气壅塞与腑气不通往往相互影响，故"痰瘀伏肺、气道壅塞"的实喘，经过"通腑"后，肺气通，而喘咳也易缓解。张景岳在论及实喘证时，也认为"阳明气秘而胀满者，可微利之"。据文献资料报道："肠内气体经肠壁血液循环吸收，再由肺部排泄的量，较由肛门排泄的量高出约 20 倍。"有人选用钳夹肠系膜上动脉的方法制造动物模型，结果本组的全部家兔均呈现严重的肺损害，而肺脏以外的组织（心脏、肝脏、胰腺、肾上腺及肾脏）均无肉眼及镜下的异常。以上资料证明了肺与大肠确实存在密切的联系。

针对 COPD 急性发作期的基本病理变化为"痰瘀伏肺、气道壅塞"，因而改善"痰瘀壅塞"之状况是治疗的关键。根据朱丹溪提出"善治痰者，不治痰而治气，气顺则一身津液亦随气而顺矣"及唐容川强调"治一切血证，皆宜治气"的理论，根据"治痰治瘀以治气为先"原则，达到气顺痰消、气行血活、痰消瘀散的目的。我们通过临床研究，认为治气应重在泻肺气、行脾（胃）和通腑气。发作期患者以"肺气壅塞"为主要矛盾，故治疗时非泻肺而不能达到迅速缓解之目的；行脾（胃）气不仅可使脾胃之气流通，以助肺气肃降，而且可杜绝生痰之源，"肺与大肠相表里"，大肠腑气通畅有助于肺气之宣肃，且壅肺之痰浊亦借大肠以下泄。

从中医辨证角度看慢阻肺急性加重期的证候表现，多为外感风寒引动痰瘀宿根，呈现外寒内饮为主的证候，症见咳逆喘满不得卧，气短气急，咯痰白稀，呈泡沫状，胸部膨满，或恶风寒、发热，口干不欲饮，周身酸楚，面色青暗，舌体胖大，舌质暗淡，舌苔白滑，脉浮紧或浮弦滑。此时主要考虑为病毒感染。

痰热郁肺亦为急性加重期证候表现，多因外寒内饮未能及时解除，致邪郁化热。症见咳逆喘息气粗，胸满烦躁，目睛胀凸，痰黄或白，黏稠难咯，或发热微恶寒，溲黄便干，口渴欲饮，舌质红暗，苔黄或白黄相兼、厚腻，脉象弦滑数，或兼浮象。此时主要考虑为细菌感染，或病毒、细菌混合感染。

患者在急性加重期，主要矛盾是邪实，标证突出，但始终伴随虚象，症见神疲体倦，气短汗出，怯寒肢冷，食欲不振，加重期间极易反复感冒，虚弱脉与邪实脉并存等。

急性加重期，应根据"急则治其标"和"祛邪以安正"的治则，辨证论治，合理择方选药，尽快地控制病情，以最短时间促使患者进入稳定期。洪广祥教授认为，此时用药要更加严格辨证，不宜单纯套用西医抗感染而大肆应用苦寒清热、清化痰热方药，以免"闭门留寇"和气阳受伤，病情加重，变证丛生。临床经验证明，急性加重期如能正确运用辨证论治方药，或根据病情合理应用中西医结合的方法，大多治疗效果显著，且可避免一些并发症的发生，从而为患者进入稳定期的治疗赢得主动权。

（二）稳定期

此阶段患者咳嗽、咯痰、气短等症状趋于稳定或轻微。西医稳定期治疗目的为减轻症状，阻止病情发展，缓解或阻止肺功能下降；改善活动能力，提高生活质量；降低病死率。

从中医辨证角度看，慢阻肺稳定期的表现多呈现气阳虚弱和痰瘀伏肺为主的证候。

1. 气阳虚弱

多表现为气短不足以息，动则加剧，怯寒肢冷，不耐风寒，形体瘦薄，饮食不馨，体倦乏力，大便易溏软，舌质暗淡，舌苔薄白或微腻，脉虚软，右关偏弦滑，右寸多细滑或细弦滑，两尺脉弱等气阳虚弱、肺脾肾虚证候。如由阳及阴，而呈现气阴两虚证候者，除见上述阳气虚弱证候外，还可兼见口干而不欲饮、舌质偏红、舌苔薄少、脉细弦虚数等气阴虚兼证。洪广祥教授经验：慢阻肺以单纯阴虚者临床少见。

2. 痰瘀伏肺

多表现为面色晦滞，颈、肩、上背部肌肉僵硬、酸痛、胀满；或脘腹饱胀，唇、舌暗或紫暗，舌下青筋显露，指甲暗红，胸部膨满，咯痰稠黏，舌苔腻，脉右寸细滑，右关弦滑等痰瘀伏肺，气血瘀滞证候。痰瘀久羁，易兼夹郁热，可兼见口干，或大便不畅，夜寐不安，舌质红暗，舌苔黄腻，脉象兼数等郁热见证。

那如何使痰变少？这就要从中医理论里找办法。脾胃脉为什么出现弦滑这个实证的脉象、多痰多饮的脉象？其原因就是脾虚生痰，脾虚不运，痰湿不化，亦即"脾为生痰之源"。洪广祥教授运用这个理论治疗支气管扩张病、用于慢阻肺，不仅可以使痰量明显减少，而且反复感染的机会也随之减少，效果比较理想。临床治疗应主要抓住生痰的问题，支气管扩张局部的病理破坏是没有办法修复的，但阻断它的发展、使病情减轻、逐渐消除咯血症状的目的是可以达到的。慢阻肺的这个脉象也说明了"脾为生痰之源，肺为贮痰之器"理论正确性。在此特别强调的是，希望大家不要淡化脉象。脉象从西医角度说不出个所以然，但是站在中医角度来讲有它的科学性。为什么要"见痰休治痰，见血休治血"？道理就在这个地方。"见痰治痰"只能是一个很被动的治疗。如果"杜绝生痰之源"，让其痰量减少，则可以达到治疗效果。慢性支气管炎患者痰液的分泌增多，腺体分泌亢进，在这种情况下，痰始终是标实的一个主要矛盾。缓解期痰量减少，但不等于没有痰生成，也不等于腺体分泌不亢，这里就提示了我们治痰不但要注意治寒痰、治热痰，关键还是看如何减少、杜绝生痰之源。如苓桂术甘汤就是个很好的方子，但应用时配方的水平很关键，这与用药的剂量很有关系。如果茯苓用 10 ～ 15g，疗效必然大打折扣，苓桂术甘汤茯苓的基础用量就是 30g。中医现在对用量已经不是太注意了，但这一点直接影响中医的疗效。

慢阻肺稳定期的主要矛盾为正虚邪实，以正虚为主要矛盾。气阳虚弱，肺、脾、肾虚是正虚的主要方面。它对稳定期的治疗有举足轻重的影响。病情反复，或急性加重与气阳虚弱，宗气不足，抗御外邪能力低下，免疫调节能力下降有极为密切的关系。另一方面，稳定期痰瘀伏肺，气血瘀滞，始终是慢阻肺的内在原因，是形成虚实夹杂证候的关键。痰瘀阻遏，气血瘀滞，气机升降失调是影响肺通气功能的重要病理基础。宗气不足，气虚下陷，致使肺功能低下；痰瘀阻肺，肺失肃降，是气道阻塞的基本原因。

因此，慢阻肺肺功能下降，既与宗气生成不足，又与痰瘀阻肺有着十分密切的关系。亦虚亦实是慢阻肺肺功能下降的病机特点。故对慢阻肺的治疗，以及实现其治疗预期目标，应将补虚泻实治则贯穿治疗的全过程。

这里需要特别强调的是，慢阻肺急性加重期和稳定期的证候表现，大多存在证型的重叠交叉，虚实互见。因此，"扶正以祛邪"和"祛邪以安正"治则的运用应高度重视，以充分体现中医药理论在临床中的指导作用。

（三）临床用药经验

慢阻肺急性加重期和稳定期以外寒内饮、痰热郁肺和气阳虚弱、痰瘀伏肺为基本中医证候。其治法应突出温散肺寒、宣肺泄热、益气温阳、祛痰行瘀。

1. 温散肺寒

此法主要针对慢阻肺患者因外感风寒，肺失宣肃而引发急性加重。为外寒内饮证的主要治法。小青龙汤为其代表方。洪广祥教授常用剂量：生麻黄 10g，桂枝 10g，干姜 10g，法半夏 10g，白芍 10g，细辛 3～5g，五味子 10g。痰壅喘急较甚者，可加葶苈子 15g，青皮 15g，牡荆子 15g，以泻肺除壅、降逆平喘。兼夹郁热者，可加生石膏 30g，黄芩 10g，以清泄郁热，其与小青龙汤为伍，可达温清并用，既散肺寒，又清郁热，是临床常用的一种治疗方法。它对加重期以病毒感染为主，又有细菌感染趋势者，有显著的治疗效果。但应注意，在使用小青龙汤温散肺寒时，如无明显郁热见证，不宜加用清泄肺热药，以免闭门留寇，敛邪遏肺，使肺气更加郁闭，从而加重喘满症状。

2. 宣肺泄热

此法主要针对急性加重期痰热郁肺证的治法。一方面，慢阻肺出现痰热郁肺证多因风寒之邪未能及时和彻底宣散，以致内陷化热，也可称为继发感染。另一方面，由于痰液黏稠，排痰不畅，或过用寒凉药，使肺气郁闭，从而出现痰郁化热。临床还可见到慢阻肺患者因宗气不足，气虚下陷，无力使痰液咯出，以致痰液留滞，郁而化热。宣肺泄热为痰热郁肺证的主要治法。宣肺是泄热的基础。肺得宣肃，痰热易清；肺气郁闭，则痰热不易化解，痰液更加黏稠难出，从而使感染进一步加重。临床把握好宣肺与泄热的关系，才能发挥中医药的真正优势。

宣肺泄热的代表方为《金匮要略》治"肺胀"的越婢加半夏汤（麻黄、石膏、生姜、半夏、甘草、大枣），功能宣肺泄热，降逆平喘。宣肺泄热是本方的立方宗旨。常用剂量为生麻黄 10g，生石膏 30～50g，生姜 10g，法半夏 10g，生甘草 10g，大枣 6 枚。方中麻黄、石膏，辛凉配伍，辛能宣肺散邪，凉能清泄内热；生姜、半夏散饮化痰以降逆；甘草、大枣安内攘外，以扶正祛邪。这里要说明的是，石膏虽属寒凉类药，但与其他苦寒清热药不同，因石膏味辛甘性寒，辛能散，甘能养，寒能清。临床实践证明，石膏为清解肺胃气分实热之要药。邪在卫分即外感风热表证亦不忌石膏；对肺卫邪盛高热者，非但不忌，反为必用之品。盖其味辛能散，邪热可由表外解。对此张锡纯论述其为透彻："盖诸药之退热，以寒胜热也，而石膏之退热，逐热外出也……"其与麻黄相配具有较强的宣肺泄热作用。麻黄与石膏用量比例，对疗效有很大影响。麻黄与石膏原方用量是 1：2～1：3，大量的石膏，一则制麻黄的辛温，使本方变为辛凉，二则功效专一，使本方专于清宣肺热。洪广祥教授临床用量多掌握在 1：3～1：5 之间，若石膏用量过大，会遏制麻黄辛温宣散之力，反而导致邪热郁闭，咳喘加重。石膏用量的多少，应视肺热轻重而定，如热重者石膏宜重用；麻黄与甘草的比例，也宜恰当，一般取等量为宜。因为甘草量大则牵制麻黄宣散之力，量小则恐麻黄宣散太过，都会直接影响疗效。临床也发现，有些患者对麻黄很敏感，容易出现兴奋现象而影响睡眠。解决办法是适当加大生甘草用量以"甘以缓之"，可有效抑制麻黄兴奋之性。

若痰热症状较重，如痰黄黏稠、痰鸣喘息、躁烦便结者，加金荞麦根 30g，夏枯草 20g，黄芩 10～15g，葶苈子 20～30g，大黄 10g（后下），以加强清化痰热、泻肺通腑作用。必要时可配合礞石滚痰丸。热伤气津，口舌干燥、苔黄少津者加麦门冬 20～30g，玉竹 10～15g，北沙参 30g 以养阴生津。

3. 益气温阳

此法主要针对慢阻肺稳定期气阳虚弱证而设。气阳虚弱既是慢阻肺的病机重心，也是慢阻肺本虚的中心证候，它直接关系着病情的稳定和发展。因此益气温阳法的正确运用，对慢阻肺预期治疗目标的实现有着较大的影响。气阳虚以元气虚和宗气虚为主。益气温阳，洪广祥教授常选用补中益气汤、补元汤（经验方）、芪附汤加减。药用：生黄芪 30g，党参 30g，炒白术

10～15g，炙甘草10g，当归10g，升麻10g，柴胡10g，陈皮10g，山萸肉10～15g，锁阳10～15g，熟附子10g。阳虚较甚者，可酌情选用补骨脂、胡芦巴；兼夹气阴两虚者，可配合生脉散或麦门冬汤以阴阳两补。

临床使用补中益气汤用于COPD稳定期的治疗，取得了一定的疗效，根据以下理论选补中益气汤来补益宗气（或称元气、中气）。隋·巢元方《诸病源候论·咳逆短气候》曰："肺虚为微寒所伤则咳嗽，嗽则气还于肺间则肺胀，肺胀则气逆，而肺本虚，气为不足，复为邪所乘，壅痞不能宣畅，故咳逆短气也。"因肺主气，开窍于鼻，外合皮毛，主表，卫外，故外邪从口鼻皮毛入侵，每多首先犯肺，导致肺气宣降不利，上逆而为咳，升降失常则为喘，久咳肺虚，肺病及脾，子盗母气，脾失健运，则肺脾两虚。又"脾为生痰之源，肺为贮痰之器"，肺气郁滞，脾失健运，津液不归正化而成痰，从而成为本病之宿根。中医认为肾为先天之本，脾为后天之本。本者，根也，源也，"澄其源而流自清，灌其根而枝乃茂"，善为医者，必责根本。脾胃主饮食水谷的受纳运化，为气血津液生化之源，五脏六腑的滋养有赖于此，因此历代医家对脾胃都极为重视。如明·李中梓《医宗必读》云："盖婴儿既生，一日不再食则饥，七日不食则肠胃涸绝而死。经云：安谷则昌，绝谷则亡。犹兵家之饷道也。饷道一绝，万众立散；胃气一败，百药难施。一有此身，必资谷气。谷入于胃，洒陈于六腑而气至，和调于五脏而血生，而人资之以为生者也。故曰：后天之本在脾。""脾胃一虚，肺气先绝生化之源"，肺气虚，则宗气不足、卫气不固，从而易感冒和继发感染，所谓"邪之所凑，其气必虚""脾主肌肉""肺主治节""脾虚则肌肉削"，因为脾主运化，可将五谷精微输布运化到全身，故脾健则肌肉强健有力，脾虚则运化功能不足，不能把足够的营养物质运送到全身各处，久则气虚营亏，肌肉失养，疲乏无力而见形体消瘦、营养障碍，甚至呼吸肌疲劳。形气不足者调之以甘药，脾苦湿，急食苦以燥之；脾欲缓，急食甘以缓之；用苦泻之，甘补之。（《素问·脏气法时论》）根据中医"有一分胃气，就有一分生机""损其肺者益其气"及"脾胃者，土也。土为万物之母，诸脏腑百骸受气于脾胃而后能强"的理论，予以培补脾胃元气的方法，补土以生金，即中医"虚则补其母"。不仅可以培补脾胃元气，而且"脾为生痰之源"，可以通过健运脾胃，以杜其生痰之源。应特别强调COPD的标志性症状是"呼吸困难或动则气短"。因此，提出COPD和"肾不纳气"的关系问题，传统经验认为COPD的发生发展与肺脾肾的关系十分密切，病变首先在肺，继则影响脾肾。洪广祥教授认为通过"补肾"治疗COPD稳定期见效甚微，"肾主纳气"可将其理解为人体元气的生理功能之一，元气根源于肾，由先天之精所化生，但赖后天之精充养而成。即明·张介宾《景岳全书》："人之自生至老，凡先天之有不足者，但得后天培养之功，则补后天之功亦可居其强半，此脾胃之气所关乎人生者不小。"可见，先天肾气难补，后天脾气易治，元气之充足皆由脾之气无所伤。

　　临床研究：我们将90例稳定期COPD患者随机分为补元汤组和西医常规治疗组，给药6个月后，观察两组治疗前后临床症状、呼吸困难、6分钟行走距离、肺功能、发病频率的变化及安全性指标情况。结果显示：补元汤和西医常规治疗相比，不仅能改善临床症状、呼吸困难，而且对6分钟行走距离和肺功能有较好改善作用，还可减少疾病发作次数和降低发病程度，与对照组比较，有极显著性差异（$P < 0.05$），表明补元汤治疗稳定期慢阻肺不仅可以明显改善临床症状、呼吸困难，还可明显改善6分钟行走距离和肺功能，减少疾病发作次数和严重程度，延缓甚至阻断慢阻肺进一步发展，提高患者的生活质量，且用药安全。后来的临床研究发现，补元汤加味能有效改善COPD稳定期患者肺功能、运动耐力、营养状况及BODE指数的结论。

　　由于慢阻肺病程长，症状迁延，又易反复，故应鼓励患者树立信心，坚持缓治，不可操之过急。益气温阳法和益气温阳方药，对慢阻肺稳定期患者体质的改善和生活质量的提高、免疫调节和抗邪能力的加强、减少病情反复和急性加重、保护和改善肺功能等方面均有较好效果。临床发现，慢阻肺长年坚持治疗者，尤其在稳定期阶段重视持续治疗者，疗效更为显著。

这里有必要指出，不少患者由于年迈体衰，出现急性加重时，虚象突出，虚实并见。此时治疗必须虚实兼顾，扶正与祛邪并举，补中益气汤与祛邪方药结合应用，可明显提高疗效。也未见因补益而出现"敛邪"或"壅塞"之象，关键在于处理好扶正补益与祛邪泻实、补益宗气与调畅气机的关系。

4. 祛痰行瘀

痰瘀伏肺、气道壅塞为慢阻肺基本病机之一，因此祛痰行瘀是慢阻肺泻实的主要治法。痰瘀导致气道阻塞，影响肺气肃降，是引发喘息憋闷的重要原因，也是急性加重的病理基础。痰瘀为阴邪，非温不化。因此用药宜温，切忌寒凉郁遏，出现痰瘀胶固，加重气道壅塞。洪广祥教授常选用千缗汤、苓桂术甘汤、桂枝茯苓丸加减。药用：猪牙皂 6g，法半夏 10g，生姜 10g，茯苓 30g，桂枝 10g，炒白术 10g，炙甘草 10g，桃仁 10g，丹皮 10g，赤芍 20g，青皮 15g，陈皮 10g，葶苈子 15 ～ 30g。

若痰瘀化热，出现痰黄黏稠、口渴便结、舌质红暗、苔黄厚腻、脉滑数等痰热瘀阻证候时，可改用清化痰热、散瘀泄热方药。药用：金荞麦根 30g，黄芩 10g，夏枯草 15g，生石膏 30g，浙贝母 10g，海蛤壳 20g，桃仁 10g，丹皮 10g，赤芍 20g，大黄 10g，葶苈子 20g，桔梗 30g。兼有表邪遏肺，喘满症状较甚者，可合用麻杏甘石汤，以宣肺泄热。待痰热证候顿挫后，及时改用"温化"方药以图缓治。

祛痰行瘀法为慢阻肺基本治法。无论在急性加重期还是稳定期均可配合其他治法综合运用。

临床上益气温阳法与祛痰行瘀法同时运用，根据 COPD 稳定期以气阳虚弱和痰瘀伏肺为主的证候特点，在补中益气汤的基础上加用千缗汤、桂枝茯苓丸以及锁阳、山萸肉等药物组方而成的补元汤加味，临床观察结果表明：

此方确实能改善 COPD 稳定期患者肺功能、营养状况、运动耐力。

5. 通腑平喘

临床经验提示在 COPD 急性发作期只要有痰瘀壅塞气道之肺实证的证候表现，不论是单纯的实证，或是虚实夹杂证，临床可遵张子和所言"治病理当攻邪，邪去而元气自复"，当通即通，以尽快解除壅塞之危候，不宜过分强调脉证一致，以免错过治疗时机。若不与芒硝同用，则不会出现"泻下无度"和"下多伤阴"之虞。以"痰瘀伏肺，气道壅塞"证候为中心主症：咳嗽，咯痰不利，喘促气粗，甚则喉中吼鸣，胸满如塞，张口抬肩，腹胀纳差，口干口黏，大便不爽或干结，口唇发绀，舌质红暗，舌苔腻或黄或黄白相兼或厚，脉弦滑数或结代。兼夹证：外感风寒（症见发热恶寒、鼻塞流涕等或右寸脉浮）、痰瘀化热（症见发热不恶寒、喘息气粗、口干、舌质红、苔黄、脉数）、气阳亏虚（症见平素易感冒、四肢不温、背寒怯冷、脉细等）、气阴不足（症见痰少质黏、口干咽燥、苔少舌红等）。临床包括如胸满气急、痰多不利、腹胀、便秘或大便不爽、苔黄腻、脉滑数等皆为可下之征象，其中苔厚腻或浊腻是运用下法的重要指征。药用：葶苈子 15～30g，青皮 10～15g，陈皮 10～15g，法半夏 10～15g，川红花 6～10g，炒枳实 10～15g，厚朴 10～15g，大黄 10g。加减：外感风寒者，加生麻黄 10g，紫苏叶 10g，或桂枝 10g；痰瘀化热明显者，加黄芩 10g，金荞麦根 30g，生石膏 30g（打碎、先煎）；气阳亏虚者，加生黄芪 30g，熟附片 10g（先煎）；气阴不足者，加西洋参 10g，麦门冬 10g，五味子 10g。

临床实验研究：我们认为"通腑平喘"法疗效的取得是下几方面综合作用的结果：①肺功能临床研究结果证明，治疗组能更显著地改善 COPD 急性发作期患者的通气功能，这是因为"通腑"可使胃肠蠕动加强，促进排便或排气，腹压降低，胸肌运动幅度增大，直接改善患者的呼吸功能。②临床结果同时证明，治疗组对提高患者 PaO_2 效果更明显。可能因为"通腑"不仅增加肺通气，还可改善肺的换气功能的缘故。这与动物实验的观察结果相似。③生大黄具有抗感染作用。我们临床也观察到经"通腑利气"治疗后患者肺部炎症减轻，气道痉挛缓解，痰量减少，痰易咯出。④"通腑"还可使滞留于肠道的病原体及其毒素和各种肠源性有害物质、机体代谢产物排出体外，促进机体的新陈代谢，改善微循环，从而保护了机体重要脏器（心、肺、肝、肾、脑）的生理功能，起到"通腑护脏作用"。⑤肺泡内巨噬细胞有强大的吞噬和细胞内杀伤作用，因而对机体有重要的防御保护功能；同时，在免疫反应中也有重要作用。动物实验结果显示，"通腑"可刺激肺泡巨噬细胞分泌增多，从而提高肺的免疫能力。

五、典型病案

例一：万某，男，61 岁。1998 年 10 月 6 日初诊。

患者咳嗽气喘 20 余年。每遇气候转凉、劳累易发作，冬季发作尤甚。西医诊断为慢性支气管炎、阻塞性肺气肿。发作时多用抗感染为主治疗，但病情仍反复发作，且症状逐渐加重。近又犯病已迁延月余，遂要求中医治疗。症见咳嗽痰多，痰白质稀多泡沫，日咯痰量 100mL 以上；胸闷气憋，动则气喘加重，甚则倚息不能平卧，伴怯寒背冷、神疲乏力、纳差便软、脘腹作胀、口唇及舌质暗红而润，舌苔厚腻白黄相兼，脉虚弦滑，右关弦滑甚，右寸浮细滑，左寸脉弱。证属寒饮伏肺，阳气虚弱，兼夹风寒。治宜解表化饮、温经散寒。方用小青龙汤合苓桂术甘汤加减。处方：生麻黄 10g，桂枝 10g，干姜 10g，细辛 3g，法半夏 10g，五味子 10g，白芍 10g，生姜 10g，红枣 6 枚，胡芦巴 10g，补骨脂 15g。7 剂，水煎服，每日 1 剂。

二诊：服药 7 剂，患者咳嗽、喘憋明显改善，痰量已减过半，全身症状亦有减轻，厚腻苔已减 2/3，原方再服 7 剂。

三诊：喘咳基本缓解，痰量日有十余口，以白黏痰为主，脉浮已除。说明标实证已获控制，拟改用补益肺脾、温阳护卫法。方用补中益气汤合温阳护卫汤（经验方）加减以治本虚。处方：生黄芪 30g，西党参 30g，炒白术 10g，当归 10g，升麻 10g，北柴胡 10g，炙甘草 10g，陈皮 10g，桂枝 10g，白芍 10g，生姜 10g，红枣 6 枚，胡芦巴 10g，补骨脂 15g。7 剂，水煎服，每日 1 剂。

四诊：患者服上方后自觉舒适，病情处于稳定期，体力明显改善，动则气喘亦见减轻，效不更方，嘱其坚持服用，以提高机体免疫调节能力，减少反复发作，控制病势发展。

例二：谭某，男，58 岁。2001 年 2 月 28 日初诊。

患者反复咳嗽、咯痰 16 年，动则气喘 5 年。每年冬季因病情较重常需入院接受治疗。由于反复发作，病情逐渐加重，近又犯病多天，西药治疗效果不显，遂要求中医治疗。症见咳嗽频作，咯痰不畅，痰黏稠如胶，胸部憋闷，喉间吼鸣，倚息不能平卧，动则气喘加重，痰出后咳嗽及喘憋均减轻，大便不畅，口干口黏，脘腹饱胀，汗出烦热，舌质红暗，舌苔白黄厚腻，脉弦滑近数，重按无力，右关弦滑特甚，口唇暗紫。证属痰浊壅肺，气壅血瘀，郁久化热，肃降失常。治拟涤痰除壅、利气平喘。方以皂荚丸、蠲哮汤（经验方）、千缗汤加减。药用猪牙皂 6g，法半夏 10g，生姜 10g，葶苈子 30g，牡荆子 15g，海浮石 20g，青皮 15g，陈皮 15g，大黄 10g（后下），黄芩 10g，桃仁 10g，礞石 20g。7 剂，水煎服，每日 1 剂。

二诊：服药后咯出大量浊痰，大便通畅，咳喘憋闷症状显著改善，烦热汗出已除，能平卧入睡。原方再加桔梗 30g 以加大排痰力度。7 剂，水煎服，每日 1 剂。

三诊：患者痰浊壅肺证候已趋缓解，唯动则气喘仍见明显，略有咳嗽咯痰，体倦乏力，气短难续，脘腹饱胀，胃纳差，怯寒肢冷，面色无华，唇暗舌暗，苔微腻，脉虚弦滑，右关弦滑明显，右寸细滑。此乃气阳亏虚，痰瘀伏肺，脾虚失运。方用补元汤（经验方）合苓桂术甘汤、香砂六君子汤调理。处方：生黄芪30g，党参30g，白术15g，炙甘草10g，全当归10g，陈皮15g，升麻10g，胡芦巴10g，补骨脂15g，桂枝10g，茯苓30g，木香10g，砂仁6g，法半夏10g，川芎10g。7剂，水煎服，每日1剂。

四诊：服药后阳虚气弱证候改善，脾虚失运之证显著减轻，继续进原方加减调理，以稳定病情，阻断发展。

例三：王某，男，66岁。1993年11月26日初诊。

患者在5年前经某医院诊断为慢性支气管炎、阻塞性肺气肿。常反复发作，受寒或冬季发作频繁，病情日见加重。近年来有心悸心慌症状，严重时伴下肢浮肿，3个月前因病情反复发作而入某西医院住院诊治，住院月余症状改善，出院诊断为慢性阻塞性肺病、肺心病。出院半个月病情又见反复，遂来门诊要求中医治疗。症见咳嗽甚，咯痰黄稠，不易咯出，喉间痰鸣，喘息憋闷，动则气喘加重，夜难平卧，口干便结，脘腹作胀，矢气或便后则舒，伴心悸心慌、躁烦汗出、口唇红暗，舌质暗夹紫，舌苔黄厚腻，前三分之一苔少，脉虚弦滑数，右关弦滑甚。由于病情较重，嘱其再次住院治疗。因患者多次住院治疗效果欠佳，又加上经济困难，故拒绝入院，要求门诊中医治疗。辨证属痰热遏肺，气壅血滞，腑气郁闭，肺失肃降，标实证候突出。治拟清泄肺热、涤痰除壅、泻肺平喘。方用麻杏甘石汤合礞石滚痰丸加减。处方：生麻黄10g，南杏仁10g，生石膏30g（打碎、先煎），生甘草10g，青礞石20g，黄芩10g，沉香木10g（入煎），大黄10g（后下），金荞麦根30g，夏枯草20g，干地龙15g，青陈皮各15g，葶苈子30g（包）。7剂，水煎服，每日1剂，并嘱如病情加重，必须立即入院诊治。

二诊：患者病情大有改观，症状明显改善，并反复称赞"中医真了不起""真乃大名医也"。复诊时咳嗽、喘憋已减五分之三,痰易咯出,黄痰明显减少,大便已通畅,厚腻苔已去三分之二,余症亦随之改善。上方再合生脉散以益气养阴,再服 7 剂。

三诊:急性加重期症状已基本控制,痰热证候已消除,但气短疲惫,口干少津,舌质红暗,舌苔前三分之一薄少,已显现痰热伤津,气阴亏虚之证。舌苔中后部仍见黄腻,脉虚弦滑,痰瘀宿根明显。继续从补虚泻实论治,方用麦门冬汤、桂枝茯苓丸、千缗汤加减。处方:麦门冬 30g,太子参 30g,法半夏 10g,淮小麦 30g,炙甘草 10g,红枣 10 枚,桂枝 10g,茯苓 15g,丹皮 10g,桃仁 10g,赤芍 20g,薤白 10g,青皮 15g,枳实 15g。7 剂,水煎服,每日 1 剂。

四诊:服上方 7 剂后,病情更趋稳定,动则气喘之症亦有减轻,毕竟年近七十,久病体衰,元气亏损,痰瘀宿根不易清除,拟重在补虚,兼顾痰瘀,缓图调治。

例四:杨某,男,53 岁。2004 年 11 月 29 日初诊。

患者确诊慢阻肺已 3 年。常因感冒而引发急性加重,多次住院西医西药对症治疗,经治疗病情可暂时控制,但久病体虚,抵抗力差,每年感冒多达六七次,每次感冒都引发急性加重,病家要求应用中医药持续治疗,以期改善体质,预防感冒,控制或减少反复发作。症见形瘦神疲,气短乏力,语音低弱,动则气喘,平素怯寒肢冷,极易感冒,时有咳嗽咯痰,晨起胸部憋闷,气温升高则憋闷明显改善,平素纳差便溏,阳痿多年,早衰征象凸显。面色无华,舌质暗红,舌苔白黄腻,脉虚细弦滑,以右关弦滑更显,两尺脉弱,右寸细滑。证属气阳虚弱,卫气不固,痰瘀伏肺。治拟补益气阳,固护卫气,杜绝生痰之源,以减少痰瘀阻塞。方用补元汤合温阳护卫汤加减调治。处方:生黄芪 30g,党参 30g,炒白术 15g,炙甘草 10g,全当归 10g,陈皮 10g,升麻 10g，柴胡 10g，桂枝 10g，白芍 10g，生姜 10g，红枣 6 枚，锁阳 15g，补骨脂 10g，防风 15g，猪牙皂 6g，法半夏 10g。7 剂，水煎服，每日 1 剂。

二诊：患者服药后自觉舒适，虚能受补，尚有痰瘀伏肺，但进补后未见壅塞之象，可继续坚持补益扶正，以增强体质，提高抗邪能力，改善肺功能，阻断病势发展。7 剂，水煎服，每日 1 剂。

三诊：自觉抗寒能力增强，咳嗽咯痰症状基本消失，右关弦滑程度显著减轻，标志脾虚生痰已初步遏制。原方加用桃仁 10g，鬼箭羽 15g，以散瘀通络。嘱守原方续服 3 个月以观后效。

四诊：观察 4 月余，病情稳定，与同期相比有显著改观。中间曾感冒一次，但很轻微，未引发急性加重，疗效满意。患者仍继续服中药。

按： 四例病案均为慢性阻塞性肺疾病。其中三例属急性加重期，一例为稳定期。全部单纯使用中医药治疗，疗效甚为满意。说明坚持以中医药理论为指导，正确地辨证施治，是取得较高临床疗效的关键。

例一是急性加重期，为寒饮伏肺，气阳虚弱，外感风寒而引发，故以小青龙汤解表化饮，苓桂术甘汤温阳化饮，再加芪附汤以益气温阳，从而达到祛邪以扶正、祛邪不伤正，较好地贯彻了治疗慢阻肺应坚持实施补虚泻实的原则，故取效甚速。

例二为急性加重期痰浊阻肺证。治疗重在涤痰除壅，方用皂荚丸、蠲哮汤、千缗汤加减而获卓效。《金匮要略·肺痿肺痈咳嗽上气病脉证治》云："咳逆上气，时时吐浊，但坐不得眠，皂荚丸主之。"临床应用应定位在"浊"痰这个关键症状上，"浊"痰是引起"咳逆上气"的主要矛盾。故仲景选用宣壅导滞、利窍涤痰，药力峻猛的皂荚为主药。近代曹颖甫《经方实验录》也强调指出："夫甘遂之破水饮，葶苈之泻肺胀，与皂荚之消胶痰，可称鼎足而三。唯近人不察，恒视若鸩毒，弃良药而不用，伊谁之过矣？"再次肯定皂荚清涤胶痰的重要作用。皂荚始载于《神农本草经》，为豆科植物皂荚的果实或不育果实，前者称皂荚，后者称猪牙皂，以肥厚、色紫褐为佳。该药味辛、咸，性温，有毒；能开壅塞之肺气，软化稠厚之顽痰，用于顽痰壅塞，喘咳气急之症。尤其对咳喘痰多、胸闷气急、难以平卧之肺实证有很好的效果。临床汤剂用药量以6g为宜。千缗汤由皂荚、半夏、甘草、生姜组成，为宋代陈自明《妇人良方》所载。该方是从《金匮要略》皂荚丸方演化而来，有继承创新之意，主治"痰喘不能卧"和"风痰壅盛喘急，日夜不得卧，人扶而坐者"。认为方中"甘草能益脾，皂荚能去垢，半夏能破逆。曰千缗者，重其效也"，同时，生姜和甘草具有"解毒""和中"的作用，更能体现《金匮要略》皂荚丸方除痰而不伤正的特点。临床用于浊痰壅肺证有较好疗效。蠲哮汤为洪广祥教授经验方，由葶苈子、青皮、陈皮、牡荆子、生姜、大黄等药组成，重在泻肺除壅、利气平喘，符合《素问·脏气法时论》"肺苦气上逆，急食苦以泻之"和洪广祥教授提出的"治痰治瘀以治气为先"的配方原则。该方用于哮病及慢阻肺痰浊壅肺证有较好效果。方中还加了海蛤壳、礞石软化痰栓，以加速顽痰化解。复诊时又在原方基础上重用桔梗30g以加大排痰力度，从而达到显著疗效。

例三为急性加重期痰热壅肺证。治疗重在清肺泄热、涤痰除壅，方用麻杏甘石汤合礞石滚痰丸加减而获显效。麻杏甘石汤清泄肺热、肃肺平喘；礞石滚痰丸源于《丹溪心法》，由大黄、黄芩、青礞石、沉香组成。临床应用贵在抓住实热老痰、顽痰胶结、咳逆喘急之症。全方共奏泻火逐痰、顺气通便之功。两方合用，对于热痰壅肺，腑气郁闭，肺失肃降之实喘，有良好的泄热除壅、逐痰通腑功效，对于痰热壅肺证甚为适宜。夏枯草，《本草拾遗》又名筋骨草、散血草、破血丹，为唇形科多年生草本植物金疮小草的全株，味苦性寒，归肺、肝、心经，有清热解毒、消肿利咽、清肺祛痰止咳的功效。在肺系病症中，洪广祥教授常用其治疗肺热咳嗽，痰稠色黄的痰热证候。药理研究证明，夏枯草所含黄酮苷、总生物碱有止咳、平喘、祛痰作用，煎剂有抑菌作用。其与金荞麦根相配具有较强的清化痰热作用。临床煎剂用量为15～30g。三诊已见痰热标实证候明显顿挫，气阴亏虚，痰瘀伏肺显现，故应用麦门冬汤、桂枝茯苓丸加减，以补养气阴、行瘀消痰调理。因痰瘀为阴邪，非温不化，故取桂枝茯苓丸温通行瘀。方中应用薤白、青皮、枳实是基于"治痰治瘀以治气为先"的观点，以达到"气行血活""气顺痰消"的目的，体现了见痰休治痰和见瘀休治瘀的整体观念。

　　例四为慢阻肺的稳定期。患者表现为气阳虚弱，卫气不固，痰瘀伏肺等证。体现了洪广祥教授提出的"气阳虚弱为内因""痰瘀伏肺为夙根"的学术观点，故治疗重在补益阳气、固护卫气、涤痰行瘀。通过近5个月的持续服药，从而有效地增强了体力，提高了御邪能力，控制了反复感冒，遏制了急性加重的发作条件，从而积极地保护了肺功能，阻断了病情发展，使患者生活质量有显著改善。

例五：李某，男，67 岁。1983 年 10 月 6 日初诊。

　　患者既往有慢性阻塞性肺病、肺心病病史。1 周前因沐浴受寒，遂引发宿疾。服用中西药未见效果，且病情日益加重，而急诊入院。症见咳嗽频作，咯痰白黏，日咯痰 20 余口，咯痰不畅；喘息抬肩，不能平卧，心慌憋闷，神识昏糊，呼之可醒；形寒肢冷，神倦乏力，脘腹胀满，大便不畅；下肢浮肿，小便短少，口干不欲饮；面唇紫暗，爪甲微绀，舌质暗而略紫，舌苔厚腻白黄相兼，脉象弦滑虚数。西医诊断：慢性阻塞性肺病、肺源性心脏病并心衰、肺性脑病。西医给氧与对症治疗。中医辨证：肺胀。证属痰浊阻肺，瘀阻脉络，上蒙清窍，气阳虚衰，气不化水，水瘀互结，气机升降失常。治宜涤痰除壅，温阳宣痹，活血行瘀，化气利水。处方：猪牙皂 6g，法半夏 10g，葶苈子 30g，青陈皮各 15g，川椒 10g，川芎 10g，鹅管石 20g，桃仁 10g，熟附子 10g（先煎），桂枝 10g，石菖蒲 15g，郁金 15g，白术 15g，茯苓 30g，益母草 30g，生黄芪 30g，熟大黄 10g。3 剂，水煎服，每日 1 剂。

二诊：服药 3 剂，神识昏糊已除，大便日 3 次，喘憋减轻，厚腻苔减少，原方续服 5 剂。

三诊：咳减痰易出，尿量增多，下肢浮肿见消，大便日 3 次，呈黏糊状，脘腹胀满明显改善，神识清晰，精神好转，舌质暗，苔腻白黄相兼，脉弦滑虚数，发绀消退。拟温阳益气、涤痰行瘀、宣畅气机为治。处方：生黄芪 30g，熟附子 10g（先煎），茯苓 30g，桂枝 10g，白术 15g，炙甘草 10g，葶苈子 15g，川椒 10g，熟大黄 10g，陈皮 15g，桃仁 10g，益母草 30g。7 剂，水煎服，每日 1 剂。

四诊：患者病情已趋稳定，咳嗽咯痰显少，饮食增加，大便日 2 次，呈稀软便，动则气喘显现，但可平卧，舌质暗红，舌苔腻白黄相兼，脉虚细弦滑，右寸弦滑明显。证属气阳亏虚，痰瘀伏肺，本虚标实。拟益气助阳、固护卫气、消痰行瘀、宣畅气机，虚实并治。方用生黄芪 30g，党参 30g，白术 15g，炙甘草 10g，升麻 10g，柴胡 10g，陈皮 10g，补骨脂 15g，巴戟天 10g，法半夏 10g，牡荆子 15g，桃仁 10g，川芎 10g。7 剂，水煎服，每日 1 剂。

五诊：服药后自觉精神明显改善，怯寒肢冷减轻，抗风寒能力增强，病情稳定，继续按上方加减扶正固本。

按：本案痰瘀壅塞气道，肺失肃降，"治节"和"助心行血"功能衰减，以致血行不利，瘀阻脉络，气机窒息，痰瘀蒙蔽清窍，故见神识昏糊，而成肺性脑病。痰瘀壅塞脉络为其主要矛盾。故用猪牙皂、法半夏、川椒、葶苈子、川芎、桃仁等，以涤痰行瘀、宣通脉络、开其郁闭。肺主治节；助心行血的功能须依赖气阳的温煦，故方中配合黄芪、桂枝、熟附子等以益气助阳。其与白术、茯苓相伍，有利于温阳化气利水。"血不利则为水"，血滞水停，水邪上渍于肺则加重喘憋，水停下焦则小便不利，肌肤水肿。方中重用益母草活血利水，以促水肿消退。"肺与大肠相表里"，加大黄通腑肃肺，俾腑气通则肺气自降。同时，大黄与桃仁、桂枝、川芎相伍，活血行瘀之力明显加强，促使心肺和脑循环的血行改善，从而使肺性脑病迅速消除。处方中重用石菖蒲、郁金以祛痰醒脑开闭，改善脑缺氧，有助于神识苏醒，是治疗肺性脑病的必用药。患者标实证候基本控制后，及时治以益气温阳、涤痰行瘀以标本同治，进一步促使病情稳定，减少反复，阻断病势发展。

例六：陈某，男，66 岁。1989 年 12 月 28 日初诊。

患者患咳喘症 20 余年，遇寒或劳累则发作频繁，多次住院或门诊中西医治疗，病情未能控制。某西医院确诊为慢性阻塞性肺病、肺源性心脏病。前一周又因感受风寒而引发急性加重，经西药抗感染及对症治疗效果不显，并拒绝住院治疗。经友人介绍来门诊接受中医药治疗。见咳嗽频作，咯吐白色泡沫稀痰，日达数十口，喉间痰鸣，喘憋甚难以平卧，颜面及下肢微浮肿，形寒肢冷，面色暗，舌质暗红带紫，舌苔白厚腻，脉象浮弦滑，左寸虚细，右寸弦滑细，左关弦滑。证属阳虚瘀滞，寒饮伏肺，外感风寒引发。治宜温经扶阳、解表化饮。方用麻黄附子细辛汤合苓桂术甘汤加减：生麻黄 10g，炮附子 10g（先煎），细辛 5g，炙甘草 10g，桂枝 10g，炒白术 15g，茯苓 30g，葶苈子 15g（包），桃仁 10g，益母草 30g，陈皮 15g，青皮 15g。7 剂，水煎服，每日 1 剂。

二诊：服药后诸症悉减。原方加生黄芪 30g 以补益肺脾。7 剂，水煎服，每日 1 剂。

三诊：患者生活已能自理，痰量已减六分之五，浮肿消除，饮食增加，精神明显好转，唯动则气短，不耐烦劳，舌质暗红，苔白淡黄腻，脉虚弦滑，已进入稳定期。改用补中益气汤合苓桂术甘汤、桂枝茯苓丸加减调理。

按：本案辨证为阳虚瘀滞，寒饮伏肺，外感风寒引发，故用麻黄附子细辛汤合苓桂术甘汤加减温经扶阳、解表化饮。方中用麻桂以散表寒；苓桂术甘以温阳化饮；患者心肺阳衰，阴寒内盛，血脉瘀滞，脉道不通，故用附子温经扶阳，合细辛以散内寒，于扶阳中搜表里之寒，驱寒中不致伤阳。血得温则行，得寒则凝，故取桂枝温通，合桃仁、益母草之活血通经，以疏通瘀滞；痰瘀阻塞气道，肺气肃降失常，根据"治痰治瘀以治气为先"和"气顺痰消""气行血活"的理论，用葶苈子、青皮、陈皮以疏利气机、泻肺除壅，从而有效改善"肺主治节"和"助心行血"功能，有助于缓解症状，稳定病情。三诊患者病情已进入稳定期，故用补中益气汤以补宗气、强肺气；苓桂术甘汤继续温阳化饮，其与补中益气汤合用，有助于"杜绝生痰之源"；桂枝茯苓丸温经活血，以除痰瘀宿根，减少发作。

慢性肺源性心脏病

慢性肺源性心脏病简称"肺心病"。是中老年的多发病、常见病，是临床常见的内科危重急症。本病大多数是由于支气管、肺、胸廓或肺气管病变导致肺血管阻力增加，引起肺动脉高压，最终导致右心室结构和（或）功能改变的疾病。肺心病常年存在，多发于冬春季节，病死率较高。

西医将本病分为急性发作期及缓解期。急性发作的诱因是急性呼吸道感染，多因肺胸疾病引起，主要症状是呼吸衰竭，伴有右心功能不全及心律失常。本病的治疗关键是控制感染，改善心肺功能，同时须积极治疗并发症。

根据肺心病的临床表现，属于中医学"喘证""肺胀""心悸""水肿"等范畴。临床以胸部膨满、胀闷如塞、喘咳上气、痰多、烦躁、心慌为特征，其病程缠绵，时轻时重，日久则见面色晦暗、唇甲青紫、脘腹胀闷、肢体浮肿，甚或喘脱。

一、病因病机

西医认为，引起肺心病的原因较复杂，其中以慢性支气管炎并发阻塞性肺气肿最为常见，在我国占发病人数的80% ～ 90%，其次为支气管哮喘、支气管扩张、肺结核等病。由此可见，肺心病的发病基础，源于肺而累于心。

痰瘀伏肺为慢性肺病的重要病理基础。反复发作，迁延不愈，宗气虚衰日益加重，又进一步削弱了肺"主治节"和"助心行血"功能的协调平衡。心肺同居上焦，心主血，肺主气；心主行血，肺主呼吸。宗气具有贯心脉而司呼吸的生理功能，是联结心之搏动和肺之呼吸两者之间的中心环节。心与肺之间关系密切，如心肺的平衡协调被打破，必然肺病及心，出现心肺同病。

（一）痰瘀伏肺，治节失常

肺心病多由内伤久咳、久喘、久哮、肺痨等肺系慢性疾患反复发作，迁延不愈发展而成。痰瘀伏肺与气道阻塞，肺失肃降密切相关。痰可酿瘀，痰为瘀的基础。痰瘀阻遏气道，肺"治节"和"肃降"功能失常，从而使"朝百脉"和"助心行血"功能受到严重影响，出现瘀滞血脉和心血瘀阻的病理反应，是导致肺心同病的重要病理基础。

痰瘀伏肺，气道阻塞，肺失肃降，治节失常，脉络瘀滞，故患者长期出现咳嗽、咯痰、喘息、呼吸困难、发绀等症状。瘀阻血脉，痰瘀蒙窍，清阳闭阻，还可出现肺性脑病；瘀滞脉络，血不归经，又是引发应激性溃疡，出现上消化道出血的重要原因。

这里要特别强调，痰瘀伏肺，治节失常，既可因气道壅塞，肺失肃降而致，也可因宗气虚衰，运化不及而形成。前者为"气滞血瘀""气滞津凝"，后者为"气虚血瘀""气虚不运"。说明肺心病痰瘀病机亦虚亦实，虚实夹杂。

痰瘀伏肺，治节失常为肺心病重要病机。其与西医认为，由于肺心病肺动脉血管狭窄或阻塞，使得肺内的血流受阻，肺动脉压力增高和右心室肥厚的观点相吻合。

（二）痰瘀热壅，气道郁闭

多为痰瘀化热，或感受六淫之邪，邪从热化。此时痰瘀热相兼为患，致使肺气更加抑遏，气道阻塞更为严重，肺主治节和肃降功能进一步受损。呼吸功能由代偿发展成失代偿，出现缺氧或二氧化碳潴留，易导致呼吸衰竭。肺气壅塞是其发病关键，热壅、痰阻、瘀滞为其重要病理基础。呼吸衰竭实际上是因肺实不通，而致气道阻塞，通气严重受阻，肺气失于肃降。肺气以通降为顺，肺气失于通降，治节乏力，势必影响助心行血，加重心脉瘀滞，进而引发心力衰竭，主要为右心衰竭。

痰、瘀壅塞气机，血脉瘀滞，脑络失宣，易引发肺性脑病。另一方面，热入营血，血热搏结，或气壅痰凝，或气虚血滞，均可形成血瘀，瘀血随经上攻于肺，可进一步加重呼吸困难和发绀。

肺与大肠相表里，肺气壅塞可致腑气不通，腑热熏蒸于肺，又可转化成腑结肺痹。此时如治疗得当，正能胜邪，可截断病势发展。

热为阳邪，最易耗气伤阴，轻则气阴两伤，重则气阴两竭，甚至因邪盛正衰，而成内闭外脱之危候。

（三）气化不力，水饮留滞

水肿为肺心病常见主症。水溢肌肤可引发全身浮肿，或双下肢水肿；水凌心肺可加重喘满心悸气急症状；水滞脑络可并发脑水肿。因此，西医对肺心病心衰者，重视使用利尿剂，通过利尿有助于减轻水肿，且对改善肺心病心衰的病情有重要作用。

肺心病出现水饮留滞，为阳虚不运，气化不力所致。《素问·灵兰秘典论》云："膀胱者州都之官，津液藏焉，气化则能出焉。"中医认为，水液的正常运行，依赖气的推动。肺心病水肿的发生，是全身气化功能障碍的表现，与肺、脾、肾，尤其是肾关系密切。阳气虚衰，气化不及，水液潴留，是引发水肿的重要病理基础。诚如《景岳全书·肿胀》所言："凡水肿等证，乃肺脾肾相干之病，盖水为至阴，故其本在肾；水化于气，故其标在肺；水唯畏土，故其制在脾。今肺虚则气不化精而化水，脾虚则土不制水而反克，肾虚则水无所主而妄行。"此外，肺心病瘀滞脉络为重要病理障碍。瘀血阻滞、三焦水道不利，往往可使水肿反复难愈——所谓"血不利则为水"。因此，瘀滞水停也是肺心病心衰发生水肿的重要原因。

（四）宗气虚衰，卫阳不固

西医认为，肺心病急性发作的诱因是急性呼吸道感染，肺心病的治疗关键是控制感染。由于肺心病患者整体虚衰，抗邪能力弱，免疫调节能力低下，故易出现反复感染而诱发急性加重。如何看待肺心病患者易于反复感染。从中医学角度来说，显然与"邪之所凑，其气必虚"的内因密切相关。正气不足是发病的内在原因，其中卫气，也称卫阳，是机体抵御病邪的第一道防线。卫气为宗气之一部分。当宗气虚衰，卫气不足时，人体肌表便失于固护，防御功能低下，则易被外邪侵袭而发病。肺心病急性呼吸道感染，初始多为感受风寒病邪，通常以病毒感染为主。风寒未能及时疏散，并与痰瘀结合，又易郁而化热，即西医所称的混合感染。前者多表现为风寒犯肺或外寒内饮，后者多表现为邪热郁肺或痰热壅肺。慢阻肺、肺心病患者反复感染，且往往无发热、白细胞不高等中毒症状，仅感气急加重，胃纳减退。如不及时处理，即使轻度感染，也可导致失代偿性呼吸衰竭发生。因此，宗气虚衰，卫阳不固，抗御病邪能力低下，是导致反复感邪而引发肺心病急性加重的重要诱因。

宗气属阳气范畴。肺心病的宗气虚衰，可视为阳气虚衰。随着病情的发展和加重，由宗气虚衰逐步出现全身阳气的虚衰，或称为真元虚衰。此时患者体力下降突出，免疫调节能力低下，脏器功能衰竭明显，感染也愈频繁。随着病情的进展，最终可导致呼吸衰竭、心力衰竭和并发症的发生。

临床经验揭示，痰瘀伏肺，宗气虚衰为肺心病的关键病机，它贯穿肺心病的各个阶段。上盛下虚、本虚标实为肺心病的证候特征，补虚泻实为肺心病的全程治则。

二、辨证论治

肺心病的形成过程比较长，所以它的临床表现和体征也是逐渐出现。首先患者多半有慢性阻塞性肺疾病等原发病的症状，如长期咳嗽、咯痰、喘息、气短，动则加剧，并逐渐出现心慌、呼吸困难、体力下降、发绀等缺氧现象。随着病程的进展，最终可导致呼吸衰竭和心力衰竭。其表现为明显呼吸困难、心率增快、颈静脉怒张、肝大、双下肢水肿、静脉压明显升高等，同时可有肺性脑病、心律失常、上消化道出血等并发症。

基于上述肺心病的临床表现，从辨证与辨病相结合出发，以中医药理论为指导，尽量体现辨证论治的基本原则，结合个人见解，提出如下辨证施治的初步方案。

（一）心肺瘀阻证

多见于肺心功能代偿期。此期以慢阻肺的表现为主。证候：咳嗽，咯痰，胸部憋闷，动则心悸、气喘，倦怠乏力，发绀，面色暗滞，口唇暗，舌质暗红，舌苔腻白或黄白相兼，脉象虚弦滑。病机：宗气虚衰，痰瘀伏肺，心血瘀阻。治法：补宗气，涤痰浊，行血瘀。补元汤（经验方）、千缗汤、桂枝茯苓丸加减。药用：生黄芪 30g，党参 30g，漂白术 15g，当归 10g，升麻 10g，柴胡 10g，炙甘草 10g，山萸肉 15g，锁阳 15g，猪牙皂 6g，法半夏 15g，桂枝 10g，桃仁 10g，赤芍 15g，陈皮 10g，茯苓 15g。

方中以补元汤补宗气以益气行血，改善心肺功能；千缗汤涤痰浊除肺壅，以疏利气道，降低气道阻力，有助于喘满和缺氧症状的改善；桂枝茯苓丸温通血脉、活血行瘀，以减轻肺血管阻力，降低肺动脉高压，使"肺主治节"和"心主血脉"的功能得到有效保护。全方用药以"温补""温通"和"温化"为主，这是基于阳气虚衰和痰瘀为阴邪的病机而立方择药的。"血得温则行""气赖阳始运""痰为阴邪，非温不化"等中医药理论在方药组合中得到较好体现。补虚泻实治则贯穿全过程。至于随证加减用药方面，只能从实际出发具体运用，这里不作过多干预，避免影响主动思维的发挥。

（二）痰瘀热壅证

多见于急性加重期，临床表现以呼吸衰竭为主。证候：咳嗽加重，痰稠厚难出，痰色黄，或黄白相兼，喘促息粗，腹满便结，面色青紫，烦躁失眠，甚则昼睡夜醒，短暂性神志恍惚，躁动不安，严重时可出现嗜睡、抽搐、昏迷等症，舌质红暗或绛，舌苔黄厚腻，脉象虚弦滑数。病机：痰瘀热壅，气道郁闭，腑气不通。治法：泄热除壅，涤痰行瘀，通利腑气。礞石滚痰丸、千缗汤、涤痰汤加减。药用：夏枯草 15～30g，黄芩 10g，金荞麦根 20～30g，大黄 10g，礞石 20g，猪牙皂 6g，法半夏 10g，葶苈子 20～30g，胆南星 6～10g，竹沥 20mL（分冲），石菖蒲 10～15g，桃仁 10g，郁金 10～15g，全瓜蒌 20g，枳实 15g。

方中用夏枯草、黄芩、金荞麦根清肺泄热，控制感染；礞石、猪牙皂、法半夏、葶苈子、全瓜蒌涤痰除壅，减轻气道阻塞；胆南星、石菖蒲、竹沥豁痰开窍醒神，有助于精神症状的改善和稠黏痰的排出；桃仁、郁金活血行瘀，其与涤痰除壅药相伍，可有效地改善缺氧状态和心肺循环；大黄、枳实、瓜蒌通利腑气，泻下通便，有利于肺气肃降，减轻气道壅塞，改善通气功能。临床经验证明，慢性肺心病患者绝大多数会出现便秘，而便秘往往直接使病情加重，影响预后。因此，对便秘患者及时通利腑气，泻下通便，对控制感染，稳定病情，甚至对呼吸衰竭和肺性脑病的改善，均具有不可忽视的协同疗效。"肺与大肠相表里"理论和《伤寒论》承气汤的配方原则，对肺系病证和肺心病及其合并症的治疗，有着重要的指导作用。

气阴两虚兼证多在本证阶段出现。临床可配合生脉散或麦门冬汤以益气阴。肺性脑病多见于肺心病急性加重期痰瘀热壅阶段。痰迷神窍为其中心证候。此证是因各种慢性肺胸疾病伴发呼吸功能衰竭，导致低氧血症和高碳酸血症而出现的各种神经精神症状的一种临床综合征。临床特征为原有的呼吸衰竭症状加重并出现神志精神症状，属中医"痰迷心窍""错谵""神昏"范畴。肺性脑病病机仍属"本虚标实"，正气衰虚为本，痰、瘀、热为标，涉及多个脏腑之气血阴阳紊乱。根据"急则治其标"的原则，涤痰、行瘀、泄热、开闭为其基本治法。基本方药可参见痰瘀热壅证的治疗方药。还可配合安宫牛黄丸、至宝丹以醒脑开窍。中医药参与肺性脑病的抢救治疗，应把握和抓住肺性脑病的初始阶段，早介入、防内陷、重开闭是中医药取得疗效的关键环节。

（三）阳虚水泛证

多见于右心衰竭，以体循环淤血为主。证候：面浮，下肢肿，甚则一身悉肿，腹部胀满有水，尿少，心悸，喘咳不能平卧，咯痰清稀，怯寒肢冷，面唇青紫，舌胖质暗，舌苔白滑，脉沉虚数或结代。病机：阳气虚衰，气化不力，水溢肌肤，上凌心肺。治法：温阳化饮，利水消肿。真武汤、苓桂术甘汤、五苓散加减。药用：熟附子 10 ～ 15g（先煎），桂枝 10g，生黄芪 30g，茯苓 30g，白术 15g，泽泻 30g，生姜 10g，白芍 10g，红花 10g，赤芍 15g，益母草 30g，川椒 10g，葶苈子 30g（包），大腹皮 15g，陈皮 15g。

方中用附子、桂枝温肾通阳，以助气化；黄芪、茯苓、白术、猪苓、泽泻、生姜健脾利水；红花、赤芍、益母草行瘀利水；川椒、葶苈子、陈皮、大腹皮行气逐水。右心衰竭以体循环淤血为主，与人体阳气虚衰和气道壅塞密切相关，阳虚血瘀和气壅血滞同时存在，即所谓脏器瘀血与缺氧。亦虚亦实是其临床特征。阳不化气和血瘀水停是其病理基础。"补虚泻实"仍然是治疗右心衰竭必须遵循的基本治则。

临床经验提示，肺心病心衰出现水肿，单纯采取"利水消肿"法效果不佳，必须针对其阳虚失运，气化不力和肺气壅塞，治节失常，导致水液停蓄的病机进行辨证用药。其中附子、桂枝、黄芪、葶苈子为关键用药。熟附子温振心肾阳气，凡气阳衰弱，水湿潴留者，用本品有助阳化气、温阳利水、强心利尿之功。由于附子中含有乌头碱等多种生物碱，如果炮制不规范，易出现乌头碱中毒而引发心律失常。乌头碱等生物碱不耐热，经高温煎煮 30 分钟以上，可直接破坏其生物毒性，使用更加安全，其强心作用不受影响。桂枝善于温通心阳，对于心阳不振，心脉痹阻之阳虚心悸和气化失常之小便不利均有良效。桂枝辛甘化阳，但不能补阳，只有通阳之功，并无补阳之能。所谓通阳系指针对阳气因寒邪、痰浊、瘀血等困阻而不得畅通、舒展的病证采取的一种治法。桂枝辛能通、温能散，故可使寒邪解、痰浊消、瘀血散而阳气通矣。故桂枝常与助阳之附子、行瘀之桃仁、利水之泽泻相配，起到温阳、行瘀、利水之功。黄芪甘温，善于补益脾肺之气阳，故临床多用于阳虚气弱者。肺心病多为气阳虚衰，心力不继，气虚不运，易致水液停聚，而产生小便不利、肌肤浮肿。黄芪有补益宗气、利水消肿作用，临床可用于治疗各种原因所致的水肿。

　　肺心病心衰常在呼吸衰竭的基础上发生。气道壅塞，治节失常为呼吸衰竭、心力衰竭的重要病机。"因实致衰"和"因衰致实"为其共同的病理基础，故肺心病呼吸衰竭和心力衰竭的治疗要实施全程的"补虚泻实"治则。因此，洪广祥教授提出"肺心病重在治肺"的观点。肺心病心衰纠正后，应按慢性阻塞性肺疾病稳定期治疗思路，加强补益气阳、涤痰行瘀，标本结合，以图缓治，从而增强患者抵御病邪能力，减少反复感染，改善心肺功能，阻断病势发展。

三、典型病案

例一： 余某，女，71岁。1993年11月24日入院，住院号21244。

　　患者以反复咳嗽、咯痰20余年，再发并加重近10天入院。患者于20世纪70年代始出现咳嗽、咯痰，以后经常反复发作，并逐渐加重，冬甚夏缓，多次入西医医院住院治疗，诊断为慢支、肺气肿、肺心病。本次因本月16日受寒致病情发作，并逐渐加重。入院时症见：咳嗽，咯痰量多，每日约100mL，色白，时或夹灰痰，质稀，喘促，动则尤甚，胸闷，气憋，不能平卧，背部怯寒，四肢欠温，纳呆，腹胀，口黏，口干不欲饮，大便平，尿少，舌质淡暗，苔薄白腻，脉弦滑而数，重按无力。查体：体温36.2℃，心率120次/分，半卧位，口唇发绀，颈静脉怒张，胸廓桶状，两肺听诊湿啰音（+++），肝-颈静脉回流征（+），双下肢浮肿（++）。实验室检查：白细胞计数5.5×10^9/L，中性粒细胞79%，淋巴细胞21%；动脉血气分析：

$PaCO_2$76mmHg，$PaO_2$36mmHg。诊断：慢性支气管炎合并感染，阻塞性肺气肿，肺源性心脏病合并心衰Ⅱ度，呼吸衰竭Ⅱ型。中医辨证：气阳虚衰，痰瘀伏肺，兼有阳虚水停。治当温补气阳、涤痰行瘀，兼以利水消肿。处方：生黄芪20g，熟附片10g（先煎），茯苓30g，桂枝10g，白术10g，葶苈子15g（包），青陈皮各15g，大黄10g（后下），干姜10g，细辛3g，水蛭胶囊6粒。西药：尼可刹米0.375mg×5、氨茶碱0.25mg、酚妥拉明20mg、地塞米松10mg，静脉滴注，每日1次。经治6天，病情大减，痰量减至每日30mL，腹胀、浮肿消失，两肺湿啰音（＋）。实验室检查：白细胞计数$6.0×10^9$/L，中性粒细胞68%，淋巴细胞32%；动脉血气分析：$PaCO_2$46mmHg，$PaO_2$67mmHg。停用西药，继用上方3剂，诸症再减。后以温阳护卫汤善后，显效出院。

例二：涂某，女，73岁。1994年1月17日入院，住院号21540。

患者以反复咳嗽、咯痰24年，伴双下肢浮肿2年，再发20天入院。患者于1971年始出现咳嗽、咯痰，以后每年反复发作，冬甚夏缓，多次在我院住院治疗。诊断为慢性支气管炎、肺气肿、肺心病。病情逐年加重，于1992年出现下肢浮肿。本次缘于去年年底天气变化，受寒后病情又作，经西医治疗未效。现症：咳嗽，咯痰无力，痰多，约每日120mL，色白质稀，气喘，动则尤甚，胸闷，心悸，背部怯寒特甚，四肢欠温，不能平卧，口唇指甲青紫，伴纳少、口苦、口黏、双下肢浮肿，大便时结，小便量少，舌质暗偏红，舌有瘀斑，舌苔白腻而厚，脉弦滑，重按无力。查体：体温37.2℃，心率90次/分，半卧位，球结膜水肿明显，口唇发绀，颈静脉怒张，胸廓桶状，两肺湿啰音（+++），双下肢浮肿（+++）。实验室检查：白细胞计数$12.1×10^9$/L，中性粒细胞72%，淋巴细胞25%；动脉血气分析：$PaCO_2$66mmHg，$PaO_2$34mmHg。诊断：慢性支气管炎合并感染，阻塞性肺气肿，肺源性心脏病合并心衰Ⅲ度，呼吸衰竭Ⅱ型。中医辨证：气阳虚衰，水气不化，痰瘀伏肺，瘀重于痰。治当温阳益气、行瘀涤痰、利水消肿。处方：生黄芪 30g，熟附片 10g（先煎），桂枝 10g，茯苓 30g，白术 10g，葶苈子 15g（包），青陈皮各 15g，法半夏 15g，细辛 3g，干姜 10g，大黄 10g（后下），益母草 30g，川芎、红花各 10g，水蛭胶囊 9 粒。西药：氨苄西林 3g，静脉注射，1 日 2 次；尼可刹米 0.375mg×5、氨茶碱 0.25mg、酚妥拉明 20mg、地塞米松 10mg，静脉滴注，每日 1 次。经治 8 天，病情明显好转，咯痰约每日 40mL，双肺湿啰音（++），双下肢浮肿（+），口唇发绀好转。实验室检查：白细胞计数 $8.6×10^9$/L，中性粒细胞 69%，淋巴细胞 29%；动脉血气分析：$PaCO_2$58.6mmHg，$PaO_2$49mmHg，停用西药，继续中药治疗。服药共 15 剂后，生活自理，两肺湿啰音（+）。动脉血气分析：$PaCO_2$49mmHg，$PaO_2$60.9mmHg。显效出院。

按：上述两例病案均为慢性阻塞性肺疾病引发肺源性心脏病急性加重的患者。呼吸衰竭和右心衰竭的症状突出。从中医证候分析，其共同点为气阳虚衰，痰瘀伏肺，治节失常，阳虚失运，瘀滞水停，水凌心肺，本虚标实特点突出，在治则上应坚持"补虚泻实"，温补气阳、涤痰行瘀、化气利水为基本治法。治疗应始终把重点放在"温"与"通"的关键环节上。肺心病呼吸衰竭和右心衰竭的共同点，既因阳气虚衰，摄纳失常，又有痰瘀伏肺，管道壅塞的临床特点。又因痰、瘀、水均为阴邪，"非温不化"和"通阳利水"也就成为选方用药的指导原则。两则病案的基本方药均以芪附汤和苓桂术甘汤温阳益气和温阳化水；又用葶苈子、青皮、陈皮、法半夏等以涤痰除壅而宣通肺气；川芎、红花、水蛭、益母草活血行瘀，改善循环，以降低肺循环阻力和肺动脉高压，从而使心力衰竭状态能有效纠正。此外，还根据"病痰饮者，当以温药和之"的治则，加用干姜、细辛，与苓桂术甘汤相伍，以增强温阳化饮之力度。二案均用了大黄，一方面，大黄味苦气香，既能入血分，破一切瘀血，又兼入气分，有香窜调气、醒脾开胃之功。生大黄尤为通壅滞之良药，通腑逐瘀、泄壅行滞、行水除痰、推陈致新为其长处。现代研究表明，大黄能降低血液黏度，改善微循环障碍，这对肺心病有重要意义。另一方面，通过大黄降腑气，可使患者大便通畅，腹胀减轻，有助于膈运动幅度增大，改善肺部炎症，促进分泌物减少，使呼吸道通畅，痰易咯出，改善肺通气功能和心力衰竭的状态。

肺癌

西医学对肺癌按组织学分类，分为鳞状细胞癌、腺癌、小细胞未分化癌等。由于肿瘤部位的不同，临床常分为中心型肺癌和周围型肺癌。

肺癌的证候复杂，常因癌肿发生的部位、大小、种类、发展阶段及有无转移或并发症而有所不同。早期可无症状，或症状轻微。中心型肺癌出现症状较早，周围型肺癌则较晚。通常认为，肺癌常见症状有咳嗽、咯血、胸痛、发热、气急等，现将其证候特征分述如下。

（1）咳嗽：是最为常见的早期症状，常是阵发性呛咳，或呈高音调的阻塞性咳嗽，无痰或仅有少量白色黏液痰。如咯痰不利，或痰郁化热时，则咳嗽增剧，且见痰黄稠而黏，舌红苔黄脉数，久则肺阴与肺气俱伤。肺阴伤则可见干咳、咯血、低热、盗汗、舌质红等症；肺气伤则可见咳声低弱、短气、自汗、乏力、舌淡红等症。病至晚期则见咳声低怯、端坐喘息、声音嘶哑、唇绀、面浮肢肿等气血阴阳俱衰的见症。

（2）咯血：早期近气道者可首先咯血，时作时止，量可多可少，色或鲜红，或深暗，多兼泡沫，或痰中带血互不相混，伴腐肉而出；大络破损或癌巢破溃空洞形成可致出血不止，或阻塞气道窒息，或气随血脱，均可猝死。虚证咯血，痰血相混，久而不止。但多为先实而后虚，虚实夹杂。

（3）胸痛：患者多有程度不同的胸痛。肺癌早期胸痛不著，胸闷满胀，疼痛而不固定，多以气滞为主；晚期邪毒浸渍，瘀血不行则疼痛夜甚，固定不移如锥如刺，甚则破骨坏肉，痛不可按，不得转侧。

（4）气急：初期正气未大衰，息高声粗，胸憋气急，多见实证。晚期邪毒盘踞日甚，肺之气阴俱损，则气短喘息而声息低怯，胸闷而不甚急，因少气不足以息故动则尤甚，静而喜卧不耐劳作，气息低微，此为邪实而正虚。

（5）发热：为肺癌常见症状，一般多属阴虚内热，故见午后或夜间发热，或手足心热，伴有心烦、盗汗、口干、咽燥等症，发热亦可由痰瘀内阻、毒热内蕴引起，热势壮盛，久稽不退。

肺癌晚期，癌肿邪毒可导致消瘦和虚损证候。不同部位的远处转移常可引起相应症状的发生。

肺癌在恶性肿瘤的发病中占有相当比例。一般来说，单纯接受中医药治疗者，绝大多数为晚期患者，如何发挥中医药治疗的优势，控制病情发展，延长患者生存期，减轻临床症状，使晚期肺癌患者获得较好的治疗机会，是中医临床科研的重要课题。洪广祥教授从事肺癌临床科研多年，现将点滴体会介绍如下。

一、深刻认识肺癌的病机，是提高临床疗效的关键

肺癌属"肺积"证范畴，并与咳嗽、喘证、胸痛、肺痈、咯血、痨瘵等病证密切相关。肺癌的病位在肺，中医认为，肺为娇脏，易受外邪，肺气不足，则邪气乘虚而入。邪留于肺，肺气壅滞，气滞日久必致血瘀，瘀积日久则成块（癌块）。故古人有"血瘀而成窠"的理论。临床实践证明，肺癌患者均有不同程度的舌暗、瘀斑、舌下静脉延伸扩张，其周围呈粟状增生以及其他"血瘀"征象和症状。由此可见，"血瘀"为肺癌的基本病理。

肺主气、朝百脉。人体气血津液的正常运行，全赖气的推动。肺癌患者气血瘀滞，必然会直接影响肺津的正常输布，肺不布津则津液停聚，郁积不行，而转化为痰浊。痰浊阻肺，肺失肃降，不仅可引起咳嗽、咯痰、胸闷、气憋等肺部见症，同时痰浊壅肺，肺气受阻，又进一步加重血瘀，形成恶性循环。故有"痰夹瘀血遂成窠囊"的理论。痰瘀互结的病理变化，在肺癌的病理机转中占有重要地位。

"积之成者，正气不足，而后邪气踞之"。100 例晚期肺癌患者有关病因

的回顾性调查表明，正气不足，脏腑气血阴阳失调，是肺癌发生的重要内因。肺癌发生后，又极易耗气伤血，伤阴损阳，机体抗癌能力进一步下降，促使癌症扩散和发展。晚期肺癌患者均有显著的脾气虚表现。脾为后天之本、气血生化之源。临床实践证明，肺癌患者凡见面削形瘦，"大肉尽脱"的脾败证候，常预示着患者已进入生命垂危阶段。由此可见，正气存否决定着肺癌患者的生机。

随着晚期肺癌的病情发展和病理演变，部分患者可出现由气之阳虚而转变为气之阴阳两虚，临床呈现肺脾肾三脏之阴阳两虚证候。如患者除有肺脾气阳虚的证候外，还伴见干咳、低热、手足心热、盗汗、口干、大便干结、舌红苔少、脉象细数等肺脾肾阴虚的症状。这种转化多见于术后复发的肺癌患者，常预示病势极其严重，治疗效果也极差。

此外，"痰热"常为晚期肺癌病理演变的一个侧面，多因痰瘀化热所致。痰瘀化热的直接原因，是由于癌块阻塞支气管，致使痰液引流不畅，出现继发感染的缘故。患者表现发热、口苦口干、咯痰黄白相兼或咯脓血痰、大便干结，舌苔黄厚腻，脉象弦滑或兼数。一旦出现这种转化，临床治疗时，必须采取截断方法，以求得热象迅速控制，以阻断病情的急剧恶化。

迄今为止，肺癌的病因尚未完全明了，但根据患者的起病经过及临床表现，可推测本病的发生与正气虚损和邪毒入侵有密切关系。

（一）正气内虚

"正气存内，邪不可干""邪之所凑，其气必虚"。正气内虚，脏腑阴阳失调，是催患肺癌的主要原因，此所谓"积之成者，正气不足，而后邪气踞之"。年老体衰，慢性肺部疾患，肺气耗损而不足；或七情所伤，气逆气滞，升降失调；或劳累过度，肺气、肺阴亏损，外邪乘虚而入，客邪留滞不去，气机不畅，终致肺部血行积滞，结而成块。

（二）烟毒内阻

清·顾松园认为"烟为辛热之魁"，长期吸烟，热灼津液，阴液内耗，致肺阴不足，气随阴亏，加之烟毒之气内蕴，羁留肺窍，阻塞气道，而致痰浊瘀血凝结，形成瘤块。

（三）邪毒侵肺

肺为娇脏，易受邪毒侵袭，如工业废气、石棉、矿石粉尘、煤焦烟臭和放射性物质等，致使肺气肃降失司，肺气郁滞不宣，进而气滞血瘀，毒瘀互结，久而形成肿块。

（四）痰湿聚肺

脾为生痰之源，肺为贮痰之器。脾主运化，脾虚运化失调，水谷精微不能生化输布，致湿聚生痰，留于肺脏，饮食不节，水湿痰浊内聚，痰贮肺络，肺气宣降失常，痰凝气滞，进而导致气血瘀阻，毒聚邪留，郁结胸中，肿块逐渐形成。总之，肺癌是由于正气虚损，阴阳失调，邪毒乘虚入肺，邪滞于肺，导致肺脏功能失调，肺气被郁，宣降失司，气机不利，血行受阻，津液失于输布，津聚为痰，痰凝气滞，瘀阻络脉，于是邪气瘀毒胶结，日久形成肺部积块。因此，肺癌是因虚而得病，因虚而致实，是一种全身属虚、局部属实的疾病。肺癌的虚以阴虚、气阴两虚为多见，实则不外乎气滞、血瘀、痰凝、毒聚之病理变化。

二、晚期肺癌的治疗要坚持"以补助攻""留人治病"的原则

前已述及，晚期肺癌的病理，主要表现是血瘀→痰瘀→化热→耗气伤血，伤阴损阳。在治疗方法上，要根据病机特点，采取活血化瘀、消痰散结、清泄郁热、健脾益气、养阴护阳的治法。但是施治过程中，要按病情的复杂性和兼夹证进行有机结合，不可面面俱到、主次不分。尤其是晚期肺癌，不仅癌症表现已日趋严重而且正气不支已直接威胁患者的生机。因此"扶正补益"

就成为治疗的关键。通过合理"补益"，机体状态得到有效的改善，不仅有助于提高抗癌能力，延缓病势急剧恶化，同时还能提高机体对抗癌药物的耐受力和敏感性，并为抗癌药物的使用创造较为良好的机体状态。鉴于晚期肺癌患者阴阳气血俱虚，脏腑机能严重失调，其中又以脾胃受损，元气耗伤为中心环节，根据"脾为后天之本、气血生化之源"和"有胃气则生，无胃气则死"的理论，在使用"补益"法的过程中，应将"健脾气""保胃气"贯穿于"补"的全过程，一切有损于脾胃功能和克伐脾胃生机的药物均当慎用。在应用补益扶正药时，要掌握补而不壅、温而不燥、补运结合的原则，并注意醒脾药的有机配合，从而达到"以补助攻""留人治病"的目的。

三、晚期肺癌的基本证型及用药经验

洪广祥教授对晚期肺癌基本证型的确定，是通过对 100 例肺癌患者治疗前的临床表现进行全面记录和统计处理之后而提出的，因此，能在一定程度上反映肺癌中医辨证分型的客观规律，从而有利于指导临床辨证用药。

研究资料表明，晚期肺癌患者均有程度不同的咳嗽、咯痰、咯血、胸痛、呼吸困难及瘀血征象，但各证型之间又有其自身的特殊表现。

（一）瘀血阻肺证

主症为面色暗，舌质紫暗或有瘀斑，舌下静脉粗大怒张，伴粟粒状增生，胸痛有定处；次症为咳嗽、咯痰，或兼有血痰，胸闷气憋，食少，乏力，消瘦。此型以鳞癌、腺癌、未分化癌为多见。治疗以化瘀消癥、扶正健脾为主。经验用药：鬼箭羽、猫爪草、桃仁、酥鳖甲、苏木、瓜蒌皮、郁金、党参（或人参）、白术、薏苡仁、红枣等。

（二）痰浊瘀结证

主症为咳嗽，咯痰，痰质黏稠，痰白或黄白相兼，胸闷气憋，舌苔黄腻或黄厚腻，脉弦或弦滑；次症为舌体有瘀血征象，胸部闷痛，食少，乏力，

消瘦，多有慢性支气管炎病史。此证型以鳞癌为多见。治疗以祛痰化瘀、扶正健脾为主。经验用药：猫爪草、黄药子、葶苈子、浙贝母、天浆壳、海蛤壳、桃仁、土鳖虫、生黄芪、党参、白术、薏苡仁等。此证型易出现痰瘀化热现象，必要时可酌选鱼腥草、野荞麦根、十大功劳叶、七叶一枝花、天葵子之类清泄热痰药。

（三）肺脾气虚证

主症为面色萎黄，消瘦，食少，神倦乏力，气短，咳嗽无力；次症为咳嗽、咯痰，以及舌体瘀血征象。此证型以腺癌为多见。治疗以补益肺脾、祛痰行瘀为主。经验用药：生黄芪、党参、茯苓、白术、薏苡仁、法半夏、陈皮、猫爪草、天浆壳、牡荆子、鬼箭羽、川芎等。

（四）气阴两虚证

主症为干咳无痰或痰少，或痰夹血丝，低热，手足心热，盗汗，气短，口干，大便干结，舌红暗，苔少或无苔，脉象细数或细弦；次症为头昏耳鸣，消瘦，食少，神倦乏力，舌下静脉粗大怒张。此证型以腺癌、未分化癌为多见。治疗以益气养阴、祛痰消瘀为主。经验用药：孩儿参、生晒参、北沙参、天冬、麦冬、百合、玉竹、山药、黄精、丹皮、赤芍、桃仁、旱莲草等。低热明显，可选加地骨皮、十大功劳叶等。

上述证型中，如合并上腔静脉压迫综合征，酌加葶苈子 10～15g，猪苓 15～30g，生麻黄 10g；咯血为肺癌常见症状，可酌加生蒲黄 10～15g，蚊母草（又名仙桃草）30～60g，并暂时停用活血动血药；胸痛甚者，可选用延胡索末 3～6g（分冲），麝香 0.2g（分冲）。

从临床实践看，瘀血阻肺型为肺癌的基本证型，既可单独出现，又常与其他证型合并存在。就证型的分布来看，临床以瘀血阻肺及痰浊瘀结型最为多见，其次为肺脾气虚及气阴两虚。由于中、晚期肺癌患者的临床表现及病情演变复杂，气血阴阳严重失调，正虚邪实的矛盾突出，临床上有时常两型或三型症状同时并见，应遵循辨证施治的原则，灵活处理。

四、典型病案

例一：付某，女，62 岁。2005 年 5 月 31 日门诊。

患者 2002 年 8 月行右肺腺癌部分切除术，术后化疗 6 次。于 2004 年 12 月复查右肺腺癌复发，又于同年 2 月行右肺全切除，未做放、化疗，于 5 月份起单纯接受中医药治疗。初诊症见颜面虚浮，形体瘦弱，食欲一般，神疲乏力，气短不足以息，右胸部手术刀口处疼痛麻木，二便平，舌质偏红暗，舌苔白，脉象虚数。证属气虚夹瘀，术后元气更伤，经络气血运行不利。治宜益气行瘀、调畅气机。方用补中益气汤合桂枝茯苓丸加减。处方：生黄芪 30g，党参 30g，白术 15g，炙甘草 10g，升麻 10g，柴胡 10g，陈皮 10g，桂枝 10g，茯苓 15g，丹皮 10g，赤芍 20g，桃仁 10g，神曲 10g，炒山楂 30g，炒麦芽 30g。水煎服，每日 1 剂。患者服药后自我感觉良好，神倦减轻，饮食亦有改善。上述主方持续服用 10 月余，病情稳定。期间偶有感冒，或胆囊部位不舒，手术刀口隐隐作痛，一般在主方基础上稍作调整，保持处方大局稳定，以扶正抗癌，控制复发。

2006 年 1 月 14 日复查：胸部正侧位片示右全肺切除术后改变，左肺未见实变影，左肺正常。B 超：胆囊多发结石，肝、脾、腹、双肾、腹膜后、腹腔、双肾上腺未见异常。体重增加，肌肉丰满，面色华润，饮食及二便、睡眠均正常。患者对中医药疗效甚为满意。目前仍在连续服药治疗，可进一步观察远期疗效。

按：肺癌的病因多为虚、瘀、痰、毒四个方面，其中以虚为本，痰瘀毒邪为标。病位在肺，常累及脾肾。洪广祥教授认为，肺癌是因虚而得病，因虚而致实，全身属虚，局部为实。治疗应坚持"扶正祛邪"和"扶正抗癌""留人治病"的原则，切忌单纯"以毒攻毒"和大肆攻伐、损伤正气的治疗方法。

本案首次治疗已经西医行手术和化疗，但又复发而行二次手术，右肺全切除。手术和放、化疗虽然是西医治疗肿瘤首选的治疗手段，但没有解决好人与病的关系。"以人为本"和"治人与治病"相结合，是中医的一大特色和优势，要予以高度重视和科学应用。

从本案的治疗过程分析，在配方择药上充分发挥了中医药治疗肿瘤的特色，始终坚持"留人治病"和"扶正抗癌"的原则，因而获得了较好的临床疗效。前已述及，"虚"是肿瘤发病的基础，二次手术又大伤元气，放、化疗毒副作用既伤阳又损阴，从而加重了元气的损伤。《素问·评热病论》云："邪之所凑，其气必虚。"一方面，正气虚损是引发肿瘤转移和复发的重要原因，因此该患者全程服用补中益气汤以补益宗气、补脾强肺、补土生金，从而增强免疫调节功能，遏制肿瘤的复发和转移。另一方面，气虚可致瘀，瘀是肿瘤邪实的主要表现。瘀阻血络易形成瘀滞凝结，是癌块形成的病理基础。桂枝茯苓丸为《金匮要略·妇人妊娠病脉证并治》治"妇人宿有癥病"的名方，由桂枝、桃仁、茯苓、丹皮、芍药等药组成，有"化瘀消癥"之功效。日本非常重视本方剂的临床应用。洪广祥教授亦常用于内科范围的瘀血证，具有良好的活血化瘀、缓消癥块功效。洪广祥教授常与扶正调理方药配合，治疗恶性肿瘤化瘀消癥有较好效果，长期服用未见不良反应。但对有出血倾向者不宜使用。方中君药桂枝是配方择药之关键。桂枝辛散温通、助血运行、消癥散结，统率诸药，直达病所。药理研究提示，该方有良好的抗炎、免疫调节、抗血栓、改善血流、抗肿瘤等广泛的药理活性。由此说明，桂枝茯苓丸不仅可用于妇科，也可以广泛用于各科瘀血证。

例二：叶某，男，73 岁。2005 年 3 月 1 日初诊。

患者 2004 年健康体检，胸片发现右下肺有一块阴影，高度怀疑占位性病变。经上海某医院进一步检查确诊为右下肺腺鳞癌，并于 10 月底手术切除肿瘤，未做化疗和放疗。2001 年 1 月因心肌梗死行支架术。有 2 型糖尿病史。症见形体消瘦，气短难续，动则更甚，右胸紧束感明显，偶尔隐痛，胸闷不适，略有咳嗽，咯少量白痰，饮食、二便尚佳，面色及舌质暗红，舌苔薄白，脉虚细略弦。证属高年体衰，术后元气大伤，瘀滞脉络。治宜补益元气、散瘀通络，防止肿瘤转移。方用补元汤（经验方）合桂枝茯苓丸加减。处方：生黄芪 30g，党参 30g，漂白术 15g，茯苓 15g，炙甘草 10g，全当归 10g，升麻 10g，柴胡 10g，陈皮 15g，锁阳 15g，山萸肉 15g，桂枝 10g，桃仁 10g，丹皮 10g，赤芍 20g，薤白 10g，胡颓子根 20g，肉苁蓉 15g，胡芦巴 10g。30剂，水煎服，每日 1 剂。

二诊：服上方 30 剂，自觉气短乏力有改善，体力增强，病情稳定。患者认为中药改善体质，控制肿瘤转移大有希望，治疗信心倍增。仍守原方随证微调续服。

三诊：2005 年 9 月 5 日胸片复查报告，除手术致胸膜肥厚外，未见新病灶出现。继守原方调理。

四诊：2006 年 4 月初胸片复查未见新病变，再次提示病情稳定。活动后胸闷气短症状虽未能消除，但亦未见加重。饮食及睡眠、二便均好，生活能自理。患者继续坚持中医药扶正抗癌，以期获得更佳的远期疗效。

按：本案为高龄肺腺鳞癌术后患者，曾因心肌梗死而行支架术，同时患 2 型糖尿病多年。由于年迈体衰，全身状况较差，故未施行放、化疗治疗，而单纯接受中医药治疗。在治疗过程中始终坚持"留人治病""扶正抗癌"的治疗原则，力争获得"扶正以祛邪"的最佳效果。补元汤为洪广祥教授经验方，该方是在补中益气汤补益宗气的基础上，再加锁阳、山萸肉以补肾壮元，使宗气生成注入生机和活力。补元汤重在补益宗气，即补肺脾之气。根据宗气与元气的相互关系，元气由先天之气和后天之气而生成，故在补益宗气的同时，注意补益肾气，有助于元气的化生和滋养。临床实践证明，补元汤对正气虚弱、免疫防御机能下降等相关的慢性疾病有较好的疗效。洪广祥教授在治疗肺肿瘤、慢性阻塞性肺疾病、支气管哮喘等病症时，常以补元汤为基础方之一。锁阳又名"不老药"，味甘性温，能补阴扶阳，男女通用，因其疗效神奇，故为历代医家所珍重。锁阳既能补肾阳，又能益精血，刚柔相济，双向调节，助阳而不燥，补阴而不腻，是补肾壮元的良药。临床煎剂常用量为15～30g。山茱萸酸涩微温质润，既能补阳气，又能补阴血，长于纳气固脱，涵阴敛阳。其性能特点与锁阳相近，均为刚柔相济，双向调节药。洪广祥教授体会，锁阳、山茱萸与补中益气汤相配合，还有助于肺功能的改善、生活质量的提高、机体全身状态的调整，对遏制肿瘤的转移，有不可忽视的重要作用。

支气管扩张症

支气管扩张症为呼吸系统常见的慢性感染性疾病之一，其主要表现为慢性咳嗽、咯大量脓痰及反复咯血。属于呼吸系统疾病中难治症之一。本病属中医"咳嗽""咯血""肺痈"等范畴。

一、病因病机

支气管扩张症的主要病机是痰瘀阻肺，郁久化热，热壅血瘀，蓄结痈脓。"痰""瘀""热"是本病的病机重心。外感风热、燥气、火邪，以及内因七情所郁，常为本病的诱发因素。痰瘀为本，热郁为标，病程迁延，郁热伤阴，可出现肺热阴虚，子盗母气，由肺及脾，脾虚气弱，抗邪能力下降，常为本病反复感染的主要内因。久病肺虚，金不制木，或素体肝旺，化火上炎，极易出现肝火肺热证，是支气管扩张症大咯血的重要病理之一。

本病的治疗原则，急性发作阶段，以清热、排痰、止血为主，缓解阶段，以益气阴、健脾气、行瘀滞为主。

二、辨证论治

（一）痰热瘀阻证

此证为支气管扩张急性发作阶段的基本证型。主要证候为咳嗽，痰黄黏稠量多，咯吐不爽，胸闷气憋，或痰中带血，血色鲜红、紫暗相兼，或发热，舌质红暗，苔黄腻，脉弦滑数。治疗重在泄热祛痰行瘀。经验用药：金荞麦根30g，天葵子15g，十大功劳叶15g，七叶一枝花15g，蒲公英30g，生麻黄10g，生石膏30g，冬瓜仁30g，海蛤壳20g，浙贝母15g，桃仁10g，大黄10g。大黄为方中重要药物之一，既可通腑泄热、清降肺火，又可凉血止血、化瘀导滞，使血止而不留瘀，且有利于局部血管的修复。若便溏者可改用熟大黄；如痰及呼吸有臭味，痰培养有铜绿假单胞菌或厌氧菌时，可加用夏枯草20～30g，白头翁15～30g；白细胞明显升高，可加用败酱草15～30g。本方意在直挫病势，药性偏于寒凉，对脾胃虚弱的患者，必要时可酌减剂量，或稍佐健脾和胃之品，如鸡内金、炒麦芽、法半夏、陈皮等。

（二）肝火肺热证

此证常为急性发作阶段的重要证型之一，多与痰热证或肺热阴虚证同时出现。症见呛咳阵作，咳时面赤，咽干，情绪急躁易怒，形体消瘦，痰黄稠黏，或痰中带血，血色鲜红，舌质红暗，以舌边红为著，苔黄或腻，脉弦数。治疗重在清肝泻肺。经验用药：青黛10g，海蛤壳20～30g，桑白皮15g，生栀子10g，黄芩10g，瓜蒌皮15g，白头翁15～30g，秦皮15g，大黄10g。方中白头翁、秦皮既可清肝泄热，又可凉血消瘀，具有良好的清热止血作用。支气管扩张的肝火肺热证，与肝火犯肺的内伤咳嗽证是不完全相同的，前者的肝火肺热，是以肺热（痰热）为本、肝火为标，如果此时单纯泻肝而不注意清肺，肺热证就难以控制，痰热证候就不易消除。而后者肝火犯肺的内伤咳嗽证，是以肝火为本、肺热为标，治疗应重在清肝，以顿挫气火的逆乱，使肺得清肃，则咳嗽解除。

（三）热伤血络证

反复咯血为本证的主要临床特点，咯血量不等，可自痰带血丝、血痰、小咯血到大咯血，血色多为鲜红，或兼带暗红。常伴随痰热瘀阻或肝火肺热的本证，治疗重在清热泻火、凉血化瘀止血——所谓"治火即是治血"。经验用药：黄芩10g，青黛10g，海蛤壳20g，桑白皮15g，大黄10g，生地30g，生栀子10g，藕节30g，茜草15g，生蒲黄15g，参三七6g。如出血量大，可酌情选用收敛止血药。由于支气管扩张症以"痰""瘀""热"为主要病理基础，热易伤血络，瘀使血不归经，痰出不畅，或频繁咳嗽，常为诱发或加剧咯血的重要原因。因此，在用药上，要注意把"清热""散瘀""利痰"贯穿治疗咯血的全过程。

支气管扩张症患者有时咯血量较大，严重者可引起窒息，此时应及时采取中西医结合的抢救措施。中药可试用羊蹄根50g，接骨仙桃草30g，紫珠草30g，三七粉10g，大黄粉10g，水煎取药液保留灌肠，每次200mL左右，每日1～2次。可克服口服汤药难的问题，且可以提高止血效果。

（四）肺热阴虚证

多见于支气管扩张症急性发作阶段经过治标后，标证基本控制，但余邪未清，气阴两损。此时的证候特点是感染控制，咯血停止，仅有少许咳嗽，少量黄痰，一般为10口以内，气短神疲，口舌干燥，或有低热，舌质偏红暗，苔薄少，或兼有微黄腻苔，脉细滑或近数。治宜益气养阴、清泄肺热。经验用药：孩儿参30g，北沙参15～30g，麦冬10g，百合15～30g，玉竹10g，山药15g，浙贝母10g，十大功劳叶15～30g，桑白皮15g，地骨皮30g，桃仁10g。

临床经验提示，本症患者有时出现低热，应根据临床表现具体分析。洪广祥教授体会，大多数低热与感染未完全控制有关，若处理不当，有可能再度出现急性复发。此时宜选用金荞麦根、七叶一枝花、天葵子、鱼腥草之类以清肃肺热余邪；若低热确属阴虚所致，可酌情选用清虚热药，如银柴胡、白薇、酥鳖甲等。

三、控制和减少复发的研究

支气管扩张症是一种常见而又较为难治的病症，洪广祥教授认为，在治疗上除通过辨证施治提高疗效外，认真分析总结其反复发作和影响疗效的诸因素，研究和探索解决的对策，对提高临床疗效和控制复发有积极的意义。

（一）提高机体和局部防御功能

不少支气管扩张症患者，由于病情迁延，反复发作，机体和局部防御功能明显减弱，支气管系统反复感染，呈现一派正虚邪恋、虚实夹杂的复杂局面。此时抗感染药物，也难以充分发挥作用。因此在治疗上要正确运用"扶正以祛邪"和"祛邪以安正"的治则，来调节虚实之间的矛盾，扭转疗效徘徊不前的被动局面。根据"脾旺不受邪"和补脾以生肺的理论，在辨证论治的原则指导下，应重视"补益脾气"药物的应用，如参苓白术散、四君子汤、玉屏风散和补中益气汤之类常为首选的补脾方剂。通过补脾，患者的正虚现象随之改善，抗邪能力明显提高，继发感染不同程度得到遏制，因而促进了总体疗效的提高。

（二）调整患者体质，重视缓解期的治疗

就大多数患者的体质来看，气火偏盛，阴虚肺燥者居多，而支气管扩张症的发作，以春季和秋季为多，这与肝气旺于春和秋天多风燥的气候特点有密切关系。支气管扩张症患者要注意在春季配合服用泻肝的清肺方药，而在秋季应服用凉燥肃肺方药，这对改善和调整患者体质以适应自然界气候的调节能力，控制和减少急性发作有良好的作用。

部分患者常因情绪抑郁，气郁化火，或性情急躁，暴怒伤肝，以致肝火横逆犯肺，而激发支气管扩张症的急性发作。此类患者的证候表现，常以咯血为主，以气火亢盛和邪火迫肺的见证突出，对这部分患者，应在缓解期着重调肝、泻肝，以达到治肝理肺之目的。

久病多虚，亦为支气管扩张症患者的体质特点，其呼吸系统的抗感染及免疫防御功能低下，这是造成反复感染的重要原因。所以在缓解期应重视扶正固本，通过补益肺、脾、肾，提高机体免疫功能，增强抗御外邪的能力，以减少反复发作的机会。

支气管扩张解剖学属于管壁的肌肉和弹性破坏引起的异常扩张，属于不

可逆改变，常伴有毛细血管扩张，或支气管动脉和肺动脉终末支的扩张与吻合，亦形成血管瘤，因此可出现反复咯血。治疗上许多医家避用活血化瘀药，而患者反复咯血有虚实两方面，一方面患者久病已肺脾两虚，气虚不能摄血或无力推动血行，瘀血留滞致血络恢复受阻，而血不归经；另一方面，咯血者多用敛血药，这样易造成瘀血内留。瘀血不去，新血不生则反复咯血。另外，支气管扩张多为痰阻气道阻塞，气道不利则气滞血瘀，故治疗上可在益气健脾的基础上加用化瘀止血药。尤其是缓解期，未出血或少量出血时，抓住时机，加用活血药，如桃仁、大黄、三七、水蛭、地龙，目的是化瘀生新，改善局部循环，从而减少出血机会。在临床上大部分支气管扩张患者使用后症状得到改善，且未出现咯血加重或出血情况。

　　许多支气管扩张患者同时伴有鼻部疾患，且多先有鼻窦炎，后再发支气管扩张症。鼻窦炎为基础病变，此类患者常年流黄涕，嗅觉减退，久治不愈，日久则见咳嗽咯痰，初见白痰后见黄痰，常年不愈，后诊断为支气管扩张、慢性鼻窦炎。也有患者鼻窦炎合并支气管扩张。支气管扩张部位局限，经肺部手术可治疗支气管扩张，但鼻窦炎则未治疗，时间久仍可出现新的支气管扩张病变。中医谓"肺开窍于鼻"，鼻塞、流黄涕、鼻窍不通，影响肺气宣通，单纯治肺，根源未除，难以见效。洪广祥教授提出肺鼻同治，甚至将治鼻摆在首位，这样才能澄其源、截其根。治鼻多用洪广祥教授经验方药，如麻黄、白芷、辛夷花、皂角刺、苍耳子、川芎等，治肺通过四诊合参，辨证施治可采取宣肺、泻肺、清肺、温肺、补肺之法，宣肺用麻黄、杏仁、桔梗等；泻肺用桑白皮、地骨皮、葶苈子等；清肺用黄芩、石膏、浙贝母等；温肺用附子、皂荚、肉桂等；补肺用黄芪、党参、白术等。

（三）创新治疗思路

　　本症患者长期痰量特多，且排痰不畅，同时痰易化热，故咯吐黄痰为常见症状之一。西医以抗感染为基本治法，虽抗生素的使用逐步升级，最终亦难控制感染局面。洪广祥教授近年来通过反复实践和不断总结，获得一些新的思路和经验，经验证于临床，疗效确有提高。

1. 补益宗气以杜绝"生痰之源"

痰多为支气管扩张症的主要表现，由于病理原因，本病患者既表现痰多，又排痰不畅，因而反复合并感染是其主要矛盾。既往多为"见痰治痰"，因此效果不佳，且呈现被动局面。如何治痰？通过多年的实践和思考，发现本病患者右关脉象多为弦滑，右寸细滑。从脉学角度分析，右关为脾胃所主，右寸为手太阴肺之候。弦与滑主痰或痰饮，细为虚脉。由此可以看出"脾为生痰之源""肺为贮痰之器"理论的正确性。弦滑脉为实证脉象。久病必虚，肺脾两虚，常为肺系病证的主要病机。为什么支气管扩张患者右关（脾胃）出现实证脉候？细思其源，显然与脾主运化功能失常密切相关。由于久病脾虚不能运化水湿，聚湿成饮，饮凝成痰，通过经脉的络属关系，脾虚不能布津于肺，而是将痰饮上渍于肺，致使本症患者经常处于痰多状态。因此，洪广祥教授提出"治痰先治脾"，以杜绝生痰之源。根据宗气与肺，以及肺脾与宗气生成的关系，在临床上以补中益气汤治疗支气管扩张症，期望通过补益宗气，以杜绝生痰之源。经过近年的实践和验证，患者不仅痰量明显减少，而且全身虚弱状态也得到明显改善。

补中益气汤在一般情况下可全程使用，但必须与整体辨证施治方案紧密衔接，不能单独使用，常与清化痰热或益气养阴方药联合应用。当热象突出，或肝火犯肺证显现时，临床先治其标实，待标实得到顿挫，病情稳定后可考虑应用补中益气汤。其具体用量如下：生黄芪 30g，党参或太子参 30g，白术 10g，炙甘草 10g，全当归 10g，升麻 10g，北柴胡 10g，广陈皮 10g。

若显现气阴阳两虚时，可选麦门冬汤与补中益气汤联合应用。具体用法用量如下：麦门冬 30～50g，西党参/太子参 30g，法半夏 10g，粳米 15g，红枣 6 枚，炙甘草 10g。

麦门冬汤方中的人参也可改为北沙参 30g，以养肺阴；粳米也可改为淮小麦 30g，合大枣、甘草，又成为甘麦大枣汤，这对支气管扩张有肝气偏急者尤为适宜，符合《素问·脏气法时论》"肝苦急，急食甘以缓之"的柔肝缓急理论。同时，也是对肺阴的有效保护，以防肝逆犯肺。

如气阳偏虚者，呈现气短难续，自汗易感，背冷怯寒，咳嗽痰多，日咯痰数十口，舌质暗淡，舌苔白黄腻中间偏厚，脉虚弦滑。治宜益气温阳以杜绝生痰之源。方用补中益气汤加附子，甚则合苓桂术甘汤以温阳化饮。同时，还应重视与清热化痰、排痰浊、散血瘀药合用，以补虚泻实，标本同治。如兼痰热明显，合麻杏石甘汤，加用金荞麦根、鱼腥草、败酱草、皂角刺、夏枯草、桔梗、黄芩、海蛤壳、浙贝母等药豁痰排痰；兼有瘀血加用三七、大黄、桃仁行瘀。这样可达到攻补兼施、攻邪不伤正的目的。

典型病案

例一：刘某，男，58 岁。2002 年 3 月 13 日初诊。

患者幼时患咳嗽，常遇寒而反复发作。成年后吸烟成瘾，每日吸 20～30 支。咳嗽日益加重，痰量明显增多，发作时痰量日达 100～200mL，痰色黄白相兼，质稠黏，有时出现痰血。经 X 线摄片及 CT 检查，均诊断为右肺支气管扩张，伴支气管炎。长年西医对症治疗，并多次住院诊治，效果不理想。经友人介绍求余诊治。症见咳嗽痰多，痰黄白相兼，黄脓痰占三分之二，痰量达 100mL 以上，有时多达 200mL，胸满憋气，动则气憋加重，咳甚则痰中带血，或咯鲜血，伴口干渴，但饮不多，大便偏燥结，胃纳甚差，形体消瘦。平素易感冒，易自汗，舌质暗红而嫩，舌苔中部黄白厚腻，脉象右寸细弦滑，右关弦滑甚。证属本虚标实，以肺脾气虚为本虚，痰热遏肺为标实，且现瘀滞肺络之象。治拟先治其痰热标实，后治其肺脾本虚。方用生麻黄 10g，南杏仁 10g，生石膏 30g（打碎，先煎），生甘草 10g，桑白皮 15g，地骨皮 30g，金荞麦根 30g，败酱草 15g，黄芩 10g，白及 30g，合欢皮 30g，桔梗 30g，三七末 6g（分冲），大黄 10g（后下）。7 剂，水煎服，每日 1 剂。

二诊：患者服药 7 剂，黄痰减少三分之一，口干渴改善，大便通畅，厚腻苔略有减少，脉象如前。效不更方，再进 7 剂。

三诊：黄痰续减，但痰量如前，饮食未增，气短神疲，大便稀软，苔黄续减，厚腻苔仍存，右关弦滑，右寸细弦滑无明显改观。服药后痰热标实顿挫，虚象更加显露，拟补益宗气以"杜绝生痰之源"，促使痰量减少；散瘀生肌，以助扩张病灶之改善，减少咯血症状反复。处方：生黄芪 30g，党参 30g，白术 15g，炙甘草 10g，丹参 15g，柴胡 10g，升麻 10g，陈皮 10g，白及 30g，合欢皮 30g，三七末 6g（分冲），制大黄 10g，桔梗 30g，败酱草 15g，金荞麦根 15g。7 剂，水煎服，每日 1 剂。

四诊：服药后气短神疲略见改善，饮食增加，痰量略有减少，但不甚显著，未现咯血症状和助热反应。嘱原方再进 7 剂。

五诊：痰量已减少过半，黄痰消除，饮食续增，大便软成形，每日一次，体力明显改善，厚苔已少三分之二，右寸右关弦滑脉象见减。上方再加熟附子 10g（先煎），桂枝 10g，茯苓 30g，续服 7 剂。

六诊：服药后无不适反应，痰量减至日 30 ～ 50mL，以白稀黏痰为主，少有黄黏痰，全身诸症已见明显改善，且病情稳定，抗风寒能力增强，患者甚为满意，并说"中医真神奇"。

由于患者对中医药疗效高度认可，治疗信心显著增强，持续接受中医药治疗已长达两三年，期间偶现病情反复，但症状轻微，无须住院和接受频繁的西药抗感染治疗，且基本未现咯血症状。

按：本案从初诊证情分析，既有肺脾气虚，又有痰热夹瘀，虚实见证突出。在治疗上先从标实论治，用麻杏甘石汤合泻白散，并加用黄芩、金荞麦根、败酱草清化痰热，重用桔梗以宣肺排痰，使郁闭的痰液迅速排出，有助于感染的控制，胸部憋闷症状解除。方中又选用白及、合欢皮、三七、大黄以散瘀生肌、祛腐生新，有助于支气管扩张病灶的改善。同时，又可达到祛瘀止血，防止反复出血的效果。患者服药 14 剂，痰热标实证得到有效顿挫，但痰量未见减少，且虚象愈加显露，故三诊运用了扶正祛邪治则，实施补虚泻实治法。选用补中益气汤补益宗气，以"杜绝生痰之源"，同时又重视清痰热、排痰浊、散血瘀以治标实，为治本虚提供有效的支持，避免出现补虚碍邪的副作用。用药两周后患者痰量显著减少，全身症状亦见改善，说明可以通过补益宗气以杜绝生痰之源。

对于支气管扩张症，"痰"是诸症中的主要矛盾，痰可致瘀，又易化热，是引发反复感染的重要原因。除应用补益宗气以杜绝生痰之源外，还应看到痰为阴邪非温不化，张仲景有"病痰饮者当以温药和之"的治则，因此，在五诊处方中又大胆使用芪附汤和苓桂术甘汤，从而加大了温阳化饮的力度，患者服药后并未出现化热化燥之反应，而是痰量显著减少，全身症状明显改善，病情稳定。由此可见，坚持以中医药理论为指导，力求在继承的基础上创新，是提高中医临床疗效的关键。

例二：王某，女，56 岁。1995 年 9 月 13 日初诊。

患者患鼻炎 20 余年，常流黄浊鼻涕，有时鼻涕带腥味，嗅觉渐趋减退。久治效果不佳，且咳嗽咯痰症状日见明显，先以咯吐白黏痰为主，嗣后黄脓痰逐渐增多，有时痰带血丝，间歇低热。后经某医院诊断为支气管扩张症、慢性鼻窦炎，并经多方治疗效果不佳。初诊症见咳嗽甚，以午后及后半夜更甚，咯痰不畅，以黄黏痰为主，日咯痰数十口，胸部憋闷，口苦口干口黏，鼻塞声重，晨起鼻涕稠黄，嗅觉差，易感冒，时有低热，神疲乏力，自汗盗汗，恶冷恶热，胃纳甚差，形体消瘦，烦躁失眠，大便干结，有时先硬后溏，舌质红暗而嫩，舌苔前三分之一少，中后部白黄厚腻，脉右寸细滑，右关弦滑偏数。证属痰热壅肺，鼻窍不宣，热伤肺阴，宗气不足，虚实夹杂。治宜清泄肺热、涤痰宣窍以治标实，佐补气阴。处方：生麻黄10g，南杏仁10g，生石膏30g（打碎，先煎），生甘草10g，金荞麦根30g，败酱草15g，桔梗30g，猪牙皂6g，法半夏10g，辛夷花10g，苍耳子10g，白芷15g，川芎10g，麦门冬30g，太子参30g，生黄芪30g，制大黄10g。7剂，水煎服，每日1剂。

二诊：服药后咯痰较前易出，痰量增多，日夜约30口，嗅觉改善，大便易解，原方续服7剂。

三诊：黄稠痰明显减少，白黏痰增多，总痰量未见减少。鼻塞声重减轻3/5，胸部憋闷解除，饮食略增，体温正常，其他诸症亦见好转，舌脉基本同前。原方加鬼箭羽15g，皂角刺15g，续服7剂。

四诊：患者诉服上方后鼻塞基本消除，黄稠痰已少见，痰量仅减1/6，但易咯出，要求服药减少痰量。舌质红暗而嫩，舌苔前三分之一薄少，中间披白黄腻苔，已不厚，脉右寸仍细滑，右关弦滑力度变化不大，口干不欲饮。

服上方3周，痰热标实征象已明显顿挫，全身症状亦大有改善，唯总痰量未能减少，痰瘀夙根仍存，拟补益宗气，以杜绝生痰之源，益气阴以促阴阳平衡，再配合消痰散瘀泄热以除标实。处方：生黄芪30g，党参30g，生白术15g，炙甘草10g，全当归10g，柴胡10g，升麻10g，陈皮10g，麦门冬30g，淮小麦30g，猪牙皂6g，桔梗30g，生麻黄10g，苍耳子10g，皂角刺15g，鬼箭羽15g，金荞麦根30g，30剂，每日1剂。

五诊：服药30剂，病情稳定，日咯痰10余口，以白黏痰为主，痰总量及黄痰已显著减少，鼻道通畅，无明显分泌物，体质大为改善，已少有感冒，胃纳显增，舌质暗红而嫩，略披薄白微黄腻苔，右关细弦滑。

患者服上方加减已近两年，病情一直稳定，偶有轻微感冒亦未引发病情反复。慢性鼻窦炎症状基本消除。CT及胸片复查支气管扩张病变有一定改善，符合中医药疗效的客观性。

　　按：从本案病史分析，患者先有鼻窦炎，后再发支气管扩张症，鼻窦炎为其基础病变，这与慢性呼吸系统病症同时并发慢性鼻腔疾患的相关性是一致的。其相关性约为60%。故洪广祥教授曾提出"肺鼻同治"的观点，即治肺的同时要相应治鼻，甚至将治鼻摆在第一位，以澄其源、截其根。在治疗本例患者过程中将"肺鼻同治"贯穿全程，因而取得了双赢效果，这一经验值得临床重视。本案除重用补中益气汤及麦门冬汤之外，方中还应用了洪广祥教授治鼻的经验用药，如麻黄、白芷、辛夷花、苍耳子、皂角刺、鬼箭羽、桔梗、金荞麦根、生黄芪等，共奏宣通排脓之功，对鼻渊浊涕、鼻窍不通有显著疗效。同时，该方对支气管扩张症排痰不畅、痰液黏稠难出也有较好疗效。如有咯血症状者，可在咯血停止之后，及时配合应用，患者排痰通畅，继发感染机会减少，对控制反复咯血有积极意义。

2. 消痈祛腐以祛壅邪之实

　　西医认为，支气管扩张症是肺内支气管管腔持久不可复性扩张，伴管壁纤维性增厚的慢性化脓性疾病。由于支气管黏液腺分泌大量黏液，加重管腔阻塞，引流不畅而加重感染，极易"化腐成脓"，从而引发支气管扩张的黏膜表面出现慢性溃疡。这就是出现长期咳嗽、咯大量脓痰、反复咯血症状的病理基础。如呼吸道感染急性发作时，黄绿色脓痰明显增加，一日数百毫升，若有厌氧菌混合感染，则有臭味。由此可见，支气管扩张症又属于"肺痈"范畴。在本症急性发作时，中医或中西医结合治疗可获得较好疗效。但在慢性迁延期西医无计可施，常规的中医治疗思路亦难起效。

　　洪广祥教授在温习古医籍时，对《金匮要略》中的薏苡附子败酱散、大黄牡丹皮汤、排脓汤，以及《外科全生集》中的阳和汤产生了极大兴趣，心想可否作为治疗支气管扩症的新思路和新方药呢？经过多年的临床应用，证明它对改善症状、控制病情、减少反复有较好疗效。

从薏苡附子败酱散和大黄牡丹皮汤二方分析，在临床运用时各有侧重，前者治里虚而热不盛，体虚脉弱的慢性肠痈，已成脓未溃者最宜；后者治里热实证的急性肠痈，以未成脓者效果最好。

排脓汤，即桔梗汤加生姜、大枣，其中桔梗一药为方中之舟楫，可引药流连于肺，亦可助其清肺排脓，为排脓之要药。桔梗药食两用，用于排脓用量宜重，常用量为30g。

以上三方均为张仲景治疗肠痈的基本方剂，有荡热解毒、消痈排脓、逐瘀攻下、振奋阳气之功。

支气管扩张症的基本病理为痰、热、瘀、虚。虚实夹杂，病程缠长，反复发作是其基本特点。因此在治疗过程中，必须把补虚泻实治则贯穿始终。在本症的稳定期，洪广祥教授常将补中益气汤、薏苡附子败酱散、加减大黄牡丹皮汤、排脓汤进行加减组合成一个基本方，然后再在辨证施治原则指导下，酌情运用。这个基本方称为消痈祛腐生肌汤：生黄芪30g，党参30g，白术15g，炙甘草10g，全当归10g，升麻10g，柴胡10g，陈皮10g，薏苡仁30g，熟附子10g，败酱草15g，大黄10g，丹皮10g，桃仁10g，桔梗30g，白及30g，合欢皮30g。每日1剂，水煎两次分服。全方共奏补益肺脾、消痈排脓（痰）、祛腐生肌之功。适合于病情稳定，里热不甚，无出血倾向之支气管扩张症患者。如气阴两虚证明显者，可考虑去附子，改麦门冬30g。方中白及为祛腐散瘀生肌要药，与合欢皮相配其消痈生肌之力更强。白及与大黄相配，既能防止出血，又能散瘀收敛以止血，可达到双向调节之目的。临床应用未见有动血和引发出血副作用。

典型病案

李某，男，52岁，干部。2001年6月初诊。

患者患左下肺支气管扩张症20余年，长期咳嗽，咯吐黄脓痰，痰量有时多达数百毫升，痰出不畅时痰呈黄绿色，可闻及腥臭味，反复咯血，血色鲜红与暗红并见，血量多时每日可达数十口。形体日见消瘦，体重减轻明显，胃纳差，神倦乏力，气短胸闷喘憋，不耐寒热，平素背冷怯寒，极易感冒，易引发急性感染，长年不断使用抗生素及止血药，多次住院治疗亦难稳定病情。症见舌质红暗，舌体胖嫩，边有齿印，苔黄白厚腻，脉象虚弦滑数，右关弦滑甚，口唇红暗，舌下静脉延伸怒张。辨证为气阳两虚，痰瘀热痹阻肺络，肺失宣肃，郁久化腐成痈脓。本虚标实，虚实夹杂，先治其标实，以清肺涤痰、散瘀宣络为首诊治法。处方：生麻黄 10g，南杏仁 10g，生石膏 30g（打碎，先煎），炙甘草 10g，败酱草 15g，金荞麦根 30g，黄芩 10g，皂角刺 15g，猪牙皂 6g，法半夏 10g，桔梗 30g，桃仁 10g，熟大黄 10g，生黄芪 30g。嘱连服 2 周，水煎服，每日 1 剂。

二诊：服药 14 剂后痰量增多，约 200mL，黄痰已减少过半，白稠黏痰占三分之二，胸闷喘憋明显改善，厚腻苔亦减三分之一。标实证候顿挫，病情更趋稳定。适合服用消痈祛腐生肌汤以补虚泻实，标本同治。嘱连服 14 剂，水煎服，每日 1 剂。

三诊：服药 14 剂后，痰量减少三分之一，黄黏痰仅有五分之一，未见出血征象，体力亦见改善，饮食增加，嘱续服消痈祛腐生肌汤 30 剂，因系外地患者，嘱其如遇急性发作可就地西医对症治疗，并停服上方。

四诊：患者就诊时告知，服药期间未出现反复或急性加重，痰量已减至每日 50mL 左右，黄痰仅 2 ～ 3 口，且易排出，全身症状明显改善，脉数已除，弦滑亦见缓和，舌苔薄腻黄白相兼，效不更方，嘱其在当地续服消痈祛腐生肌汤，有情况及时联系。

五诊：服上方半年余，期间感冒二次，有反复现象，但程度轻微，对症治疗后病情控制快，无须住院治疗，且可照常上班。由此看出，消痈祛腐生肌汤有很好的远期疗效。

按：西医认为，支气管扩张症为病理破坏性，是不可复性扩张，但从中医药的积极参与来看，其疗效十分显著，对控制病情发展、阻断扩张病灶进一步加重、改善临床症状、减少合并症的发生、提高患者的生活质量有非常重要的现实意义。

3. 温阳宣通以治阳虚之本

支气管扩张症常以咯黄脓痰及咯血为标志性症状，因而"火""热""燥"为辨证施治或选方遣药中心点。洪广祥教授认为，本证"火""热""燥"的病理和证候是客观存在的临床事实，但绝不是其主流和本质，是它的一种标证和兼证。

理由之一，支气管扩张症的形成，大多是继发于呼吸道感染和支气管阻塞，尤其是儿童和青年时期麻疹、百日咳后的支气管肺炎，以及慢性鼻腔的化脓性炎症等，再就是支气管先天性发育缺损和遗传因素。由此可见，支气管扩张症的发生与年幼患病、体质虚弱、先天发育不良等密切相关，虚为其主要发病基础。发病后又迁延不愈，久治无效，正气损伤，机体抗邪能力急剧下降，是诱发反复感染的重要基础。

理由之二，痰多既是本病的主症，又是诸多矛盾中的主要矛盾。西医以积极抗感染的方法，力图减少和控制痰量，但始终难以如愿。中医亦常以"祛痰""化痰"为手段，效果也不佳，甚至还逊于西药的疗效。洪广祥教授在临床科研过程中，注意加强脉学研究，发现支气管扩张症患者右关脉弦滑有力为主要特征，前已述及，弦滑为邪实脉象，右关候脾胃，正好说明"脾为生痰之源"理论的正确性。脾虚生痰为湿痰，色白而黏为湿痰特征。支气管扩张症患者的痰液多为黄白相兼，感染重时黄脓痰占优势。通过观察发现，先排出者为黄痰，后排出者为白痰，说明支气管黏液腺分泌出来的痰是白色痰，由于支气管阻塞，痰质黏稠，排痰不畅，又易郁而化热，西医称为合并感染，尤以细菌感染为主。因此，洪广祥教授认为黄痰的基础是湿痰，湿痰为阴邪，由脾气虚或气阳虚所致。临床治疗湿痰要强调温化。

理由之三，支气管扩张症"瘀"的现象突出，多因支气管阻塞，气道不利，气滞易致血瘀；另外，痰滞气机，气津不化，又易酿痰。痰阻气壅，是产生瘀的基础。血得温则行，遇寒则凝，瘀血为阴邪，非温不散。

基于上述理由，结合临床实践，提出"温阳宣通"为支气管扩张症主要治法之一。

"温阳宣通"洪广祥教授选用《外科证治全生集》的阳和汤。该方主要功用为温阳通脉、散寒化痰，主治痈疽阴证。阴疽多为人体阳气不足，气血虚损，邪气寒化所致。阳和汤用于阴疽之证，如离照当空，阴霾自散，化阴凝而使阳和，故以"阳和"名汤。阳和汤由熟地、白芥子、鹿角胶、肉桂、姜炭、麻黄、生甘草组成。

支气管扩张症似属中医外科阴疽证范畴，故将此方移植用于治疗支气管扩张症稳定期，痰热证候不明显者。经临床数十例验证，对稳定病情，减少反复，改善症状，提高抗邪能力有较好效果，未发现其他不良反应，临床可大胆使用。但对痰热证候明显，或有出血倾向者不宜使用本法。

典型病案

杨某，女，48岁。1992年4月16日初诊。

患者患慢性咳嗽，咯黄脓痰，偶有血痰10余年，后经支气管镜检查确诊为双下肺支气管扩张症。长期中西医治疗，仅能短暂控制症状，但不能稳定病情。初诊时症见咳嗽痰多，痰量日夜30余口，黄脓痰占三分之一，未见痰血，伴胸闷憋气，有时咳引胸痛，怯寒肢冷，易自汗，易感冒，神倦乏力，形体消瘦，面色暗滞，口唇暗红，舌质偏红暗，苔黄白厚腻，脉虚弦滑近数，右关弦滑，右寸细滑。证属气阳虚弱，痰热郁肺，瘀阻肺络。先治痰热标实。处方：生麻黄10g，南杏仁10g，黄芩10g，生甘草10g，金荞麦根30g，夏枯草 20g，浙贝母 15g，桔梗 30g，海蛤壳 20g，生黄芪 30g，白术 15g，瓜蒌壳 15g，郁金 15g。7 剂，水煎服，每日 1 剂。

二诊：患者服药 7 剂，自觉痰易排出，胸闷憋气减轻，黄脓痰略有减少，痰量如前，嘱原方续服 14 剂。

三诊：黄脓痰每日 3～5 口，以白黏痰为主，痰量减少不明显，以早晨及午后痰量较多，黄苔减少，以白厚腻苔为主，舌质暗红，脉象虚弦滑，已无数象。痰热证候基本控制，改为温阳宣通、补益肺脾，佐祛痰清热论治。处方：生麻黄 10g，鹿角霜 20g，肉桂 6g（入煎），炮姜炭 10g，炒白芥子 10g，熟地 15g，生甘草 10g，生黄芪 30g，党参 30g，白术 15g，陈皮 10g，全当归 10g，败酱草 15g，夏枯草 15g，桔梗 30g。7 剂，水煎服，每日 1 剂。

四诊：服上方 7 剂痰量减少三分之一，厚腻苔亦见减少，体力增强，自汗基本消除，未见不良反应。嘱原方续服，观察可否持续施用温阳宣通方药。

五诊：患者连续服上方 30 余剂，诉疗效甚佳，痰量日仅十余口，黄痰已消失，胸闷憋气已除，精神大为改善，饮食亦增，二便正常，舌质偏暗红，舌苔薄腻，面色、口唇已无暗滞现象，脉细滑，右关弦滑之象显著缓和。

按：本案始见本虚标实证候突出，根据"急则治其标"的法则，先治痰热标实。在组方择药过程中，又充分注意"攻邪不伤正"和"攻补兼施"的原则，故方中又加用了黄芪、白术以扶正。同时，生黄芪与桔梗相配，有利于升提肺气，以提高排痰力度。三诊时痰热标实证候基本控制，已呈现应用"温阳宣通"治支气管扩张症的极好时机，从而果断地施用阳和汤合补中益气汤加减，以温阳宣通、补益肺脾。由于支气管扩张症的病理基础决定了"生痰"与"排痰"始终是一对突出矛盾，而且全程显现，通过合理治疗可减少矛盾的激化，控制反复感染的发生。但"痰郁"是一个永恒的病机，"化热"也就随时呈现，所以在"温阳宣通"的同时，应注意"清痰热"和"排痰"有机结合，从而解决顾此失彼的被动状态。由于支气管扩张症患者"脾虚失运"和胃纳不佳的证候长期存在，故保护脾胃生机和防止胶质滋腻碍胃的现象出现，方中将鹿角胶改为鹿角霜，既可避免碍胃，又可防止出血。患者已接受治疗 2 年余，未出现既往反复发作和频繁感染状况，咯血痰未再发生，病情稳定，体重增加，生活质量明显提高，说明坚持以中医药理论为指导，大力在继承的基础上创新，对提高中医药的疗效、开创新的治疗思路具有重要的现实意义。

四、"治肺不远温"辨治支气管扩张

支气管扩张是指近端中等大小的支气管由于管壁的肌肉和弹性成分的破坏导致其异常扩张，这种扩张通常伴有慢性细菌感染，是呼吸系统常见病、多发病之一，主要临床表现为慢性咳嗽、咯大量脓痰和（或）反复咯血，以及肺部固定而持久的局限性粗湿性啰音。本病属于中医学"咳嗽""肺痈""血证（咯血）"等范畴。病情经久不愈，病至后期，往往变证蜂起，可伴见胸部憋闷、喘促等症，又当参照"喘证""肺胀"等论治。

（一）治病求本，本于温补

1. 甘温补脾为治本大法

因本病常见咯黄脓痰及咯血，故大多数医家强调本病病机为"火""热""燥"，治疗多用清化痰热、清热凉血止血等法。但洪广祥教授认为，本病的"火""热""燥"的证候表现绝非其本质，而是标证和兼证，因此其治疗亦不能仅用清法；本病总属本虚标实，本虚以气阳虚弱为主，标实以痰、瘀、热为主。

本病的治疗关键在于缓解期和本虚，而本虚的治疗关键在治脾，并提出"见肺之病，当先治脾"的观点。其理由有五：其一，脾胃主运化，为气血生化之源、后天之本，在疾病发展及预后中具有极其重要的作用。其二，肺与脾胃在生理上关系密切，在病理上也相互影响，肺病易致脾虚，正如李东垣所言："肺金受邪，由脾胃虚弱不能生肺，乃所生受病也。"如支气管扩张患者常伴见纳差、乏力、脘腹作胀、饮食油腻则痰量增加、大便溏软等症状。其三，治肺重在脾胃，乃求本溯源之法。痰多为支气管扩张的主要表现，而排痰不畅等可导致反复感染引起急性加重，故治痰当先治脾，以杜绝生痰之源。李士材也认为肺病多由脾胃生，故提出"治痰不理脾胃非其治"的观点。其四，支气管扩张属于"肺痈"。痈疽从皮肉而生，与气血关系十分密切，由气机壅滞、血液运行不畅而成，因此痈病治脾亦十分重要。其五，气阳虚弱为本虚之关键。《理虚元鉴》谓："凡阳虚为本者，其治之有统，统于脾也。"故气阳虚弱证的治疗亦应治脾。

遵"治脾当宜温"及"甘味入脾"的原则，治脾以甘温补脾为具体治法，临证首选补中益气汤。本方不仅可用于肺脾气虚之各种病证，而且具有补益宗气的作用。临床常用药物和剂量为：生黄芪 30g，党参 30g，太子参 30g，漂白术 10g，炙甘草 10g，全当归 10g，升麻 10g，柴胡 10g，陈皮 10g。生黄芪作为益气健脾要药，宜生用，用量一般以 30g 为宜。本品除具有补气固表作用外，还为治痈要药，《神经本草经》载其"主痈疽，久败疮，排脓止痛"等。本方可用于本病治疗的全程，但须注意以下几点。其一，当痰热征象突出，或心肝火旺征象明显时，应先治其标实，待病情稳定时，方可考虑应用本方。其二，据初步统计，本病缓解期患者约 63% 存在痰浊壅肺征象，见痰多难出、胸闷不舒、苔腻、脉滑等证候，故通常需与祛痰药同用，以补虚泻实、标本同治。其三，如兼有舌质暗、唇紫等瘀血征象时，须配合活血行瘀法治疗。其四，气阳虚弱征象突出者，呈现气短难续、自汗易感、背冷怯寒、咳嗽痰多、日咯痰量数十口、舌质暗淡、脉虚弦滑等证候，治宜益气温阳以杜绝生痰之源。洪广祥教授常合用益气护卫汤（经验方）或芪附汤（宋·魏岘《魏氏家藏方》）。其五，气阴两虚者，常配合益气养阴方麦门冬汤：麦门冬 30～50g，党参 30g，太子参 30g，法半夏 10g，粳米 15g，大枣 6 枚，炙甘草 10g。其中党参可改为北沙参，以养肺阴；粳米可改为淮小麦 30g，合大枣、甘草即为甘麦大枣汤，对于肝气急、逆而犯肺者尤为适宜。其六，本病缓解期的郁热征象仍十分常见，约有 74.7% 的患者可见痰黄、口干、舌红、苔黄等表现，通常多需加用清热化痰之品，因肺与大肠相表里，洪广祥教授常加入生大黄、瓜蒌仁、桃仁等以通腑泄热、涤痰。其七，虚不受补者或甘温助热者，如服药后出现头昏、腹胀、口干甚或咯血等症，可改用参苓白术散。该方虽无补中益气汤升阳举陷之功，但能使"虚得复，湿得化，气得顺，滞得去"，药性平和而缓缓建功，有平补肺脾之功。因湿、痰同源，方中茯苓、陈皮、薏苡仁、桔梗等具有清化湿痰之功用，故本方实有补泻同用之妙，尤其适用于支气管扩张。洪广祥教授临证常用药物和剂量为：党参 30g，茯苓 15g，白术 10g，炙甘草 6g，炒扁豆 10g，陈皮 10g，山药 20g，白蔻仁 6g，薏苡仁 20g，桔梗 20g。此外，临证用药之时，注意保护患者的胃气，忌用滋腻碍胃之品。

2. 重卫气，创制益气护卫汤

虽然卫气的作用早在《内经》中就有详细的论述，但在本病治疗中却常未得到重视。支气管扩张患者防御外邪的能力较差，病情常反复发作，这亦涉及卫气与肺、脾、肾的关系。卫气根于下焦，养于中焦，宣于上焦。尽管卫气与肺气、脾胃之气、肾气密切相关，但肺气、脾气、肾气并不能涵盖卫气的防御、温煦和调节作用，只有将卫气与肺、脾、肾联系起来，才能更准确地描述卫气的功能。卫气功能的实质是人体对内外环境适应性调节的能力，卫阳（气）是机体抗感染、拮抗变应性炎症的第一道防线，亦是防止支气管扩张发作的重要屏障。

在此理论指导下，自拟了经验方益气护卫汤。该方由生黄芪 30g，防风 10～15g，白术 10～15g，桂枝 10g，白芍 10g，大枣 6 枚，生姜 3 片，炙甘草 6g，仙茅 10g，淫羊藿 10～15g 等组成，诸药共奏温阳益气、调和营卫、振奋真元之功效。若阳虚明显者，可将仙茅、淫羊藿易为补骨脂 10 ～ 15g，胡芦巴 10 ～ 15g，名为温阳护卫汤。本方适用于卫阳（气）虚弱型支气管扩张症，患者常见形寒肢冷、自汗畏风、不耐风寒、易伤风感冒等表现。

3. 益气温阳用芪附

治疗支气管扩张缓解期不仅重视顾护卫阳，也重视温养肾阳。随着病情的发展和加重，本病可由宗气亏虚逐步演变为全身阳气虚衰，即真元虚衰。阳气虚衰，尤其是脾肾阳虚的出现，常标志着整个机体功能的衰退。此时患者的突出表现为体力下降明显、免疫调节能力低下、感染愈加频繁等，最终变证蜂起，脏腑功能衰竭。

临床观察表明，支气管扩张患者不仅存在着呼吸系统的局部改变，而且常显现整体机能的减退。这种整体的机能减退，甚至衰竭，最终可导致肺、脾、肾、心等脏器的虚损，即西医学的心肺功能衰竭。此类患者常见畏寒肢冷、背冷、喜温喜暖、面色无华、倦怠乏力、精神萎靡、大便溏泄、小便清长、呼吸怯弱、嗜睡、脉微欲绝、舌淡苔白等证候。正气不足，不仅使病程迁延、病情反复，而且也是影响治疗药物（包括抗生素）能否充分发挥作用的重要内因。针对此类真元虚衰者，洪广祥教授喜用芪附汤（生黄芪 30g，熟附子 10 ～ 15g）。

（二）涤痰祛瘀，重在温化

1. 崇尚仲景，治痰重在温化

无论处于缓解期，抑或急性期，痰浊壅肺均为本病常见证候，又因其极易热化而引起疾病急性加重，出现咳嗽频繁、黄痰增多、反复咯血等症，且本病为经年宿疾，痰湿深伏不去，久郁必化热。因此，痰是本病诸证中的主要矛盾。对支气管扩张中痰的脉诊，洪广祥教授通过对大量临床病例进行观察，发现支气管扩张患者多呈现右寸脉细滑、右关脉弦滑。右寸候肺，脉细可知其素体气阳虚弱，脉滑提示痰饮伏肺；右关候脾胃，其脉弦滑提示脾虚痰盛。脾虚生痰，其痰多为湿痰，色白而黏。支气管扩张缓解期患者的痰液多以白痰为主，或黄白相兼，急性加重（合并感染）时则出现黄脓痰增多。但通过仔细观察可发现，其先排出者常为黄痰，后排出者为白痰，提示支气管黏液腺分泌物增多形成白痰，但因支气管阻塞，痰质黏稠、排出不畅，郁而化热，故致生黄痰。因此，黄痰仍属湿痰，而湿痰为阴邪，由脾气虚或气阳虚所致。在本病的临床治疗中，西医以积极抗感染作为主要措施，中医以祛痰、化痰为法，力图减少和控制痰量，但均效果欠佳。因此，湿痰的治疗仍应遵张仲景"病痰饮者，当以温药和之"的治则，强调温化痰饮，首选苓桂术甘汤，重用茯苓。本方主要药物的常用剂量为：茯苓30g，桂枝10g，白术10g，炙甘草6g。

临证时，洪广祥教授还十分重视保持患者呼吸道的通畅。如支气管扩张患者出现痰量骤然减少、痰难咯出、胸闷气憋加重等表现，则提示可能存在痰浊壅塞气道。此时极易出现郁而化热，若不立即涤痰、豁痰，疏畅气道，则短时间内可诱发支气管扩张急性加重。因痰浊稠厚，壅塞气道，易成老痰、顽痰、积痰，故非常法所能取效，必涤之、消之。常选用千缗汤、桔梗汤、礞石滚痰丸，或经验方蠲哮汤（葶苈子、青皮、陈皮、牡荆子、鬼箭羽、槟榔、生大黄、生姜）等治疗。

2. 活血行瘀，用药宜温

支气管扩张患者常常兼夹瘀象，如咯血色暗红或有紫暗血块、面色晦暗、唇暗、胸隐痛、舌质紫暗或有瘀斑点、脉细涩等，但许多医家常因见咯血而避用活血化瘀药。洪广祥教授认为应当在处方中加用活血化瘀之品，尤其在缓解期，未出血或少量出血时，可以化瘀生新，改善局部循环，既有利于改善病情，同时又可减少出血。其关键在于选择时机，合理用药。选方用药宜温不宜凉，常在各型用药中加入田三七粉（冲服）3g，茜草根15g，花蕊石20g，炒蒲黄15g，白及30g等具有活血、止血双向调节作用的药物。其中白及具有收敛止血、消肿生肌功效，为治疗血证、疮疡之圣药，清·汪昂《本草备要》谓其能"补肺，逐瘀生新，肺损者能复生之"。

（三）缓急防变，宜早宣散

通常认为外感六淫、饮食不节、情志失常等均可诱发本病。据我们的临床资料，本病由外感六淫诱发者占 65.92%，为首要诱因，其中外感风寒则是最常见诱因，占外感六淫的 70.0%。提示本病的发作与患者气阳虚衰的内在因素关系密切，也与寒邪伤人途径多端有关。如大量饮用冰啤酒、饮料，易中伤脾阳；长时间处于低温空调环境，易损伤肺卫之阳；着装露脐裸背，则外寒易入任脉、督脉，伤耗元阳。

但本病急性发作时，不少患者却并未出现头痛、鼻塞、身痛等外感症状，而仅有咳嗽、咯黄痰，或咯血、气促等症状加重。洪广祥教授认为，这是由于患者气阳虚弱，卫外之气不固，风寒直中手太阴肺之故；在辨证时，可将右寸脉浮作为判定外感寒邪的依据之一。风寒外感证的治疗关键在于温宣、温散，通过温散可以迅速解除标证，同时使郁热（寒包火）得以透泄，从而可阻断病情进一步发展。临证常选用经验方温肺煎治疗，其基本方药为：生麻黄 10g，细辛 3g，法半夏 10g，紫菀 10g，款冬花 10g，生姜 3 片，矮地茶 20g，天浆壳 15g。风寒束肺证候较重者，可合用或改用小青龙汤加减；外有表寒，又见阳虚内寒者，可合用益气护卫汤，或芪附汤；如白痰多，可合用苓桂术甘汤；如痰出不利，气道壅塞，酌加桔梗汤、千缗汤、蠲哮汤等；如发热，则不问寒热，均可加小柴胡汤（其中柴胡常用 15 ～ 30g）以退热。寒郁化热是本病的特征性病理变化，故洪广祥教授喜加麻杏石甘汤，或改用厚朴麻黄汤以清泄郁热。依据邪热的程度，还可适当选用黄芩 10g，夏枯草 15 ～ 20g，金荞麦根 15 ～ 30g，败酱草 10 ～ 15g 等泄热之品。支气管扩张急性期使用温散法机会颇多，也宜早用，否则外寒积久不散，易从体表而渐入里，直至深伏肺脏；切忌寒凉敛镇之品，以免邪遏肺气，致久病不愈。

（四）郁而化热，温清并用

虽然强调"治肺不远温"，但并非刻板地使用温法，而是在坚持辨证论治的原则下灵活使用。本病患者痰壅气道，极易郁而化热，且风寒外侵，常有寒郁化热之变，约有71.11%的患者存在不同程度的化热征象；患者长期忧思不解，易致心肝火旺；嗜肥腻厚味及烟酒，日久亦可化热生火。因此缓解期、急性期的支气管扩张患者均不同程度地存在郁热征象。临证时，洪广祥教授十分注意温清并用，且注意温散与泄热药物之比例，依据寒热的不同程度进行调整。

在缓解期时，处方中通常温性药物占七八分，而泄热之品仅需一二分。洪广祥教授常在甘温补脾法、益气温阳法、温化痰瘀法等基础上酌加黄芩10g，夏枯草15～30g，金荞麦根15～30g，败酱草10～15g等清热之品一二味。在急性加重期，由于外感寒邪是最为常见的诱因，故要十分重视温散法的重要作用，存在寒郁化热时，加用泄热之品也仅一二分。在众多寒凉清热之品中，洪广祥教授最喜用生石膏。该药虽属寒凉药，但与其他苦寒清热药不同，其味辛甘性寒，辛能散，甘能养，寒能清，为清解肺胃气分实热之要药，邪在卫分时亦不忌用。

咯血是支气管扩张的最常见症状之一，多标志着病情加重。从临床观察可知，其病因多与火盛有关，即与肝火犯肺、心火炽盛、痰热壅肺等关系密切。痰热壅肺证也是支气管扩张急性加重期的常见证型，此时患者临床可见咯大量黄黏稠痰、咯吐不爽、胸闷气憋、口干口苦、咯血及舌红苔黄腻、脉弦滑数等表现。依据《素问·玉机真脏论》中"热者寒之""急者缓之"等治则，咯血及痰热者皆宜清，不得用温药，否则可能使病情恶化。

典型病案

杨某，女，35岁。初诊日期：2009年4月13日。

患者于 3 岁患肺炎后经常咳嗽，常遇寒而发作，但少有咯血，曾在当地医院经 CT 检查确诊为双下肺支气管扩张。近 3 年来病情加重，急性加重次数明显增多，常需静脉使用抗生素治疗，平均每年 4 次，就诊前一周亦曾经抗生素治疗。刻下症见：咳嗽痰多，痰白黄相兼、质黏稠，每日 30 余口，口干，纳差，胸闷气短，神疲乏力，大便稀溏、每日 1 ～ 2 次，舌质暗红而嫩，苔白腻偏厚稍黄，右寸脉细弦滑、右关脉弦滑。证属本虚标实，以肺脾气虚、宗气不足为本，痰浊阻肺为标，且有郁而化热之象；治以甘温补脾、涤痰清热、祛瘀消痈为法，方用补中益气汤合芪附汤、薏苡附子败酱散、大黄牡丹皮汤出入。处方：生黄芪 30g，党参 30g，白术 15g，炙甘草 6g，柴胡 10g，升麻 10g，陈皮 10g，当归 10g，熟附子 10g（先煎），败酱草 15g，薏苡仁 20g，冬瓜仁 30g，牡丹皮 10g，制大黄 10g，桔梗 30g，金荞麦根 15g，筋骨草 20g。7 剂，水煎服，每日 1 剂。

二诊（4 月 20 日）：痰量略有减少，纳食增。上方加桂枝 10g，茯苓 30g 以温化痰饮，再进 7 剂。

三诊（4 月 27 日）：痰量已减少过半，每日 10 余口，黄痰减少，饮食续增，大便成形，每日 1 次，厚苔已少三分之二。原方继服。

四诊（5 月 25 日）：病情明显好转，咳嗽少，每天咯白黏痰数口，气短及神疲乏力大为减轻。3 天前因受凉而病情有所反复，咳嗽增加，咯白黏痰夹少量黄痰，每日 20 余口，口干，咽痒，畏寒，舌质红暗、苔白腻，右寸脉浮。证属寒邪犯肺，略有化热，治以宣肺散寒、化痰止咳为主，兼清郁热，方用温肺煎合麻杏石甘汤加减。处方：生麻黄 10g，细辛 3g，法半夏 10g，生姜 3 片，款冬花 10g（包煎），紫菀 10g，天浆壳 15g，矮地茶 20g，苦杏仁 10g，生甘草 10g，生石膏 30g（打碎，先煎），桔梗 20g，薏苡仁 20g。

五诊（6 月 2 日）：咳嗽减轻，咯白黏痰，每日 10 余口，无口干苦，纳食可，舌质暗红、苔白腻微黄，脉细弦滑。外邪已除，改用甘温补脾、祛痰化瘀法治本，方用补中益气汤合薏苡附子败酱散、桂枝茯苓丸出入。处方：生黄芪 30g，党参 30g，白术 10g，炙甘草 6g，柴胡 10g，升麻 10g，陈皮 10g，当归 10g，熟附子 10g（先煎）。

　　按：肺脾气虚、宗气不足、痰瘀伏肺、易于化热是支气管扩张缓解期最常见的病机特点，洪广祥教授以具有补中益气作用的补中益气汤为主进行辨治，以扶正祛邪；同时兼治痰瘀，并依据郁热的不同程度灵活酌加清泄郁热之品。二诊时，适时加用苓桂术甘汤以增强温化痰饮之力，五诊加用桂枝茯苓丸以增化瘀之功。四诊由外感诱发疾病复发时，及时改用温散法而使病情得以迅速缓解，达到了缩短病程、减少变证之目的。尽管始终加用败酱草、金荞麦根、筋骨草、生石膏等清热之品，但本病例治疗总以温法为主。五诊外邪已除，阳气健运需肾阳温煦，故总以健脾为主，辅以抑肝、温肾之品，脾、肝、肾同调，治有侧重。

肺间质纤维化

肺间质纤维化是一类原因不明、进行性的、以两肺弥漫性间质纤维化伴蜂窝状改变为病理特征的疾病，临床表现呈进行性呼吸困难和低氧血症，可伴有干咳，或咯痰量少，晚期多可引起心肺功能衰竭而死亡。其发病率近年呈现上升趋势，其西医治疗以糖皮质激素和细胞毒类药物为主，但疗效甚微，患者确诊后平均存活期为 2～4 年，5 年生存率为 30%～50%。致死率高，危害严重，因此肺间质纤维化的治疗已成为全球共同关注的医疗热点。肺间质纤维化属于中医"肺痿"范畴，病因病机复杂，近年随着对本病研究的深入，已认识到肺间质纤维化总属本虚标实证，病位涉及肺、脾、肾等脏，本虚可分气虚（包括宗气亏虚）、阴虚、阳虚，标实主要为痰浊、血瘀，以及"肺络痹阻"等，完善了肺间质纤维化的病因病机学说，但从"阳虚"论治肺间质纤维化的文献报道较少。洪广祥教授在临床实践中发现阳虚与肺间质纤维化关系密切，阳虚证候可出现在肺间质纤维化病情发生发展的多个阶段，以温阳立法治疗肺间质纤维化获得较好疗效。故不揣粗陋，从理论研究和临床实践两方面作总结，以抛砖引玉，请同道批评指正。

一、病因病机

（一）肺阳虚衰为肺间质纤维化产生和发展的重要病机

肺为华盖、娇脏，为清虚之体，性恶寒而喜温润。寒为阴邪，寒邪袭肺，同气相求，故寒邪易伤肺。经典医籍对此多有阐述，《素问·宣明五气》曰："五脏所恶，肺恶寒。"《灵枢·百病始生》亦云："重寒伤肺。"《灵枢·邪气脏腑病形》曰："形寒饮冷则伤肺。"清·徐大椿《医学源流论》说："肺为娇脏，寒热皆所不宜。太寒则邪气凝而不出。"

肺阳虚衰可导致肺痿，医家圣贤对此亦早有阐述。如汉代张仲景在《金匮要略·肺痿肺痈咳嗽上气病脉证治》中对肺痿的成因、主症、证治等作了论述，如"肺为娇脏，热则气烁，故不用而痿；冷则气沮，故亦不用而痿也""肺痿吐涎沫而不咳者，其人不渴，必遗尿，小便数，所以然者，以上虚不能制下故也，此为肺中冷，必眩，多涎唾，甘草干姜汤以温之"，由此可知肺痿分虚热、虚寒两类，其中虚寒肺痿为上焦阳虚，肺中虚冷，阳虚不能化气，肺不布津，肺气上逆所致，故临床以张口短气、咳唾涎沫为主症，以甘草干姜汤温阳益气治疗。晋·葛洪在《肘后方》中记载肺痿症状可见咳嗽，吐涎沫，心中温温，咽燥而不渴，从阳虚肺寒辨治，提出治肺痿四方，均以干姜或生姜、甘草为主药。上述文献均说明阳虚可导致肺中虚冷，肺不布津，肺气上逆而出现喘咳等肺间质纤维化症状。

我们在临床上也见到大量因上焦阳虚，肺中虚冷所致的肺痿，究其原因：①虚冷肺痿多见于素体阳气不足，或因慢性病病程日久，内伤久咳、久喘等耗气伤阳，终致阳虚肺冷。②虚热肺痿迁延日久，阴伤及阳，致肺阳虚有寒，失于濡养。③由于患者长期久咳或大病久病之后，肺阳受损，母病及子，子病及母，累及脾肾，肺虚不能布津，脾虚不能转输，肾虚不能蒸化，津液凝聚生湿化痰；肺不能主气，不能助心行血，血行不畅，停而成瘀；痰、瘀俱为阴邪，进而更伤阳气。综上可见，该病的病机关键是虚实夹杂，本虚标实；本虚是肺阳虚衰，标实是痰瘀互结，病至后期，累及脾肾心之阳，出现阳虚水泛，或阴损及阳、阴阳两虚，致聚湿生痰，寒凝血瘀，加剧阳虚痰瘀病机演变，形成恶性循环。

现代不少有关症状及证候研究结果也表明肺阳虚衰为肺间质纤维化病情发生发展过程的重要病机之一。张纾难等认为肺气虚冷为阳虚肺痿发生的根本原因之一，常见表现为：咳唾涎沫，质清稀量多，口不渴，短气不足以息，头眩，神疲乏力，形寒食少，小便数或遗尿，舌质淡，脉虚数。此为内伤久咳、久喘等大病久病之后，耗气伤阳，阳虚生寒所致；或因病至后期，阴阳俱损，阳虚水泛，甚则阳气厥脱之象，如喘促气不得续、浮肿、肢冷、面青、汗出如珠、脉浮大无根或见歇止等症。刘良倚等通过临床观察，认为本病病性多为虚实夹杂，由于患者长期久咳或大病久病之后，损及肺脏生机，导致肺脏阳气生发失源，温养无能，肺病及脾，脾阳不足，运化不健，损及肾阳，气化不力，津液凝聚生湿化痰。痰饮久停则更耗伤肺脾肾阳，出现体质下降，平素多见易感冒、畏寒、四肢不温等症状。由此可见，这类疾病病机根本在于气阳虚。

（二）肾阳虚为肺间质纤维化病情进展病机

肾阳为人身阳气之根本，久病必虚，久病及肾，肺间质纤维化患者病至晚期不但肺、脾气阳虚，且最终累及肾阳亏虚。杨礼腾等指出在临床实践中肾阳虚常在中晚期肺纤维化患者中出现，故可认为肾阳虚状态下处于低代谢率水平的肺组织胶原代谢失衡是肺纤维化中晚期患者肺纤维化持续进展的一个重要病理因素。而温阳中药可通过纠正肾阳虚有望改善代谢率，重新调控此阶段患者肺胶原代谢而延缓或逆转肺纤维化患者的病程。陈涛等通过证候分型研究，发现特发性肺间质纤维化实证的发生率依次为：血瘀证＞痰湿阻肺证＞痰热蕴肺证；虚证的发生率为：肺气虚证＝脾气虚证＞肾阳虚证＞肺阴虚证＞肾阴虚证。刘锡瞳等通过对 29 例肺间质纤维化患者中医证候临床研究发现：咳嗽持续时间长、痰质黏、食欲下降、腰膝酸软、咳嗽重浊、咯痰难出、连声咳、气短、失眠及乏力 10 个症状最为常见。据此提出肺间质纤维化病人最常见的病机特点是肺脾气虚兼有肾阳虚，并分为三类证候：肺气虚、肾阳虚兼有血瘀证，痰湿蕴肺证，肺气阴两虚兼有血瘀证。因此，阳虚，尤其是肾阳亏虚为晚期肺间质纤维化患者重要病机特点之一。

（三）阳虚为本，痰浊、血瘀、水饮为标

肺间质纤维化总属本虚标实之证，阳虚型肺痿者以阳虚、肺气虚冷为本，

痰浊与瘀血为基本病理因素。虚可致实，阳虚可导致痰浊瘀血加重，甚则出现阳虚水泛证候。阳虚则气化失常，肺气不能布津，津液不归正化，聚生痰浊；阳虚生内寒，寒凝血泣，稽留脉管成瘀血；阳虚不能温化水气，水邪泛滥，溢于肌肤体表，而见肢肿、尿少等症。故肺间质纤维化患者病至后期多出现虚实夹杂，阳虚为本，痰浊、血瘀、水饮为标实之证。有人在临床中观察到肺间质纤维化患者在晚期可出现阳虚水泛血瘀证，临床表现为心悸怔忡，咳喘乏力，动则尤甚，甚至端坐呼吸，呼多吸少，咯少量白沫痰，形寒肢冷，纳呆，大便溏薄，下肢或全身浮肿，小便清长，面色晦暗，口唇指甲发绀，杵状指，舌暗淡，苔薄白或剥苔，脉沉细数无力或结代。还有人发现存在心脾肾阳虚，水泛血瘀证，具体临床表现为面浮，下肢肿，甚则一身悉肿，腹部胀满有水，心悸，喘咳，咯痰清稀，脘痞，纳差，尿少，怕冷，面唇青紫，舌胖紫暗，苔白滑，脉沉细。可见本病以阳虚为本，痰浊、瘀血、水饮邪实为标，而三者俱为阴邪，又可重损阳气，虚可致实，实又加重虚，导致恶性循环，加重病情。

　　洪广祥教授临床观察发现，患者大多具有咳嗽声低、畏寒肢冷、舌淡苔白、脉沉细无力等虚寒证候，实乃病久损及肺阳所致。先贤张介宾亦提出"阳非有余论"，凡万物之生由乎阳，万物之死亦由乎阳，强调了人体阳气的重要性。洪广祥教授认为本病病机关键是虚实夹杂，本虚标实，本虚是肺阳虚衰，标实是痰瘀互结。肺系疾病的发病机理历来有"初病在肺，久病及肾"之说，然脾又为肺之母，日久子病及母。因此，肺系疾病与肺、脾、肾关系最为密切。然肺间质纤维化的病机根本在于阳虚，病程迁延易致气虚，故后期又可呈现一派肺脾肾气阳俱虚之象。肺主气，主宣发肃降，主治节，朝百脉；脾统血，主运化升清；肾纳气，主水；三者与气、水、血的输布密切相关。然肺为娇脏，易反复感染，致邪气稽留，宣肃不利，脾虚失健运，肾虚失气化，气损推动无力，渐生痰浊、瘀血等一系列病理产物，进而影响肺脾肾之主气、布津、行血功能。因此，痰浊、瘀血不仅为本病病理产物，又可为致病因素。

二、"温肺化纤汤"的组方及临床应用

本病起病多隐匿，早期症状不明显，可表现为干咳、气短等，常呈进行性加重，至后期可见肺、脾、肾三脏俱损，甚至可累及心脏。病机特点以阳气虚（肺、脾、肾三脏俱虚）为主，痰浊瘀血阻滞脉络，肺失宣降加重恶化，以致肺叶痿弱不用，成为重候，出现咳嗽、喘憋、乏力、消瘦等症，其胸部 CT 表现为磨玻璃样阴影，或为弥漫性斑点结节状、网状或网状结节状阴影，严重者出现蜂窝肺，肺弥散功能减退。而这些改变即使经过规范的西医治疗，也难以逆转病情进展。由于痰邪具有重浊黏腻的特性，使之病势缠绵难愈，加之瘀血使得气血逆乱，病情复杂，故治疗难度大。而肺阳气虚所导致痰凝血瘀的肺间质纤维化这种病理状态，与外科所论"阴疽"十分相似，故我们认为肺间质纤维化的本质是一种出现在肺脏的"阴疽"。清·唐容川《血证论》指出："盖人身气道，不可有壅滞，内有瘀血，则阻碍气道，不得升降，须知痰水之壅，由瘀血使然，但去瘀血，则痰水自消。"明·李梴《医学入门》云："……痰与瘀血碍气，所以动则喘急。"

据此理论，拟"温肺化纤汤"作为治疗肺间质纤维化的基础方，该方由古方"阳和汤"加桃仁、红花、川芎、地龙、土鳖虫组成。方中重用熟地黄温补营血，用鹿角胶补髓生精，助阳养血。二者配伍大补阴血，并寓"阴中求阳"之意。阳得阴助，而生化无穷，使温阳之功速达。以炮姜炭、肉桂、麻黄、白芥子等温热之品为佐，其中肉桂与炮姜炭配伍，二药均入血分而温经散寒，又可引熟地、鹿角胶直达病所，故二药温经通脉，使经络、血脉、肌肉得温，而寒邪自除。麻黄辛温宣散，用于发越阳气，以驱散在皮表之寒邪。白芥子辛温宣通，除湿祛痰，常用于寒痰湿滞、痰气阻塞之证。麻

黄、白芥子合用能使血气宣通，使鹿角胶、熟地黄滋腻之品补而不滞。因此，从本方配伍组方上看，从筋骨、血脉、肌肉、经络、皮里膜外到皮表均有药物作用，使寒邪无稽留之所，对气血虚寒凝滞之疾有"阳和一转，寒凝悉解"之效。加用桃仁、红花、川芎、地龙、土鳖虫，全方共奏温阳散寒、化痰行瘀之功。

　　肺朝百脉而主治节，肺气不利，病及于血而为瘀；脾失健运，痰湿内生，阻碍气机而生瘀；病久耗气，脉络空虚，气血不复而致瘀。故"瘀"贯穿肺间质纤维化疾病始终，因此，活血化瘀在其治疗中尤为重要。桃仁、红花为活血化瘀常用药对，善泄血滞、行瘀通经。川芎为血中气药，"气行则血行"，通过调气可达到调血作用。然本病日久，邪气久羁，循经入络，痰浊瘀血壅塞不行，致道路不通，远非草木之品所能宣达，必借虫蚁之属以搜剔窜透。清·叶天士言："初为气结在经，久则血伤入络，辄仗蠕动之物松透病根。"他在《临证指南医案》中指出："取用虫蚁有四，意谓飞者升、走者降，灵动迅速，可追拔沉混气血之邪……以搜剔络中混处之邪。"地龙、土鳖虫性寒凉，为虫类药，善飞行蠕动，具有逐瘀散结、通络攻坚之能，可搜剔络道，松透病根，直达经络，对病情顽固者，诚如破竹之势，其力非草木所能达也。因此，瘀血重证，加用虫类以搜剔，可解深伏之邪，复困阻之正。

　　盖辛能通瘀络，温能散寒滞，辛温药与活血化瘀药相伍，能增强行瘀之力，使脉络瘀滞得以散通，气机得于调畅。所谓"络以辛为泄""辛气最易走表，当求其宣络者宜之"，肺属上焦，清·吴瑭《温病条辨》言："治上焦如羽，非轻不举。"然温肺化纤汤全方配伍中温养通并用、阴药与阳药相伍、刚药与柔药互济，不可谓不是一剂猛药，其药性乃因肺纤维化疾病中血络瘀滞较重的病理特点决定的。

　　肺间质纤维化虽然有急性发作期与慢性迁延期之分，但治疗应灵活处理好疾病之标本缓急。肺间质纤维化患者在急性发作期可能出现热象，或气阴亏虚甚至热毒之象，须知此"热"是因阳气虚衰致痰浊、瘀血内生，进一步导致或痰浊壅阻，或痰瘀阻塞，壅遏日久而成。因阳气不振者，痰瘀难蠲，郁热则定难退，此时只须在治本的基础上兼顾治标，方中稍佐清热药即可，绝不能单行大剂苦寒清热之品，以免阳气更伤，病邪难除。即使患者兼夹外邪，也不能一味地祛邪，一味地祛邪必然损伤人体正气，致使肺阳更衰，痰瘀更壅；治疗应在温阳散寒、化痰行瘀的基础上，加用疏散外邪之品则可。因此，肺间质纤维化在其发生发展过程中，由于患者所处的阶段不同，其兼夹证可不尽相同，但"阳虚寒凝、痰滞血瘀"则是其共同病机，故我们主张"温阳散寒、化痰行瘀"为肺间质纤维化全程总的施治原则。

十多年的临床实践证实，温肺化纤汤治疗肺纤维化疗效令人满意。小规模的临床单盲研究也显示温肺化纤汤联合糖皮质激素治疗肺纤维化疗效优于单用糖皮质激素。

三、典型病案

例一：梁某，女，73 岁。2012 年 6 月 12 日初诊，病案号 215473。

患者诉 3 个月前无明显诱因出现胸闷气喘，活动后尤甚，上一层楼即需休息，并出现咳嗽，以干咳为主，无咯血、无胸痛。遂就诊于某省三甲医院，行胸部 CT 检查提示间质性肺炎，肺功能提示弥散降低。因患者既往有糖尿病史 10 年，骨质疏松病史 20 余年，不宜予糖皮质激素治疗，特来我院寻求中医治疗。入院查体：两胸廓对称，肋间隙不增宽，两侧语颤对称，叩诊清音；听诊双肺呼吸音清，双下肺可闻及 Velcro 啰音。入院后检查：血气分析：pH7.39，$PaCO_2$ 50mmHg，PaO_2 46mmHg。中医诊断：①肺痿；②肺衰；③消渴；④痹证。西医诊断：①肺间质纤维化；②Ⅱ型呼吸衰竭；③2 型糖尿病；④骨质疏松。症见：胸闷气促，活动后尤甚，咳嗽，以干咳为主，头晕，口干，口苦，畏寒，夜间汗多，纳可，睡眠一般，二便平，舌暗红，苔白，脉沉细。中医辨证：阳虚寒凝，痰瘀阻络。治以温阳散寒、化痰行瘀，方选温肺化纤汤加减。处方：熟地黄20g，肉桂4g，鹿角霜15g，炮姜10g，麻黄10g，白芥子10g（包煎），炙甘草10g，土鳖虫10g，桃仁10g，红花10g，川芎10g，地龙10g，大黄10g。患者坚持服用上方，于2012年6月29日病情改善出院。出院时见：偶有咳嗽，咯少许黏痰，活动后胸闷气促明显改善，头不晕，口干，口苦，畏寒，夜间汗出等症缓解，纳可，夜寐安，二便平，舌暗红，苔白，脉沉细。出院后一直坚持在门诊服用原方治疗，尚能操持家务。

例二：某，男，38岁。2012年1月30日初诊，病案号205568。

患者诉于两年前出现咳嗽气喘症状，以干咳为主伴白色泡沫痰，晨起咳甚，气喘以上楼时及快步行走时较明显。曾于当地医院诊治后咳嗽症状稍减轻，但干咳仍持续存在并反复加重。胸部CT显示符合临床肺间质纤维化改变，血沉：26mm/h，C反应蛋白：10.17mg/L，血气分析：pH7.41、$PaCO_2$ 46mmHg、PaO_2 63mmHg。肺功能提示：①肺功能中度下降属限制性通气功能障碍；②小气道功能异常；③弥散功能下降；④最大通气流量下降；⑤残气比升高。查体：胸廓无畸形，双下肺可闻及Velcro啰音。患者曾从事油漆粉刷工作数年。此次就诊缘于10天前受凉。诊时患者干咳伴白色泡沫痰，呼吸气急，呼多吸少，形体消瘦，恶寒无汗，目赤充满血丝，舌质淡暗，苔薄白，脉细弦。中医辨证属阳气虚衰，痰瘀阻肺。治法：温阳散寒，化痰行瘀。方选温肺化纤汤加减。处方：熟地黄20g，鹿角霜15g，肉桂4g，炮姜10g，生麻黄10g，白芥子15g（包），炙甘草10g，地龙10g，土鳖虫10g，川芎10g，桃仁10g，红花10g。7剂，水煎服，每日1剂。

二诊：干咳症状缓解，白色泡沫痰量减，无恶寒症状。效不更方，叮嘱患者继续服原方。1个月后随诊复查：患者干咳症状明显缓解，无明显胸闷气喘，上楼气喘症状亦不明显，血沉和 C 反应蛋白均在正常范围，血气分析：pH7.36、$PaCO_2$ 43mmHg、PaO_2 80mmHg。病情控制稳定，患者重返工作岗位，嘱继续服原方。

按：病案一患者属慢性迁延期，究其病机当属阳虚寒凝，痰瘀阻络，治以温阳散寒、化痰行瘀，方选温肺化纤汤，效果甚佳；病案二虽属急性发作期，我们临证之时，亦抓住"阳虚寒凝、痰滞血瘀"之病机，秉承"病痰饮者，当以温药和之""瘀血为阴邪，非温不散"之古训，以温阳散寒、化痰行瘀为法，方选温肺化纤汤治疗，疗效确切。两例患者均未合用西药，理法方药一气呵成，效如桴鼓，其机制值得进一步深入探讨与研究。

慢性咳嗽

　　钟南山院士撰文以《共同努力，提高国内慢性咳嗽的诊治水平》为题，强调咳嗽是临床上的一种常见病，特别是胸部 X 线无明显异常的慢性咳嗽，占呼吸专科门诊的 20% ～ 30%，临床误诊、误治率高，给患者的工作、生活和学习带来严重困扰。咳嗽已成为临床医生和患者面对的一个重要问题。

　　慢性咳嗽也可称为慢性干咳。临床通常将以咳嗽为唯一症状或主要症状，时间超过 8 周，胸部 X 线检查正常者称为不明原因慢性咳嗽，简称慢性咳嗽。慢性咳嗽涉及多种原因，如《素问·咳论》曰："五脏六腑皆令人咳，非独肺也。"咳嗽虽然是肺系的病变，但其他脏腑的功能失调，也有可能影响到肺，引起肺气宣降不利，肺气上逆而作咳，故有"肝咳""胃咳"等十咳说。这种患者大多数均表现为干咳无痰或痰少不易咯出而作干咳状，多数医家把这种咳嗽归属于"燥咳"范畴，认为是燥胜阴虚，肺失滋养所致，常投以清燥润肺或滋阴润燥之品，然多数疗效不佳。

　　慢性咳嗽病因复杂，治疗有一定难度，现将洪广祥教授的阶段性体会介绍如下。

一、病因病机

　　最早对咳嗽的分类以脏腑命名，分为肺咳、心咳等五脏咳，以及胃咳、胆咳等六腑咳。隋·巢元方《诸病源候论·咳嗽候》有十咳之称，除五脏咳外，尚有风咳、寒咳、支咳、胆咳、厥阴咳等。明代张景岳将咳嗽分为外感、内伤两类。近代，基本上遵循张景岳对咳嗽的辨证分类，进行施治用药。但从临床实际来看，目前外感内伤咳嗽的证候分类已难以覆盖咳嗽证候的全部，明显影响临床的有效指导。洪广祥教授认为，从科学发展的角度，西医所称的慢性咳嗽应列入中医咳嗽证候中。西医所称的慢性咳嗽既然定位为"慢性"，应属中医内伤咳嗽范畴。外感六淫常为其发病诱因，其所表现的外感证候可列入标证或兼证范畴。临床经验也表明，多数慢性咳嗽患者有多年反复发病的病史。因此，将慢性咳嗽纳入中医内伤咳嗽范畴是恰当的。确定慢性咳嗽属内伤咳嗽，有助于认识慢性咳嗽病因病机的复杂性和治疗的艰难性；确定慢性咳嗽属内伤咳嗽，强调内因治疗的重要性，有利于减少本病的复发。

中华医学会呼吸病分会哮喘学组制定的《咳嗽的诊断与治疗指南》较为系统地补充和完善了咳嗽的临床辨证思路。在古代中医文献中，很早就提出了"五脏六腑皆令人咳"和"十咳"的理论体系，说明古代临床家已知晓咳嗽病因的复杂性和治疗上的难度。但后世未能在深入继承的基础上发扬，而是长期停留在张景岳对咳嗽的分证思路基础上未能进一步更新。

慢性咳嗽涉及多个系统，不仅与呼吸系统（肺系）有关，还与鼻、咽喉（为肺之门户）、消化系统（脾胃、肝）有关。西医认为，慢性咳嗽的常见病因为鼻后滴漏综合征、咳嗽变异型哮喘和胃食管反流。这三种病因占全部病因的 67% ～ 94%。个别嗜酸性粒细胞支气管炎也是慢性咳嗽的重要原因。

洪广祥教授认为，此种干咳的发生与"肺系""胃系"和"肝"三者的气机失调有关，病位在"肺系"和（或）"胃系"，可因外感六淫之邪，或闻异味，情志不遂等因素而诱发。内外合邪，互为因果，造成咳嗽慢性迁延，反复发作。

（一）"肺系"的概念及其相互关系

肺上接气道直通于鼻，构成肺系，喉下接气道，与肺相通，为肺之所属。宋·窦默《疮疡经验全书·卷一》说："喉应天气乃肺之系也。"故从广义上说，喉亦属肺系范畴，肺又开窍于鼻，鼻为肺之门户，故肺、气道、喉、鼻构成"肺系"。四者密切协调，共同维持人体呼吸气息出入的正常生理活动。临床所见肺累及（咽）喉和咽喉累及肺者亦不少见。如风寒犯肺，肺气失宣，郁遏于喉，而致咽痒咳嗽；或肺受邪侵而失清肃之性，又能影响喉咙的发音功能而出现声嘶、语音重浊等症状。反之，肺主气司呼吸之功又取决于喉之气关、鼻之气门的通畅与否。通畅则和，失畅则影响肺之宣降，而出现咳嗽等症状。现代研究认为，鼻后滴漏综合征与慢性咳嗽密切相关。所谓鼻后滴漏综合征是指鼻咽部疾病引起鼻后和喉咽部有较多分泌物黏附，甚至反流入声门或气管所导致的咳嗽。

（二）"胃系"的概念及其相互关系

"胃系"一词在《内经》中并无记载，而是后世医家提出的。张景岳说："咽为胃系，所以受水谷，故下通于地。"清·郑梅涧《重楼玉钥》云："咽者……主通利水谷，为胃之系，乃胃气之通道也。"从上述文献分析可知，古人所称"咽"是指现代解剖学中的食管和咽（喉）部，故"胃系"即指食管与咽（喉）及与之相连的胃腑。清·张温《张氏医通》云："……咽系柔空，下接胃本，为饮食之路，主纳而不出。"说明胃主受纳，必赖咽关之通畅。同样，胃病累及咽喉者尤多，如肝胃不和，胃失和降，常致咽喉部不适，或似觉异物梗塞，现代称为"癔球症"，可能与胃酸反流引起食管上段括约肌压力升高有关，反流物刺激咽喉部可引起咽喉炎。有资料显示，食道、胃等处也有咳嗽感受器，其中以喉部和气管的咳嗽感受器最敏感。胃食管反流性咳嗽是由于胃酸和其他胃内食物反流进入食管导致以咳嗽为主要表现的一种胃食管反流性疾病。

（三）"肺系""胃系""肝"三者相互关系

1. 解剖位置及经络走向

手太阴肺经起于中焦，下络大肠，环循胃口，上膈属肺。"中焦亦并于胃中"（《灵枢·营卫生会》），"足阳明胃经起于鼻，交额中……循喉咙……入缺盆，下膈属胃"（《灵枢·经脉》），"喉咙者，气之所以上下者"（《灵枢·忧恚无言》），"肺气通于鼻"（《灵枢·脉度》），"肺与胃一膜相隔，且与胃相连之食道也居胸中与肺系相邻。另外，咽通地气，而"咽与喉，会厌与舌，此四者同在一门"（《儒门事亲》）。所以"肺系"与"胃系"经络相连，息息相通，成为两者生理病理相互影响之物质基础。而足厥阴肝经起于足大趾爪甲后丛毛处……挟胃两旁，属肝，络胆……沿喉咙的后边，向上进入鼻咽部……其分支从肝分出，穿过膈肌，向上注入肺，交于手太阴肺经，可见肝经与"肺系""胃系"亦关系密切。

2. 生理病理互相影响

人体各脏腑功能活动靠"气"来表达。气的运动，有升降出入四种形式。《素问·六微旨大论》云："升降出入，无器不有。"肺气以肃降为顺，胃气以下降为和，"降"为肺气、胃气的共同特性。胃肺毗邻，出入殊途却同经吸门，任何邪气引起胃失和降者，都可影响肺的肃降功能，导致肺气上逆而咳，故《素问·咳论》总结咳嗽病机时有"聚于胃，关于肺"之说。临床观察发现，泛酸呃逆等有胃气上逆表现的患者可伴咳嗽等肺部症状。现代研究证实，胃食管反流是慢性咳嗽的主要病因之一。同时临床还发现，许多食管反流患者无消化道症状，而咳嗽可以是胃食管反流的唯一临床表现，且此种咳嗽以干咳为主。肝与肺在生理方面的主要联系，表现在调畅气机方面。肺气主降，肝气主升，全身气血之升降，亦随之而协调。若肝失疏泄，肝升太过，肺降不及，肺气上逆则呛咳无痰。清·尤在泾《静香楼医案》云："干咳少痰，是肝气冲肺，非肺本病，仍宜治肝，兼滋肺气也。"即指肝气升发太过，气有余便是火，气火上冲于肺，所谓"木火刑金"，肺失宣降，故干咳少痰。情志不畅，气机怫郁，化火化风，循经上扰于咽喉，可现咽喉作梗，或咽喉发痒，影响肺气宣发而致咳嗽频作。

慢性咳嗽患者常因兼夹肝气偏旺出现"木火刑金"，而咳嗽不易缓解的情况，通过"治肝达肺"，可迅速解除咳嗽，这在胃食管反流患者中较多见。

由此可见，无论是外感还是内伤，影响肺气宣肃、胃气通降、肝气疏泄，都能导致气机失调，从而引发咳嗽气逆之症。临床经验表明，慢性咳嗽的发生可同时涉及肝、胃、肺多个脏腑，气机逆乱是其中心环节。

（四）正虚邪实、气机逆乱为慢性咳嗽全程病机，内因是发病的关键

从慢性咳嗽患者体质来看，大多有肺脾气虚，甚至气阳虚弱的表现。所谓"邪之所凑，其气必虚""正虚之处，便是容邪之地"。如素有慢性咽炎、慢性鼻炎、慢性胃炎、易反复感冒等慢性病史的患者及过敏体质者，且发病后大多接受输液、抗生素、清凉润喉药和清热解毒中药等，以致正气更伤，邪气郁遏，气机逆乱，故缠绵难愈。这就是慢性咳嗽的病机特点。常见内因如下。

1. 气阳虚弱

多由素体禀赋不足，或多病体弱，或反复咳嗽所致。洪广祥教授认为气阳虚弱是慢性咳嗽最常见的内因。肺阳不足，外邪侵袭易搏于经络，留积于体内，邪正相并，气道不利，致久咳不止。正如隋·巢元方《诸病源候论》所言："久咳嗽者，是肺气极虚故也。"气阳虚弱患者多表现为对气温的突然变化十分敏感，尤其是对气候交变之忽冷忽热适应能力极差，平素常有形寒肢冷、鼻头清冷等征象，特别是不耐风寒，尤以冬、春寒冷季节或早晚阴盛之时易咳嗽，患者多有"遇风（寒）则咳剧"之主诉。"同气相求"，患者易感受外寒，或邪从寒化。洪广祥教授在临床发现不少慢性咳嗽患者尽管合并外感，但并无头痛、鼻塞、身痛等一般常见外感症状，这正是由于患者气阳虚弱、卫外之气不固，"风寒直中手太阴肺"的缘故。在辨证时，可以以右寸脉浮作为判定外感存在的依据之一。

2. 咽喉不利

患者多有咽喉部疾患，如慢性咽炎、慢性喉炎、慢性扁桃体肿大等，查体可见咽喉部急、慢性充血，或咽后壁淋巴滤泡增生，或有分泌物黏附。咽喉部有多条经脉经过，不仅有太阴经、少阴经、少阳经通过，而且还有足阳

明胃经络属,"阳明经主燥,多气多血",因此,咽喉部病变易化热,多寒热夹杂。

3. 鼻窍不利

患者多有鼻部疾患,如过敏性鼻炎、慢性鼻窦炎、慢性鼻炎等。肺开窍于鼻,鼻为肺之门户;喉下接气道,与肺相通,为肺之属,故咽喉、鼻腔与肺关系密切,洪广祥教授统称之为"肺系"。肺主气、司呼吸之功,有赖于喉之气关、鼻之气门的通畅。通畅则和,失调则影响肺之宣降,而出现咳嗽等症状。

4. 过敏体质

多与先天禀赋有关,不同患者可有不同的临床表现。除出现慢性咳嗽外,还可见哮喘、荨麻疹、过敏性鼻炎等疾病。患者禀性特异,不耐辛辣、粉尘、油烟及花粉等异味刺激,是其特征性表现,患者多有"闻刺激性气味则咳作"之主诉。洪广祥教授依据长期的临床观察认为,血分郁热、湿热证是哮喘过敏体质最具特征的表现。

5. 脏腑气机不利

中医学早就认识到咳嗽病因病机的复杂性,提出五脏六腑皆可引起咳嗽,如《素问·咳论》曰:"五脏六腑皆令人咳,非独肺也。"但洪广祥教授认为除肺脏外,与慢性咳嗽关系最密切的脏腑当属胃、肝。慢性咳嗽以干咳或咳嗽少痰为主要表现,古云"无痰便是火",但若按"火咳""燥咳""痨咳"辨治,则疗效差,与临床明显不符。究其原因,应与其病机特点有关,即慢性咳嗽的产生多与脏腑"气机不利"有关。胃以下降为和,胃肺毗邻,出入殊途却同经吸门,若胃失和降,则可影响肺的肃降功能,导致肺气上逆而干咳无痰。肝气主升,肺气主降,二者共同调节气机的出入升降。若肝失疏泄,或肝升太过,肺降不及,则肺气上逆则呛咳无痰;或气机怫郁,化火化风,循经上扰于咽喉,可现咽喉作梗,或咽喉发痒,影响肺气宣发而致咳嗽频作。

清·尤在泾《静香楼医案》云："干咳少痰，是肝气冲肺，非肺本病，仍宜治肝，兼滋肺气也。"

总之，肺气以清肃下降为顺、气道壅塞为逆，只受纳清气，受不得浊气（风、寒、燥、热、烟尘、痰饮），因此，肺气不清，宣肃失常，气机上逆是咳嗽的总病机。素有内因之人感受外邪，引动宿疾，内外合邪，加之失治、误治等，邪滞肺系，致使病机演变复杂化，从而造成咳嗽慢性迁延，反复发作。

二、辨证论治

由于慢性咳嗽的病因复杂，临床表现多样，治疗经验也不很成熟，已引起医学界的广泛关注。洪广祥教授从辨病与辨证相结合的方法出发，通过多年的探索和研究，将慢性咳嗽的辨证施治初步方案整理如下。

（一）痰滞咽喉证

本证是指鼻咽部疾病引起鼻后和喉咽部有较多分泌物黏附，甚至反流入声门或气管所导致的咳嗽。多种疾病都可引起，如过敏性鼻炎、鼻窦炎、非过敏性鼻炎、慢性咽喉炎等。类似西医鼻后滴漏综合征。证候：发作性或持续性咳嗽（咳嗽以白天为主，入睡后较少咳嗽），咽痒如蚁行，有异物痰阻之不适感，舌质偏红，舌苔薄白或微腻，脉细滑或细弦滑。病机：痰阻咽喉，气机逆乱，肺失宣肃。治法：清咽利窍，调畅气机，降气止咳。方选清咽利窍汤（经验方）。药用：荆芥10g，薄荷10g，桔梗15g，木蝴蝶10g，牛蒡子15g，苏叶15g，桃仁10g，百部15g，射干10g，辛夷10g（包），苍耳子10g，生甘草10g。方中苏叶理气舒郁，又可治肺脾气滞，为临床疏利气机之要药。气郁可生痰，苏叶能减少支气管分泌物，故对咳嗽胸闷有较好效果。荆芥轻扬疏散，能治血分风热，故对风邪化热郁滞于上所致的咽喉病症尤为适宜；荆芥又性温，功擅祛风散寒，对风寒引发，或因过服寒凉药致寒凉遏伏，郁遏气机的咽痒作咳，可借其发汗解表之功，使邪散郁开，气机调畅，而咳嗽消除。薄荷疏风散热、利咽止痒，一切风火郁热之疾，皆能治之；薄荷又气味芳香，能理气郁，同时薄荷脑的刺激作用能导致气管产生新的分泌物而使稠厚的黏液易于排出，达到祛痰止咳作用。桔梗系开提肺气之药，可为诸药舟楫，载之上浮，同时又能宣肺祛痰而利胸膈咽喉。百部甘润不燥，守而不走，能润肺降气、化痰止咳，所含生物碱能降低呼吸中枢的兴奋性，抑制咳嗽反射而奏止咳之效，为肺家要药，无论何种因素引发之咳嗽均可应用。痰滞咽喉，常兼夹瘀滞征象，瘀滞咽喉不仅易生痰，而且还可出现咽喉经络气血郁滞，加重气机不利，郁久生风，从而加重咽痒咳嗽，故加桃仁以活血祛瘀，改善咽喉血液循环，对咽痒咳嗽有很好的治疗作用。射干为喉痹咽痛要药，尤以降痰涎、散气滞、宽胸膈、清肺金、润肺燥、止咳平喘为其长。苍耳子、辛夷辛温香散，轻浮上升，能散肺部风寒而宣通鼻窍，为治鼻渊专药；临床常用于鼻部炎症，有收敛作用，改善局部循环使鼻塞和鼻炎得到改善和消除。木蝴蝶又名千张纸、玉蝴蝶，苦寒无毒，具有润肺、疏肝、和胃、生肌功效，主治咳嗽、咽喉肿痛、音哑等症。其与牛蒡子相配更能增强清利咽喉、止痒除嗽效果。全方合用，共奏清咽利窍、调畅气机、降气止咳之功。如咽喉干燥较甚者，可加玄参、麦冬以养阴润燥；局部瘀血明显者，可加丹皮、赤芍以活血散瘀。

（二）胃逆侮肺证

本证多见于胃酸和其他胃内容物进入食管导致以咳嗽为主要表现的一种胃食管反流性疾病。证候：慢性咳嗽，夜咳为重，咳嗽与进食明显相关，如餐后咳嗽、进食咳嗽等，常伴有胃食管反流症状，如反酸、嗳气、胸骨后烧灼感，或伴有咽干、音哑等，舌质红，苔白黄相兼而腻，脉象弦滑。胃液酸碱度检测是最敏感和特异的诊断胃食管反流的方法。病机：胃逆侮肺，肝胃失和，气机逆乱。治法：和胃降逆，清肝泄热，调畅气机。处方：旋覆代赭汤加减。药用：旋覆花 10g（布包），代赭石 20g，法半夏 10g，生姜 10g，炙甘草 10g，党参 15g，黄连 6g，川楝子 15g，大枣 6 枚，枇杷叶 10g，煅瓦楞子 15g（布包）。方中旋覆花、代赭石宣通壅滞、下气降逆，使胃气和降，阻断反流，使其不能上逆侮肺；半夏、生姜、枇杷叶和胃降逆，气逆平则噫气自除；黄连、川楝子清肝泄热，以和肝胃；煅瓦楞子配半夏，一化一降，降逆和胃以制酸。胃逆侮肺，肝胃失和，缘于中虚失运，升降失常，胃强脾弱，而致气机逆乱。方中党参、红枣、炙甘草甘温益气以健胃。脾气健旺，胃气冲和，肝气调达，肺气清肃，则咳嗽自平。

（三）寒邪客肺证

此证类似西医咳嗽变异型哮喘。为哮喘病的一个临床亚型。此证多为气阳不足体质，卫外功能下降，对外界环境及气候变化适应能力较差，因而常易外感或遇过敏物质而诱发和加重。治疗要坚持标本同治和扶正固本的治则，提高机体的抗邪能力，以减少复发。证候：慢性咳嗽，表现为刺激性干咳，夜间或清晨咳嗽较多见。遇寒或气候突变，闻特殊刺激性异味易诱发或加重咳嗽，平素怯寒、易感冒、易自汗，舌质淡红或暗红，脉弱，如兼夹外感风寒，可显浮脉，舌苔薄白或白微腻。支气管激发试验阳性，或支气管舒张试验阳性。支气管舒张药物、糖皮质激素治疗后咳嗽显著缓解为重要判断标准。病机：寒邪客肺，肺失宣肃，气逆作咳。治法：温散肺寒，宣肺止咳。方用温肺煎（经验方）。药用：生麻黄 10g，细辛 3g，生姜 10g，紫菀 10g，款冬花 15g，生姜 10g，矮地茶 20g，天浆壳 15g。水煎服，每日 1 剂。如风寒束肺证候较重者，可用小青龙汤合温肺煎加减；外有表寒，又阳虚内寒者，可用芪附汤合温肺煎加减；兼有寒郁化热者，可适当选加黄芩、夏枯草、金荞麦根。病情基本缓解，用温阳益气护卫汤（经验方）或补中益气汤加减扶正固本，可有效改善机体免疫力，提高对外感环境的适应能力，以减少发作。

（四）湿热郁肺证

此证类似西医嗜酸细胞性支气管炎（EB），这是一种以气道嗜酸性粒细胞浸润为特征的非哮喘性支气管炎，气道高反应性阴性。本证临床表现缺乏特征性，部分患者可表现为类似咳嗽变异型哮喘。体检无异常发现，诊断主要依靠诱导痰细胞学检查，痰嗜酸性粒细胞大于或等于 2.5%。口服或吸入糖皮质激素治疗有效。近年来国内外研究发现，有 7% ～ 33% 的慢性咳嗽是由EB 引起。EB 作为慢性咳嗽的常见病因已成为广大专家的共识。目前 EB 的病因不明，可能与过敏或变应性因素有关。据广州呼吸疾病研究所最近完成的一项慢性咳嗽病因诊断研究显示，在我国嗜酸细胞性支气管炎是慢性咳嗽的首位原因（22%）。

洪广祥教授观察发现，慢性咳嗽确诊为嗜酸细胞性支气管炎者，其临床表现多见湿热郁肺证候。服用宣湿透热方药可获较好疗效。湿热致咳，《中医内科学》教材中未作表达，其实在临床上也是咳嗽中的常见证型，可能把它包含在痰湿咳嗽中。但这种表达是不尽合理的。因为痰湿咳嗽属内伤咳嗽范畴，以咳嗽痰多、痰白而黏或清稀为主要表现。而慢性咳嗽中的湿热郁肺证是以慢性干咳，有少许黏痰，同时兼见湿热证候为主要表现。故痰湿咳嗽与湿热郁肺咳嗽是不同的，因此在慢性咳嗽中应单列门户。

证候：慢性干咳或晨咳，有少许黏痰，伴胸闷和气道作痒，呼吸不畅，咯出黏痰则舒；晨起口黏腻，胃纳欠佳，喜热恶冷，大便软或不爽，舌质红，舌苔黄白相兼厚腻，脉濡滑。部分患者对油烟、灰尘、异味或冷空气比较敏感，环境因素常诱发或加重咳嗽。病机：湿热郁肺，肺气失宣。治法：清化湿热，宣畅肺气。方用麻黄连翘赤小豆汤加减。药用：生麻黄 10g，南杏仁10g，桑白皮 10g，赤小豆 15g，连翘壳 15g，苍术 10g，土茯苓 15g，蚕沙30g，厚朴 10g，法半夏 10g，茵陈 20g，枳实 30g。麻黄连翘赤小豆汤系《伤寒论》为湿热黄疸偏表而设，近人又根据其组方特点，运用于外感风邪所致的风水、皮肤湿热疹、湿热壅滞的水肿等。而洪广祥教授通过实践，发现该方对湿热郁肺所致的慢性咳嗽也有较好疗效，通过对处方进行调整，已成为治疗慢性咳嗽湿热郁肺证的临床经验方。洪广祥教授认为，湿热郁肺证在南方地域发病率较高，故广州呼吸疾病研究所将嗜酸细胞性支气管炎列为慢性咳嗽的首位，发病率明显高于我国其他地域。这显然与南方气候多霉湿有关，嗜酸性粒细胞的增殖与霉湿环境、气候因素有一定的关系。从中医临床角度看，嗜酸性粒细胞增多的有关疾病，似与湿邪和湿热密切相关。湿为阴邪，其性黏滞缠绵，夹寒者为寒湿，夹热者为湿热。中医药对湿邪或湿热所致病证有独特疗效，可以说是中医的一大优势。洪广祥教授应用麻黄连翘赤小豆汤加减治疗慢性咳嗽湿热郁肺证，是基于该方既能清利湿热，又能宣畅肺气；既可外散表邪，又能内清"瘀热"，是一个表里双解，双向调节，治疗慢性咳嗽湿热郁肺的良方。洪广祥教授在该方基础上，再加苍术、厚朴，以苦温燥湿；茵陈、土茯苓擅长清利湿热，使湿热毒邪由小便而解，并能健脾胃、助运化、绝湿源，为治湿热之要药；晚蚕沙味甘辛性温，有祛风湿、化湿浊的作用，王士雄谓其"既引浊下趋，又能化湿浊使之归清"；枳实"主治大风在皮肤中如麻豆苦痒"（《神农本草经》），且对变态反应的影响甚为明显；蚕沙与有较强抗过敏活性的枳实相配伍，对抑制嗜酸细胞性支气管炎的变态反应，必然会起到相得益彰的效果。

（五）气阳虚弱证

平素恶寒怯冷，易感冒，咳嗽遇寒冷或气候突变时易作，冬、春季多见，舌淡或暗，脉细。治法：益气温阳，护卫御咳。方用益气护卫汤（经验方）加味。药用：生黄芪30g，防风10～15g，白术10～15g，桂枝10g，白芍10g，红枣6枚，生姜3片，炙甘草6g，仙茅10g，淫羊藿10～15g。水煎服，每日1剂。若阳虚征象严重者，如症见四肢清冷、面色无华、倦怠乏力、精神不振等症，可加用芪附汤（生黄芪30g，熟附子10g），补骨脂10g，锁阳

10g 等以增温阳益气之功。正如前所述，慢性咳嗽病机复杂，不同病人可出现不同证候类型；即使同一病人在疾病不同阶段也往往表现不同的证候特点，因而需作为不同证型论治。

上述五种证型中前四种治标实为主，第五种则以扶正治本为主。临证时应注意：若邪重病急，标实突出，则先治标实；若邪轻病缓，本虚突出，则治本虚为主；若本虚标实俱显，则标本兼治。同时依据不同兼症和并发症，也应随症加减：①若"气机不利"征象突出，存在气道高反应者，加用蠲哮汤（经验方。组成：葶苈子 15g，鬼箭羽 10g，牡荆子 10g，陈皮 10g 等）泻肺利气平喘。②咽痒甚者，加窍痒煎（经验方。组成：枳实 15g，苏叶 15g，地肤子 10g，白鲜皮 10g）祛风止痒。③眼痒、鼻痒、喷嚏连连及对刺激性气味反应敏感者，加抗敏煎（经验方。组成：枳实 15g，蝉蜕 10g，乌梅 10g，苏叶 15g）抗敏止痒。④咳引胸胁胀痛者，加郁金 10g，枇杷叶 10g，香附 10g 以疏肝达肺。或兼咳时面赤、烦躁易怒者，改用青黛 6g（包煎），海蛤壳 20g，桑白皮 10g，郁金 10g 等清肝泻肺。⑤伴嗳气返酸、饭后咳甚者，酌加旋覆代赭汤［旋覆花 10g，代赭石（包煎）10g，法半夏 10g，煅瓦楞 10g，厚朴 10g 等］降逆化痰止咳。⑥唇红、舌红暗者，加用丹赤紫草汤（经验方。组成：丹皮 10g，赤芍 10g，紫草 15g）以清热凉血、祛瘀抗敏。

（六）感冒后咳嗽

《咳嗽的诊断与治疗指南》（2009 版）在亚急性咳嗽的诊断与治疗中，指出亚急性咳嗽最常见的原因是感染后咳嗽，当呼吸道感染的急性期症状消失后，咳嗽仍迁延不愈。除呼吸道病毒外，其他病原体如细菌、支原体和衣原体等均可能引起感染后咳嗽，其中以感冒引起的咳嗽最为常见，故又称为"感冒后咳嗽"。通常持续 3 ～ 8 周，X 线胸片检查无异常。大多数对抗生素治疗无明显效果。证候：多表现为刺激性干咳或咯少量白色黏液痰，咳声偏重浊，鼻窍不利，咽喉作痒，痒则咳嗽，舌苔薄白或腻，脉浮滑。病机：风寒郁肺，余邪未清，肺失宣肃。治法：温散肺寒、宣畅肺气以治标实，症状缓解后重在温阳益气、固护卫气。方药：温肺煎或小青龙汤加减。感冒后咳嗽病因虽多为风寒郁肺，但也可出现风寒夹湿或湿郁化热之证候。前者可考虑用五积散（宋·陈师文等《太平惠民和剂局方》）解表达里。所谓五积因其"能散寒积、食积、气积、血积、痰积，故名五积"。此方为阴阳表里通用剂，具有解表温中除湿作用，是发表温里、一方统治多病的好方子。后者可在温散肺寒方药基础上，配合麻黄连翘赤小豆汤以清化湿热。如风寒郁而化热可配合麻杏甘石汤以清泄肺热。临床要注意兼夹证候的准确处理，这对感冒后咳嗽的临床疗效甚为关键。切忌盲目反复使用苦寒之剂重伤肺阳，致使寒邪冰伏，咳嗽更难治愈。

　　由于慢性咳嗽的病因复杂，涉及面较广，临床易出现治疗上的盲目性。慢性咳嗽的病因诊断需要一定的设备和技术条件，对基层医院或经济条件有限的患者难以实施。因此。当客观条件有限时，经验性治疗可作为一种替代措施。所谓经验性治疗，是指在病因诊断不确定的情况下，根据病情和可能的诊断给予相应的治疗措施，通过治疗反应来确定或排除诊断。

　　中医药治疗慢性咳嗽应尽量使用辨病与辨证相结合的方法，既能体现病因治疗，也能遵循辨证施治的经验性治疗。如果在西医诊断不明的情况下，准确地应用辨证施治的方法也能取得较好效果。鉴于慢性咳嗽的中医药治疗尚缺乏成熟经验，上述介绍的内容是洪广祥教授在近几年对慢性咳嗽的临床科研中积累的一些体会，还需要继续探索和完善。

三、典型病案

例一：王某，女，28 岁。2005 年 10 月 26 日初诊。

　　患者诉慢性干咳已月余，多方治疗不见效果。细观其病历，有从阴虚肺燥咳嗽治疗，也有从燥热或痰热咳嗽论治，均无明显缓解。症见干咳甚，呈发作性或持续性咳嗽，咽痒则咳，咽痒如蚁行，咳甚尿出，入睡后基本不咳，咳声重浊，咽喉局部满布红丝，且有黏液覆盖，滤泡较多，有慢性副鼻窦炎病史，舌质红，舌苔薄黄，脉细弦略滑。证属痰滞咽喉致咳，疑为鼻后滴漏综合征。治拟清咽宣窍、调畅气机。方用清咽利窍汤加减。处方：荆芥10g，薄荷10g（后下），牛蒡子15g，桔梗15g，木蝴蝶10g，射干10g，辛夷10g（包），苍耳子10g，百部10g，枇杷叶10g，桃仁10g，丹皮10g，夏枯草30g，白僵蚕15g。7剂，水煎服，每日1剂。

二诊：诉服药3天后，咳嗽减轻，7剂服完咳减过半，守原方再服7剂复诊。

三诊：咳嗽已基本缓解，咽喉如蚁行亦消失，局部充血征象明显改善，唯咽喉干燥不适，及鼻音欠清亮，拟改用麦门冬汤合清咽利窍汤加减续服7剂，并嘱其去五官科诊治，以控制慢性咳嗽反复。

按：本案从鼻后滴漏综合征痰滞咽喉证治疗效果显著。从症状及体征分析，患者咽喉"瘀热"较甚，故加丹皮、夏枯草、凉血散瘀、清肺泄热。"瘀热"可郁而化风，咽痒作咳、咽喉如蚁行等症均属风象，故加用白僵蚕以息风止痒，痒除则咳止。枇杷叶气薄味厚，属阳中之阴，性善降逆，有较强镇咳作用，为治肺热咳嗽、阴虚咳喘常用药。本患者服药后镇咳之速显然与方中配合对症止咳之品有密切关系。

例二：黄某，男，48岁。1996年4月7日初诊。

患者反复慢性咳嗽两年余，久治效果不显。因从事营销工作，生活极不规律，从而引发胃脘不适，反酸噫气频作，胃镜检查诊断为慢性胃炎、胆汁反流症。经西药治疗胃部症状改善，但上述症状仍反复出现，后又继发慢性咳嗽，多数医生以慢性支气管炎、咽喉炎治疗，咳嗽症状未能改善。经病友介绍，遂来门诊邀余诊治。症见干咳频作，咳声高亢，进食后及夜间咳嗽明显加重，口苦口干口黏，伴胃脘痞闷，胃中嘈杂，时有反酸噫气，咽喉至胃脘有烧灼感，自觉常有热气上冲气道，大便不爽，胃纳较差，食后胃脘不适，舌质红暗，舌苔白黄厚偏腻，脉象弦滑偏数。此属胃逆侮肺，中焦痞满，气机逆乱，肝胃失和。治宜和胃降逆、辛开苦降、调畅气机。方用旋覆代赭汤合半夏泻心汤加减。处方：旋覆花10g（布包），代赭石20g（布包先煎），法半夏10g，黄连10g，黄芩10g，干姜10g，炙甘草10g，党参15g，川楝子15g，枇杷叶10g，煅瓦楞子15g（布包先煎）。7剂，水煎服，每日1剂。

二诊：服药后胃脘痞闷、嘈杂、反酸等消化道症状明显改善，干咳亦显著减少，原方续服7剂。

三诊：消化道症状基本缓解，干咳症状亦同步控制，效不更方，守原方再进14剂。

四诊：服药近30剂，慢性干咳及食道症状已完全缓解，诸症若失，舌苔、脉象均已恢复常态。嘱继续治疗原发病慢性胃炎、胆汁反流症，以避免慢性咳嗽再度发生。

按：本案从中医辨证看，是痞满引发气机逆乱，肝胃失和，气逆侮肺，肺失肃降，而干咳频作。从西医辨病看，显然是胃食管反流性疾病导致慢性咳嗽。中西医一致认同本病例之咳嗽是由胃病诱发，故治疗应重在治胃，通过治胃而达到治咳之目的。说明辨病与辨证相结合，可以起到优势互补的作用。若本案以治肺止咳入手，就不可能实现肺胃同治获得双赢之显著效果。本案的治疗从认识论和方法论上都充分体现了其科学性。

例三：吴某，女，46岁。2002年11月15日初诊。

患者反复干咳近3年，在某西医院住院治疗诊断为咳嗽变异型哮喘，经应用糖皮质激素类药物干咳明显缓解，但不能控制易感和反复发作。尤以受凉或气温不稳定，遇特别异味，如油烟味、煤气等，易诱发干咳，夜间及清晨咳嗽较频，气温升高咳嗽可明显减轻，无明显喘憋症状，平素怯寒易感，有过敏性鼻炎病史，舌质偏红而润，舌苔白黄微腻，脉象浮弱细滑。证属气阳虚弱，卫气不固，兼夹外感，寒邪客肺，肺失宣肃。先治寒邪客肺之标，后治气阳虚弱之本。治宜温散肺寒、宣肺止咳。方用温肺煎加减。处方：生麻黄10g，干姜10g，细辛3g，紫菀10g，款冬花10g，矮地茶15g，天浆壳15g，辛夷10g（包煎），苍耳子10g，黄芩10g，厚朴10g。7剂，水煎服，每日1剂。

二诊：患者服药后咳嗽明显改善，鼻炎症状减轻，余症同前，浮脉已去。原方再服7剂。

三诊：咳嗽已减五分之四，但怯寒及对外界环境适应能力未见改善，脉象细弱，舌苔薄白微腻。服前方14剂寒邪客肺证已除，但气阳虚弱，卫外之气不固已成主要矛盾，拟改用益气温阳护卫法调理。处方：生黄芪30g，防风15g，炒白术10g，补骨脂10g，淫羊藿15g，桂枝10g，白芍10g，生姜10g，红枣6枚，炙甘草10g，柴胡10g，升麻10g，党参30g。14剂，水煎服，每日1剂。

四诊：据述服上方后体质状况有明显改善，御寒能力增强，近半个月外出务工和劳作亦未感冒，环境适应能力大为提高，干咳症状未发作。嘱原方续服3个月，并加服咳喘固本冲剂（洪广祥教授经验方，医院制剂）。

3个月后来医院复诊，病情稳定，体质改善，未有感冒，慢性咳嗽无反复。嘱续服补中益气丸合咳喘固本冲剂以巩固疗效。

按：本案为咳嗽变异型哮喘寒邪客肺证，经服用温肺散寒方药后，咳嗽缓解，体现了中医辨证论治的特色和优势。洪广祥教授常见不少中医晚辈以西医炎症观念，大肆应用寒凉清肺药以清热消炎通治所谓的"炎症"。这实际是对西医炎症观念的一种曲解。同时，也将所学的中医药理论置于脑后，因而在临床上严重背离了以中医药理论为指导的原则，其结果是在学术上误入歧途。咳嗽变异型哮喘所致的慢性咳嗽，其基本病机仍是"气机逆乱"。由于本证患者多气阳虚弱，卫外之气不固，卫外和适应能力下降，气道防御功能脆弱，因而易招致外邪"直入手太阴肺"，尤以风寒病邪为首位。风寒束肺，肺失肃降，气机逆乱，而上逆作咳。风寒致病宜温散，风去寒除，病邪束肺、肺气上逆自可迎刃而解，不止咳而咳自止。此时如用寒凉遏肺之品，将会使肺气更加郁闭，非但不能止咳，反会使咳嗽迁延，客邪留恋，病情加重。这样的教训已屡见不鲜。这里需要特别提出的是，类似这种病例西医抗菌消炎无效，而患者欲求中医药以解决病痛，但是有些中医师采用"清热"以"消炎"之中药继续治疗，很难取得较好的疗效。本案的第二治疗阶段以益气温阳护卫以治本，应用温阳益气护卫汤合补中益气汤加减，以温阳护卫、补益宗气，从而迅速改善了患者的体质，增强了机体和气道的防御能力，实现了"扶正以祛邪"的目的，扭转了"邪之所凑，其气必虚"的被动局面，全面体现了中医辨证论治的科学性和优越性。

例四：金某，女，36 岁。1988 年 5 月 13 日初诊。

患者每遇春季梅雨季节，易发咳嗽，以干咳为主，偶有少许黏白痰，发病已两年。去年夏秋季气候潮湿闷热亦引发咳嗽，多方治疗效果不显。经查阅既往治疗病历，除频繁应用多种抗生素及抗过敏药外，中医多数以"清肺热""化痰热"，甚至还应用"清燥润肺"或小青龙汤之类方药，也未能缓解咳嗽，故患者期望尽快结束闷湿气候以解除病痛。症见咳嗽频作，多为连声干咳，偶有少量白黏痰；伴咽痒胸闷，有时自觉全气道均有郁闷作痒感；晨起口黏腻，胃纳不馨，口中乏味，不欲饮；近日来心胸烦闷尤为明显，夜寐欠安，有"懊憹""不快"之苦，时欲深呼吸以减轻"气闷"，舌质红略暗，舌苔厚腻白黄相兼，脉象濡缓，右寸浮细滑。证属湿热郁肺，肺气失宣，热郁胸中，气逆于上。治宜清化湿热、宣畅气机。方用麻黄连翘赤小豆汤合栀子豉汤加减。处方：生麻黄 10g，连翘 15g，赤小豆 15g，桑白皮 15g，南杏仁 10g，生甘草 6g，生栀子 10g，淡豆豉 10g，白鲜皮 10g，地肤子 10g，藿香 15g（后下），白蔻仁 6g。7 剂，水煎服，每日 1 剂。

二诊：服药 7 剂，咳嗽已减五分之三，心中懊侬消除，咽痒胸闷显著改善，厚腻苔减少过半，食欲增进。效不更方，原方续进 7 剂。

三诊：咳嗽基本缓解，胸闷咽痒已除，腻苔已退，脉象细滑。患者评价说："这次找到了真正的中医看病。"洪广祥教授认为，这是患者对中医药工作者的殷切期望。

按：本案虽未做痰细胞学检查，难以确定是否属于嗜酸细胞性支气管炎。但从证候表现和病程特点看，属慢性咳嗽湿热郁肺证无疑。经应用清化湿热、疏畅气机方药治疗，效果甚为满意。处方中加藿香芳香化湿，除阴霾湿邪，助脾胃正气；白蔻仁辛散温通、芳香理气，善行中上二焦之气滞，尤善行肺脾气滞，其与藿香相配，芳香化湿、辛散温通、调畅气机，更加相得益彰。白鲜皮、地肤子既能清利湿热，又能祛风止痒，有助于减轻因痒而作咳之苦。患者因湿热郁遏，热壅胸中，致使气机窒塞不通，而出现"烦热，胸中窒"之懊侬证，故配合栀子豉汤清胸中之热，宣上焦之郁，热清郁解，则心中懊侬自除。由于对本案例的治疗始终抓住湿热郁肺，肺气失宣的总病机，理法方药合拍，因而近期疗效甚著。

例五：王某，女，42 岁。2008 年 12 月 10 日初诊。

患者咳嗽、咽痒 10 周。曾自购西瓜霜润喉片、蜜炼川贝枇杷膏等服用，也曾在当地医院静滴抗生素等治疗 10 余天，服麻杏甘石汤合止咳散加减治疗，咳嗽时轻时重，咽痒则咳。刻下症见：咳嗽咽痒，夜间及清晨咳嗽较频，痰白黏量少，稍感鼻塞，口干欲温饮，纳食一般，遇风受凉则咳甚，大便不干结，舌质红略暗，舌苔白腻微黄，两寸脉稍浮。胸部 X 线示双肺未见明显异常。追问病史：患者近 3 年时有咳嗽，冬春季节多见，平素易感冒。西医诊断：慢性咳嗽。中医诊断：咳嗽，证属寒邪滞肺证。治宜温散肺寒、宣肺止咳为法，方用温肺煎合二陈汤加减。处方：生麻黄 10g，法半夏 10g，细辛 3g，紫菀 10g，款冬花 10g，矮地茶 15g，天浆壳 15g，生姜 3 片，陈皮 10g，茯苓 15g，厚朴 10g，苏叶 15g。7 剂，水煎服，每日 1 剂。

二诊：诉服药 3 剂咳嗽即明显改善，夜能安卧，现稍有咳嗽，咽痒则咳，背心寒冷感，舌质红暗、舌苔薄白微腻，脉象细稍浮。治予益气护卫、散寒止咳为法，方用益气护卫汤合温肺煎加减。处方：生黄芪 30g，防风 15g，炒白术 10g，淫羊藿 15g，桂枝 10g，白芍 10g，生姜 3 片，红枣 6 枚，炙甘草 6g，生麻黄 10g，细辛 3g，紫菀 10g，款冬花 10g，天浆壳 15g，木蝴蝶 10g。7 剂，水煎服，每日 1 剂。

三诊：咳嗽咽痒基本消除，背冷感消失，纳可，舌质红暗、舌苔薄白微腻，脉细。治予益气温阳为法，方用益气温阳护卫汤加味。处方：生黄芪 30g，防风 15g，炒白术 10g，补骨脂 10g，锁阳 10g，桂枝 10g，白芍 10g，生姜 3 片，红枣 6 枚，炙甘草 6g。14 剂，水煎服，每日 1 剂。以上方为主善后调理两月余，随访半年患者未见咳嗽。

按：本例患者内有气阳虚弱，易招致外邪"直入手太阴肺"，尤以风寒为首位。临证观察发现病程数月的患者就诊时仍有外感征象者不少，可能与正虚抗邪乏力或外邪反复侵袭有关。风寒之邪未及时温宣、温散，致夹湿化热，留恋于肺系，气机不利，咳嗽不止。初诊重在温宣、温散，使寒湿之邪有出路，郁热自清。二诊邪轻病缓，标本同治。三诊则治本虚为主，冀通过增强机体和气道的防御能力，从根本上防止本病复发。

呼吸衰竭

呼吸衰竭是呼吸功能严重障碍，导致缺氧，伴或不伴二氧化碳潴留，从而引起一系列的病理生理改变和临床表现的病症。

呼吸衰竭不是一种独立疾病，而是一种机能紊乱，很多累及肺的疾病都能引起。呼吸衰竭的早期诊断对于治疗极为重要。当任何患有较严重支气管－肺、胸壁或中枢神经疾患的患者，一旦出现急性呼吸道感染、哮喘或急性心力衰竭时，即应高度警惕急性呼吸衰竭的发生。慢性呼吸衰竭发病隐袭，但当患者出现慢性右心衰竭和血容量增多时，应疑有呼吸衰竭的可能，因这两种情况常与慢性低氧血症和二氧化碳潴留并存。

呼吸衰竭的确诊则依靠动脉血液气体分析，在静息呼吸空气时，动脉血氧分压低于 60mmHg，或伴有动脉血二氧化碳分压高于 50mmHg，即可确诊。

呼吸衰竭的主要临床表现是呼吸困难、发绀等，属于中医学喘、闭、脱等危急重证范畴。

一、证候特征

（一）中心证候特征

呼吸衰竭可由多种疾患引起，其病变主要在肺，涉及五脏、气血、阴阳。因而其临床证候也复杂多变，常见症状有呼吸困难、发绀、精神神经症状，如头胀、头痛、烦躁、记忆力及判断力减退，如果呼吸困难及发绀进一步加重，继发肺性脑病，可出现神志恍惚、精神错乱、谵妄、无意识动作、抽搐、昏迷等；舌象有红、红绛、光绛、紫暗、淡暗，苔黄腻、白腻、黄黑焦干起刺，或灰白黑滑，或少苔；脉象有弦、滑、细数、微细欲绝、沉伏、虚数等。其中呼吸困难、发绀是呼吸衰竭的最主要特征。

呼吸困难：表现为呼吸浅促，频率增快，严重病例尤其发生脑水肿与脑疝时，呼吸常可突然停止；中枢性呼吸衰竭，常可表现为双吸气、叹息样呼吸、抽泣样呼吸、潮式呼吸等呼吸节律和频率的改变。

发绀：主要见口唇青紫，面色青灰，舌质紫暗，爪甲青紫。发绀是缺氧的反映，但发绀与缺氧程度并不平行。

（二）分类证候特征

本病证大体上可分为热毒犯肺、痰火壅肺、腑结肺痹、气阴两竭、痰瘀阻肺、水凌心肺、喘脱 7 类证候，每类证候的特征是其辨证的要点。热毒犯肺证以高热面赤、口渴唇燥、喘促胸闷等邪热迫肺，热甚伤津之证为特征。痰火壅肺以痰声如锯、喘促息粗、抬肩掀胸、高热烦躁、面赤神昏为特征。腑结肺痹以高热喘促、腹满便结、烦躁神昏为特征。痰瘀阻肺，以喘促气逆、喉间痰鸣、面青唇暗、嗜睡昏迷等为特征。气阴两竭以呼吸微弱、间断不续、神志昏沉、时作抽搐、汗出如洗、舌红无苔为特征。水凌心肺以喘咳气逆不能平卧、心悸浮肿、怯寒肢冷、面青唇紫等为特征。喘脱证以喘促加剧，或状若抽泣，或突然痰鸣暴喘，鼻翕唇黑，额汗如珠，脉微欲绝为特征。

（三）证候转化与演变特征

急性呼吸衰竭多由感受暑温、火毒之邪所致，故发病迅速，病势凶险，具"火性急迫"的特征。因火热毒邪内盛，初起可见气分高热，且可迅速出现神昏、谵语等热入营分的见症，或初起即见气营两燔。热毒内盛，则肠腑热结，腑气不通，邪无出路，是加重并使病情恶化的关键。热甚可致动风，形成肝风内动之候。火热灼津耗液，后期表现气阴衰竭，阴虚风动。如邪热内闭，气阴已耗，则可见内闭外脱之证。慢性呼吸衰竭，多有慢性咳喘病史，发展成肺胀。患者多表现为肺肾两虚，痰瘀阻肺证候。痰瘀化热，热极生风，可出现肝风内动之证。痰瘀不解，迷闭心窍，又可见痰蒙心窍之证。脾肾阳虚，水气不化，既可上凌心肺，又可损及心阳，转化为心肾阳衰，肺气欲绝的喘脱证。

二、病因病机

呼吸衰竭常由多种疾患引起，其病因亦极为复杂，常见病因有毒热内陷、败血停凝、痰阻气道、肺脾肾虚。

（一）毒热内陷

如春温、暑温、痢疾、痈疽疔毒等，因毒热过盛，正不胜邪，易致温毒内陷，毒热酿痰，上干于肺，肺失肃降，而发喘促。

（二）败血停凝

严重跌仆损伤、沸水烫伤、火焰烧伤，以及产后等，均可导致瘀血留滞，气机逆乱，上干于肺，而致喘促。

（三）痰阻气道

急慢性疾患影响于肺，致肺气受阻，气津失布，津凝痰生，阻遏气道，气机不利，肃降失常，常为喘促发生的重要原因。

（四）肺脾肾虚

肺脾肾虚为发生慢性呼吸衰竭的重要病因基础。久咳久喘，久患痨瘵、肺胀，或痰饮久羁，或水饮内停，皆能进一步伤及肺气，肺气虚衰，气失所主，而发生喘促，气不得续；肺气不足，血行不畅，又可导致气虚血瘀，而发生心悸气短、面唇青紫等症。脾虚失运，聚湿生痰，上凌于肺，或久咳、久喘，肺病不愈，影响及脾，脾虚失运，酿湿生痰，上干于肺，肺为痰壅，不得肃降，均可出现喘促、发绀等症。肺脾久病不愈，穷必及肾，肾虚不能制水，则水湿停聚而成痰饮，痰饮上泛于肺，肺气肃降不利，上逆而作喘；肾司气之摄纳，肾元不固，摄纳失常，则气不归元，上逆于肺，而发为喘促，动则加重，且呼多吸少。肺、脾、肾虚的演变，是慢性呼吸衰竭的病理基础，而肺气虚衰，不能主气；脾失健运，聚湿生痰；肾气亏损，不能纳气，又是其重要的发病基础。

本病证病位主要在肺，与脾、肾密切相关，涉及心、肝。本虚标实是其基本病机特征，肺、脾、肾虚为本，热毒、痰火、瘀血、痰浊为标。急性者常以标实为主，慢性者一般多以本虚标实并见，复感外邪后又以标实的见症为主。

急性呼吸衰竭发病急、变化快，初起邪壅肺气，气机逆乱，可迅速出现邪扰神明，肝风内动之证。后期累及肾，可出现闭、脱证，病势极为险恶。其总的趋势是由肺→心→肝→肾，短期内相继出现，或可同时出现。慢性呼吸衰竭初起由肺病所致，咳喘不已，肺病及脾，久病及肾，肺、脾、肾俱虚，复感外邪，正虚邪盛，病情恶化，可见痰浊或痰瘀蒙蔽心窍，或引动肝风，最后可致心肾阳衰，肺气欲绝，阴阳离决。

呼吸衰竭的基础病机是肺气壅塞，气道受阻，肃降失常；肺气虚衰，肾不纳气，气无所主，摄纳失常。在疾病发展过程中，常随病势的进退而不断转化。

急性发病多以邪实为主，以毒邪迫肺最为常见。毒热入里，既可直接迫肺，又可灼液成痰，形成痰火互结。肺与大肠相表里，肺气壅塞可致腑气不通，腑热熏蒸于肺，又可转化成腑结肺痹。此时如治疗得当，正能胜邪，毒热得泄，可截断病势的发展。若病势控制不力，毒火弥漫，神明受扰，又可出现热闭心包和肝风内动之恶候。毒热为阳邪，最易耗气伤阴，轻则气阴两伤，重则气阴两竭，甚至因邪盛正衰，正不敌邪，而成内闭外脱之危候。另一方面，热入营血，血热搏结，或气壅痰凝，或气虚血滞，均可形成血瘀，瘀血随经上攻于肺，可进一步加重呼吸困难和发绀之症。

慢性发病，病程较长，病机多为正虚邪实，虚实夹杂。但在不同阶段，虚实会有所侧重，或可相互转化。如肺虚不能主气，出现气短难续，但肺可及脾，子盗母气，则脾气亦虚，脾虚失运，聚湿生痰，上渍于肺，肺气壅塞，气津失布，血行不利，可形成痰浊血瘀。病机可呈现邪实为主，或邪实正虚互见。迁延不愈，可累及肾，其病机则呈现肾失摄纳，痰瘀伏肺之肾虚肺实之候。若脾肾阳虚，水邪泛滥，上凌心肺，又可加重喘促、发绀，甚至导致心肾阳衰，肺肾暴脱，化源欲绝，气息微弱，呼吸殆停之喘脱证。

三、分证证候病机

本病证多由毒热、血瘀、痰阻和肺、脾、肾虚所致。其基本病机是肺的肃降和摄纳失常。肺的肃降和摄纳失常，可分别贯穿于呼吸衰竭的始终和各分类证候之中。由于各分证有其各自的病因和证候特点，因此其病机也有其独特的含义和内容。

（一）热毒犯肺证

热毒亢盛，正邪剧烈抗争，故身热面赤；邪热壅肺，肺失宣降，故喘促胸闷。热灼津伤，则口渴便秘；热郁于里，神明被扰，故烦躁或谵语。舌红苔黄脉数，为热毒炽盛之象。

（二）痰火壅肺证

热毒内炽，灼津炼液为痰，痰火壅肺，闭阻气道，肃降无权，故见喘促息粗，抬肩掀胸，痰声如拽锯等症；痰火郁遏，神明被扰，肝风内动，故见高热神昏，时有抽搐；血脉瘀滞，故面色青紫。舌红暗或绛，苔黄厚，脉洪滑数为痰火壅盛之征。

（三）腑结肺痹证

邪热入于阳明，正邪剧争，阳热亢盛，故高热不退，烦躁不安；热壅于肺，气机不利，肃降失常，故喘促气憋，胸满抬肩；热结肠道，津伤化燥，燥热与糟粕相结，腑气不通，故腹满便结；热盛伤津，则小便短赤；舌苔黄燥，脉弦数，为阳明热盛之征。

（四）气阴两竭证

正气被耗，肺阴涸竭于内，肺气暴脱于外，故呼吸微弱，间断不续，或叹气样呼吸；气阴亏耗，心神失养，故神志昏沉，精神萎靡；筋脉失养，虚风内动，故时作抽搐；阴竭于内，阳失阴敛，则汗液外泄如洗；舌红无苔，脉虚细数，为气阴两竭之候。

（五）痰瘀阻肺证

痰浊阻肺，气机不利，血行不畅，血脉瘀阻，痰瘀互结，阻塞气道，肺失肃降，故见喘促气逆，喉间痰鸣，发绀等症；痰瘀迷闭心窍，则现嗜睡昏迷、神志恍惚等精神见症；痰瘀郁闭，郁而化热，热极生风，肝风内动，则可出现抽搐；舌质暗紫，舌苔浊腻，脉弦滑为痰浊血瘀之候。

（六）水凌心肺证

阳虚水泛，水气射肺，肺失肃降，则喘咳气逆倚息难以平卧；水气凌心则心悸；水泛肌肤，则肢体面目浮肿；阳衰阴盛，故怯寒肢冷；阳虚血滞，则见面唇青紫，舌暗脉涩；舌胖苔白滑，脉沉细，为阳气虚衰之候。

（七）喘脱证

肺、心、肾俱衰，真元不固，摄纳无权，逆气上奔，故喘逆加剧，唇黑鼻翕；阳气上脱，故额汗如珠，鼻头冷；肺气欲绝，故呼吸时停时续；阳气外脱，故神昏、肢厥、脉微欲绝。

四、辨证论治

（一）辨证要点

1. 辨中心证候

呼吸急促，是呼吸衰竭最主要的特征症状。明·张介宾《景岳全书·喘促》云："气喘之病，最为危候，治失其要，鲜不误人，欲辨之者，亦唯二证而已。所谓二证者，一曰实喘，一曰虚喘也。"一般来说，实喘由于邪气壅阻，虚喘为气衰失其摄纳，根本不固。实喘呼吸深长有余，呼出为快，气粗声高，伴有痰鸣咳嗽，脉数有力。虚喘呼吸短促难续，深吸为快，气怯声低，少有痰鸣咳嗽，脉象微弱。若伴心阳虚衰，可见喘息持续不已，面色、唇舌、指甲青紫，甚则出现喘汗致脱、亡阴、亡阳的危局。呼吸衰竭患者，肺气上逆，心血运行失常，血脉瘀阻，可致口唇青紫，面色青灰，舌质紫暗等发绀症状。

2. 辨病邪主次

起病急骤，呼吸喘促，伴高热面赤、口渴便秘、烦躁谵语、舌红苔黄、脉数有力等症，属毒热为主。呼吸喘促，伴高热神昏、喉间痰鸣、苔黄厚、脉滑数等症，以痰火为主。喘促气急，喉间痰鸣，嗜睡昏迷，伴发绀见症，属痰瘀为患。起病缓慢，反复发作，喘促气急难以平卧，伴面目肢体浮肿、怯寒肢冷、面青唇暗、舌胖暗等症，为阳虚水泛。

3. 辨正邪盛衰

正邪盛衰的辨别，常以病程、伴发症、舌脉等为依据。凡起病骤急，病程短，进展快，以邪气盛实的见症为主者，多为邪实正盛。病邪深入，伤阴耗气，出现虚实并见的证候为主者，则多邪胜正衰。起病慢，病程长，以正虚的见症为主者，多为正衰邪微。若复感外邪，或兼夹痰瘀见症者，则多正衰邪盛。若喘促加剧，神识昏聩，呼吸时停时续，汗出如珠，四肢厥逆，脉散乱或沉微欲绝者，则是正不敌邪，邪胜正衰的表现。

（二）治疗方法

1. 清热泻肺

热毒犯肺，肺气壅塞，肃降失常，是急性呼吸衰竭的重要因素。故清热泻肺毒是其主要治法。药用：黄芩、栀子、知母、黄柏、黄连、石膏、桑白皮、葶苈子等。明·朱橚等《普济方·喘》云："肺实肺热，必有壅盛胸满，火气上炎之状，法当清利，如桑白皮、葶苈之类是也。"此法不仅可清泄肺热、畅利肺气，还有助于泄热清心，以防热扰心神。

2. 清热化痰

温热毒邪熏灼于肺，炼液成痰，痰阻气道，肺气上逆而喘促。故宜清热化痰、畅利肺气，以防变证四起。药用：金银花、连翘、黄芩、石膏、鱼腥草、鸭跖草、瓜蒌、桑白皮、芦根、葶苈子、杏仁、浙贝母、野荞麦根等，以达清热肃肺、化痰泻壅之目的。

3. 通腑泻下

热毒内壅，燥结胃腑，腑热熏蒸，上迫于肺之腑结肺痹证，可用通腑泻下法。另一方面，急性呼吸衰竭属里实热证居多，都存在程度不等的腹满、痞胀、便结及肠鸣音减弱，故常采用通腑泻下法。药用：瓜蒌、大黄、芒硝、厚朴、枳实通腑泄热；葶苈子、杏仁降泄肺气，石膏、知母、金银花、连翘清热泻火，俾腑通热去，肺得肃清，有助于呼吸困难的减轻和躁动的控制。

4. 祛痰行瘀

痰瘀互结是呼吸衰竭的重要病理基础。肺内血循环，特别是微循环的障碍，常是呼吸衰竭难以缓解的重要原因。因此，祛痰行瘀法有利于消除血脉瘀滞和气道阻塞。药用：桃仁、红花、川芎、赤芍、大黄、丹参、葶苈子、牡荆子、法半夏、青皮、陈皮等。此法常与其他治法有机配合运用，患者服药后缺氧状态改善明显，呼吸困难和紫绀症状亦随之减轻。

5. 温阳利水

喘咳日久，肺、脾、肾虚，阳衰阴盛，水气不化反而上逆，射肺凌心，为慢性呼吸衰竭的重要原因。故温阳利水有利于呼吸困难的减轻和病情的改善。药用：制附子、桂枝、黄芪、茯苓、白术、生姜、车前子、泽泻等。此法与祛痰行瘀法配合应用，有利于提高疗效。

6. 益气救阴

温热之邪，灼津耗液，肾阴耗竭，阴虚气伤，所谓"壮火食气"，气阴两竭。故治宜益气救阴，治喘防脱。临床经验证明，救阴必须先益气，气宜急固，益气才能救将绝之化源，所以益气而能生津，津回阴生而喘平。药用：人参、麦冬、五味子、山萸肉、生地、白芍、龙骨、牡蛎、磁石等。

7. 回阳固脱

病至后期，肺、肾、心俱衰，亦即呼吸、循环同时衰竭，抢救不力，多死于此。药用：人参、附子、干姜、龙骨、牡蛎等，或配用黑锡丹回阳救脱。药后若神定气续，阳回喘平，可随证施治，慎防助热伤阴之弊。

（三）分证论治

1. 热毒犯肺证

喘促胸闷，高热面赤，口渴唇燥，便结溺赤，烦躁或谵妄，舌红苔黄，脉数有力。治法：清热解毒，泻肺利气。方用黄连解毒汤合泻白散加减。药用：黄连、黄柏、大黄、甘草、芦根、葶苈子、桑白皮、杏仁、冬瓜仁。方中黄连、黄芩、黄柏清热泻火解毒，石膏、芦根清肺生津，大黄通腑泄热，导热从下而出；葶苈子、桑白皮泻肺利气以除壅，杏仁、冬瓜仁豁痰肃肺，甘草调和诸药，以加强芩、连等清热解毒之功。热毒重者再加金银花、连翘、鸭跖草等；喘甚痰多加鲜竹沥、胆南星、瓜蒌等，以清化痰热；热伤气阴加人参、麦门冬、生地等，益气养阴以助祛邪；热盛动风，肢体抽搐，角弓反张，加羚羊角、钩藤、全蝎、蜈蚣等，以平肝息风止痉；神昏谵语加犀角（用代用品）、生地、丹皮、玄参等凉血清营，并可选加牛黄丸，以清热解毒开窍。

2. 痰火壅肺证

高热神昏面赤，喘促气急，痰声如拽锯，抬肩掀胸，鼻翕，烦躁，时有抽搐，舌红绛，苔黄厚，脉洪滑数。治法：清热泻火，逐痰泻壅。方用礞石滚痰丸加减。药用：礞石、沉香、黄芩、大黄、滑石、石膏、连翘、葶苈子、贝母、桑白皮、杏仁。方中石膏、黄芩、大黄、连翘清热泻火，滑石导热从小便而出；葶苈子、桑白皮泻肺除壅，杏仁、贝母化痰平喘，礞石、沉香逐痰降气，共奏降火逐痰、泻壅救肺之功。舌质光绛而紫赤，为热盛伤阴，加生地、麦冬、玄参清热滋阴；神昏谵语加安宫牛黄丸、至宝丹清心化痰开窍；抽搐加山羊角、僵蚕、蜈蚣、全蝎凉肝息风。

3. 腑结肺痹证

喘促气粗，胸满抬肩，高热不退，烦躁不安，腹满便结，小便短赤，舌质红，苔黄燥，脉洪数。治法：通下救肺，釜底抽薪。方用宣白承气汤加减。药用：石膏、杏仁、瓜蒌皮、大黄、芒硝、桑白皮。方中石膏、桑白皮清泄肺热，杏仁、瓜蒌皮宣肺平喘，大黄、芒硝通腑泄热，以助肺气肃降。诸药合用，共奏通肺泄下、宣肺平喘之功。喘甚者加葶苈子、枳实以泻肺除壅；热毒炽盛者加知母、黄芩以加强泻火解毒之功。

4. 气阴两竭证

呼吸微弱，间断不续，或叹气样呼吸，时有抽搐，神志昏沉，精神萎靡，汗出如洗，舌红无苔，或光绛而紫赤，脉细微而数，或散或芤。治法：益气救阴防脱。方用生脉散加味。药用：人参、麦冬、五味子、生地、山萸肉。方中人参大补元气，麦冬、生地益阴清热，五味子、山萸肉敛汗固脱。诸药合用共奏补气益阴防脱之功。汗多不敛者加龙骨、牡蛎；暴喘下脱，肢厥滑泻者，加服黑锡丹；阴竭阳脱者加附子、肉桂急救回阳。

5. 痰瘀阻肺证

喘促气逆，发绀，喉间痰鸣，神志恍惚，或嗜睡昏迷，谵妄躁扰，或抽搐瘛疭，舌质暗或紫暗，苔浊腻，脉滑或滑数。治法：涤痰祛瘀，开窍醒神。方用涤痰汤加减。药用：法半夏、茯苓、橘红、胆南星、竹茹、枳实、石菖蒲、郁金、桃仁、赤芍、丹参。方中法半夏、茯苓、橘红、胆南星涤痰息风，竹茹、枳实清热化痰，桃仁、赤芍、丹参活血祛瘀，石菖蒲、郁金开窍醒神。痰瘀化热，蒙闭心窍，昏迷谵妄，加用至宝丹或安宫牛黄丸以豁痰清心开窍；

化火动风，抽搐瘛疭，加山羊角（或羚羊角）、僵蚕、全蝎以凉肝息风止痉。

6. 水凌心肺证

喘咳气逆倚息难以平卧，心悸，咯痰稀白，面目肢体浮肿，怯寒肢冷，小便量少，面唇青紫，舌胖暗，苔白滑，脉沉细。治法：温阳利水，泻壅平喘。方用真武汤加减。药用：制附子、桂枝、干姜、白术、茯苓、车前子、泽泻、葶苈子、益母草。方中制附子、桂枝、干姜温肾通阳，茯苓、白术、泽泻、车前子健脾利水，益母草活血行水，配合葶苈子泻壅平喘。肿势盛加沉香、黑白丑行气逐水；发绀明显，加泽兰、红花、桃仁以活血祛瘀。若水泛阳损及阴，见水肿、五心烦热、口苦而干、舌红暗、脉沉弦细数，治宜温阳益阴利水，以生脉散合五苓散及济生肾气丸加减。

7. 喘脱症

喘促加剧，或状若抽泣，呼吸时停时续，或突然痰鸣暴喘，唇黑鼻翕，额汗如珠，体温骤降（36℃以下），血压下降，神昏肢厥，脉散乱或沉微欲绝。治法：扶阳固脱。方用：人参四逆汤加减。药用：附子、干姜、炙甘草、人参、肉桂。方中附子、肉桂、干姜温阳救逆，人参益气固脱，炙甘草温中补气。诸药合用，共奏益气回阳、救逆固脱之功。汗多加煅龙骨、煅牡蛎敛汗固脱；发绀明显者，加丹参、川芎；暴喘下脱，肢厥滑泻者，加黑锡丹。

（四）转归与预后

1. 转归

本病症的转归与病邪的性质、发病的特征、正气的强弱有关，但关键取决于正气的强弱和是否及时得到正确的治疗。一般急性发病，多属新病、暴病，来势凶猛，邪气鸱张，正不胜邪，病情发展迅速，若不及时控制，邪盛正衰，极易发生内闭外脱。若能及时截断病势的发展，正气日复，邪气渐退，亦可获痊愈。慢性发病乃久病痼疾，病势缠绵，正虚邪实，病情发展缓慢，但可因正不敌邪，病情增剧，而出现神昏、抽搐、厥脱等变证。如能进行正确而有效的治疗，可使病情逐渐减轻。

热毒犯肺、痰火壅肺、肺结肺痹等证，大都由温热毒邪致病，起病即见气分实热，或气营两燔之候。如病在气分实热，及早投以大剂清热解毒方药，可使高热渐退，喘促渐平，方选黄连解毒汤、白虎汤、千金苇茎汤等加减。气分热盛，胃腑燥结，腑气不通，急宜通腑泄热，使邪有出路，方选承气汤类方。若气分实热，或燥结不除，热毒内闭，又可由气入营，或气营两燔，方选清营汤合安宫牛黄丸，动风抽搐，可选羚角钩藤汤配合应用，以凉肝息风止痉。痰火壅肺证，经清热化痰、泻壅救肺后，见热退、喘平、神爽是病将愈之象。若痰火内盛，病势未能及时控制，易致痰火扰心，应选礞石滚痰丸合安宫牛黄丸泻火涤痰开窍。若神昏痰涌，可辅以机械吸痰，以免痰阻气道，引起痰闭气绝。

温热毒邪易灼阴耗气，而致气阴两竭，当选生脉散加减，以益气救阴。服药后，多数病人气阴得复，病情改善。少数病人则气阴难复，阴竭于内，阳失阴敛，而散脱于外，遂成气阴两脱之危候。

痰瘀阻肺证，经涤痰化瘀治疗后，痰消瘀散，肺功能得以改善。若复感外邪，因素体之差异，痰瘀既可以寒化，也可以热化。同时，痰瘀久蕴，正虚邪盛，又易蒙蔽神窍，治疗应以涤痰行瘀开窍为先，方选涤痰汤合菖蒲郁金汤加减。若痰热扰心，可配合鲜竹沥送服安宫牛黄丸之类，以清热涤痰开窍。部分病人服药后可窍开神清，转危为安。少数病人因病情过重，正气不足，窍开后又复闭，或者因过用通窍走窜之品，衰微之气不堪一耗，故窍虽开，却复转脱证，此时又当急救固脱。

喘咳日久，阳虚气衰，水气不化，水湿泛滥，极易上凌心肺，出现水凌心肺证，可选真武汤合葶苈大枣泻肺汤加减，以温阳利水、泻肺除壅。经此治疗，阳气渐复，水湿得化，症状可渐趋缓解。若在治疗过程中，由脾肾阳衰，转为心肾阳衰，五脏气血阴阳皆损，出现肺气欲绝，阳气外脱的喘脱证时，治疗急宜扶阳固脱、镇摄肾气，应选四逆加人参汤送服黑锡丹以救脱。如阳损及阴，出现气阴俱衰之喘脱，则用生脉散加减，以益气救阴固脱。部分病人通过全力抢救，综合处理，可望转危为安。

2. 预后

急性呼吸衰竭多属实喘，起病急、病程短，若能及时有效地治疗，早期使用清热解毒、通腑泻下、涤痰祛瘀等法进行抢救，多可获痊愈。少数病人可因感邪太甚或治疗失当，邪盛正衰而预后不良。慢性呼吸衰竭多为虚实夹杂，病情缠绵，可常年不愈，常因反复发作使病情日益加重，也可因复感外邪使病情增剧，出现神昏、抽搐、厥脱等变证，以致病势日趋恶化，最后可因阴阳不能相互联系，而出现阴阳离决，生命危殆。

五、典型病案

例一：刘某，男，66岁。1994年11月19日会诊。

患者反复咳嗽20年，多次住院确诊为慢性阻塞性肺疾病。本次发病因咳嗽症状较重，而入省某医院住院治疗，经抗感染、对症、支持治疗，患者症状改善不甚明显，且有加重趋势。会诊时症见喘促甚急，憋气欲死，张口抬肩，呼长吸短，喉中痰鸣如拽锯，汗湿衣被，不能平卧，每咯出黄色黏稠状痰则喘憋减轻。患者双目外突，四肢厥冷，面色潮红，口渴思饮，烦躁，大便干结，舌红暗而苔少，脉细数而弱。查体：肺气肿征象，两肺呼吸音减弱，两下肺可闻及湿啰音及少量细哮鸣音，心率124次/分，律齐。血常规：白细胞计数 9.6×10^9/L，中性粒细胞74%，淋巴细胞26%。血气分析示：$PaCO_2$ 65mmHg，PaO_2 54mmHg。西医诊断：慢性阻塞性肺疾病合并感染，呼吸衰竭Ⅱ型。中医诊断：肺胀，喘证。辨证为气阴两虚，顽痰阻肺，已显现内闭外脱之危象。治以涤痰开闭、益气救阴、回阳固脱。方用千缗汤、礞石滚痰丸、参附汤合生脉饮加减。药用：皂荚6g，法半夏10g，礞石20g，沉香木 10g，黄芩 10g，大黄 10g（后下），西洋参 10g，熟附子 10g（先煎），麦门冬 15g，五味子 10g，煅龙牡各 20g，山萸肉 10g。每日 1 剂，水煎 3 次，每 8 小时服 1 次。另加服参茸黑锡丹，每次 1.5g，日 2 次。连服 3 天。患者服药后，咯出大量黄黏胶痰，总量约 300mL，大便每日 3～4 次，下痰状黏液便多量，随之喘减过半，能平卧而眠，汗出明显减少，诸症改善，效不更方，原方再进 2 剂，喘咳气逆基本缓解，稠黏胶痰消失，大便通畅，每日 1～2 次，已无痰状黏液粪便，饮食增加，体力改善，遂以验方益气护卫汤合蠲哮汤加减善后调理半月，症状完全缓解出院。

按：由于患者"浊"痰壅肺，气道闭塞，肃降失常，故喘促甚急，气憋欲死。汗湿衣被，既是喘甚逼汗外出，又是阳气失固，汗津外泄的危象。汗湿衣被，与四肢厥冷、脉细数而弱同见，是阳气外脱的典型见症。面色潮红、口渴烦躁、舌红苔少，为阳损及阴，阴虚液亏所致。"肺与大肠相表里"，肺气壅塞，腑气不通，故大便干结。"浊"痰郁久化热，邪热郁闭，故痰黄黏稠。由此可见，本病属寒热错杂，虚实互见，既有浊痰壅肺，气道阻塞，肺失肃降，郁而化热的肺实证（上实），又有阳损及阴，阴阳两虚，气阳欲脱的虚衰证（下虚），且已显见"内闭外脱"的危急征象。在本案治疗过程中，必须妥善处理"内闭"与"外脱"的关系，才能实现病情的良性转机。因此在处方用药上，一方面用除痰最猛的皂荚涤痰宣壅，合礞石、沉香木以破结软坚、下气坠痰，并伍以化痰除垢、散结消痞的半夏，以加强涤痰除浊之力，再配合黄芩、大黄上清肺热、下通腑气，以解除肺气郁闭。诸药合用，可达到泻实除壅、利气平喘的目的。另一方面，用参附汤合生脉散，以益气养阴、护阳固脱，并配合山萸肉、牡蛎以加大固脱之力度。黑锡丹为温降镇摄救急之品，可起到温补元阳以治下虚之本，降逆除痰以治上实之标的效果，是一种补虚泻实、降逆定喘，具有急救功效的传统中成药。本病案取得迅速平喘的效果，与黑锡丹救脱平喘的功效是分不开的。

例二：李某，男，62 岁，退休干部。1999 年 8 月 16 日就诊。

患者因反复咳嗽、咯痰 50 年，加重伴喘促 4 年，再发 8 天入院。患者自幼时起出现咳嗽、咯痰，以后经常反复发作，多于感冒后或寒冷季节发病，病情逐年加重，1985 年始出现喘促，曾在我院住院诊断为"慢支"、肺气肿、肺心病。8 月 8 日患者受凉后致病情发作，在单位医务所经抗感染治疗未效。入院症见：咳嗽，咯黄稠痰，不易咯出，痰量约 10 口 / 日，喘促不能平卧，胸闷，心慌，口唇紫暗，下肢轻度浮肿，口干，口黏，腹胀，纳少，大便偏结，尿量每日约 500mL，舌淡暗、边有齿印，苔黄腻，脉沉数，两寸脉浮，重按无力，平素易感冒，怯寒。查体：胸部呈肺气肿体征，两中、上肺可闻及中量哮鸣音，两下肺可闻及中量湿啰音，心率 112 次 / 分，律齐。血常规：白细胞计数 9.8×10^9/L，其中中性粒细胞 76%、淋巴细胞 24%。入院后先后予以苯唑西林钠、哌拉西林、硫酸奈替米星、克林霉素等多种抗生素抗感染及对症、支持处理。中药先后予以麻黄附子细辛汤合蠲哮汤、小青龙加石膏汤、苏子降气汤加味等方剂治疗，病情未能有效控制。至 8 月 28 日，症见：患者喘憋，动则尤甚，难平卧，咳嗽咯白泡沫痰，痰量约每日 30 口，无力排出，怯寒，畏风肢凉，汗出，时心慌，双下肢浮肿，尿量偏少，排尿不畅，似淋沥不尽感，舌偏红暗，苔黄腻少津，脉沉细数，重按无力。证属本虚标实，虚表现为心肺肾气阳衰弱，实表现在痰瘀伏肺，治当温补气阳、涤痰行瘀、利气平喘。用药：①桂枝 10g，熟附片 10g，生黄芪 30g，补骨脂 10g，紫石英 20g，礞石 20g，海蛤壳 20g，法夏 10g，皂荚 6g，桃仁 10g，红花 10g，当归 10g，葶苈子 30g，防己 15g，泽泻 35g，水煎服，每日 1 剂。②参茸黑锡丹，每次 1.5g，日 2 次。

服药 1 周，喘憋、汗出、腹胀减轻，咳嗽、咯痰减少，能平卧，纳食增加，双下肢仍浮肿，二便如常，舌偏淡，苔黄腻偏厚，脉沉细虚数，继用上方至 9 月 10 日，患者病情基本控制，后经调治，好转出院。

　　按：明·李中梓《医宗必读·喘》云："治虚者补之未必即效，须悠久成功，其间转折进退，良非易也。故辨证不可不急，而辨喘证为尤急也。"喘脱证则为急中之急，辨证稍有不准，用药微存不慎，则可能延误病情，造成严重后果。一般认为：喘脱证或为肺气欲竭，心肾阳衰所致，治当扶阳固脱、镇摄肾气，选用参附汤合黑锡丹之类；或为气阴俱竭，治当以益气养阴为主，选用生脉散之属。然洪广祥教授认为：肺系病日久，终致气阳虚衰，究其原因，除与先天禀赋不足有关外，还与瘀痰伏肺伤及阳气和咳喘反复发作重伤阳气有关，出现喘脱证则阳衰尤为明显，故喘脱证的抢救要特别重视回阳固脱，选用参附汤、参茸黑锡丹之类。即使患者出现明显阴虚征象，亦不例外，因喘脱证的阴虚证候乃阳损及阴的结果，治疗须回阳固脱、益气养阴并举。同时，喘脱证的抢救治疗，亦不可一味地强调扶正，须重视祛邪，因邪不除则正更衰，正衰则邪愈盛，形成恶性循环。有外邪者，治疗兼祛外邪；有痰瘀伏邪者，则兼以涤痰行瘀，使邪去则正安。

发热

发热是临床上的一个常见症状，它可以发生在许多疾病的过程中，由于发热的原因不同，因此其临床表现也不完全一致。一般来说，高热和中热多见于外感发热，低热多见于内伤发热。

发热是机体正气抗御病邪和机体内在的阴阳失去相对平衡的一种表现。

一、治疗外感发热的经验

外感发热，大多是因感染所致的发热；内伤发热，是慢性病脏腑功能失调的一种临床表现，多见于体质虚弱及慢性病患者，故内伤发热以虚证居多。

对发热的治疗，中医有种种退热的方法，临床应用时先要辨明外感发热还是内伤发热，再从外感和内伤中分析其不同的病因，从而根据证候的具体情况选择不同的退热治法，不可"见热退热"。特别是内伤发热，常因病情比较复杂，必须客观、全面地进行辨证，只有这样才能取得治疗上的主动权。

有人认为，中医"退热"不如西药来得快。这是一种误解。其实中医药治疗发热有优势，且有较好的疗效。特别是外感发热中以病毒感染为主者，中医辨证为外感风寒，或风寒夹湿的发热，疗效就很显著。洪广祥教授当年出任江西医学院一附院中医科主任时，专门收治无名高热患者，单纯应用中医药进行治疗，取得了令人满意的疗效。所谓"无名高热"，是指经过西医系统、正规的诊治，不仅诊断不明，而且无明显疗效的发热。

洪广祥教授在治疗无名高热（实际上是外感发热）的过程中，体会到"宣散透热"治法，对外感发热有着重要的指导意义。所谓"宣散透热"，是应用辛温宣散、解表透热的方药，以达到迅速解热之目的。有一次，邀请我省著名中医临床家姚荷生先生会诊时，他特别强调在治疗发热患者过程中，不能单纯以热度的变化，作为衡量病势进退的唯一依据。姚老认为，有些疾病初期正邪相交，热度上升，病情加重，后期热度下降，病告痊愈。而有的病人初次服药体温不但不降，反而有短暂上升。遇到这种情况，不能随便判断这是病情恶化的表现。例如寒风郁热、风湿郁热、湿遏热伏等证，都存在一个病邪"郁闭"的共同点。因此，"宣散透热"是其共同的基本治法，病人服药后也可能出现发热短暂升高的透热反应，医者应事先告知患者，避免出现误解。洪广祥教授在临证过程中，也发现类似规律，这种短暂的体温反跳，可以理解为邪正斗争的一种正常反应。

外感发热多数易治，但也有较难治的。临床常有些外感发热病例屡经中西医治疗，效果不佳，甚至非常棘手，颇多周折。

二、典型病案

例一：袁某，男，20 岁。1983 年 1 月 27 日入院，住院号 109951。

患者不规则发热 1 个月。于 1982 年 12 月 26 日聚餐后发热，继而腹泻呕吐，治疗 5 天，呕泻止，转为午后或傍晚发热，特点为午后至傍晚（13 ～ 14 时）体温升高至 39 ～ 40℃，伴见面红目赤，约持续 1 小时体温略有下降，至晚 23 ～ 24 时汗出热退。在门诊用抗生素、抗病毒、解热、输液等治疗无效。近 1 周来全天发热，体温以午后为甚（38℃），伴轻微干咳，门诊以"发热待查"入院。症见身热畏寒，热时无汗，汗出热退，口干欲饮，大便偏干，尿黄灼热，神疲乏力，咽痒，语音偏浊，干咳少痰，咳引胸痛，舌红，苔薄黄略腻，脉弦数略浮。体检无异常发现，门诊查白细胞计数 5.2×10^9/L，嗜酸性粒细胞计数 0，小便常规（－），血培养（－），肥达反应正常。

入院后按寒热郁于少阳，肺气不畅，治以和解少阳为主，兼疏宣肺气，方用小柴胡汤化裁：柴胡 24g，黄芩 15g，法半夏 10g，太子参 30g，甘草 3g，大枣 6 枚，桔梗 8g，杏仁 10g，橘络 3g。

当日下午体温 39.2℃，服药后未出汗，自诉身体烘热，查其面红目赤，身有微汗，至夜晚 22 时遍体出汗，汗后舒畅，体温 37.8℃，继而又高热，且持续在 38.8～39.6℃。小柴胡汤化裁已服 4 天，疗效不显。余查房细察患者病情，发热持续，微有恶寒，汗出热减，继而复热，伴口干，干咳无痰，语音较浊，二便尚调，苔白微腻，舌质偏红，脉浮弦紧数，发热时感鼻塞，考虑寒湿之邪郁遏肺卫，试用五积散解表达里。方用：当归 6g，川芎 6g，白芍 6g，苍术 10g，陈皮 10g，厚朴 10g，枳壳 10g，茯苓 15g，法半夏 10g，麻黄 6g，白芷 10g，干姜 8g，桂枝 6g，桔梗 10g，甘草 6g（1 月 31 日服用）。

服药 1 剂后最高温度 38.7℃，有下降趋势，2 月 2 日最高为 38.4℃（傍晚），最低为 37.4℃（上午）。原方继续服用，体温逐渐呈梯形稳步下降，至 2 月 9 日体温已趋正常（37.2℃）。因近年关，患者回家心切，要求出院服药（五积散原方）。经随访，出院后体温完全正常，症状消失。

按： 本案是五积散治发热案。患者不规则发热月余，屡经中西医治疗发热不解。根据发病及治疗经过，有如下几点分析：

一是发病时间正值寒冬腊月，气候寒冷，易感受风寒病邪致病。同时又逢生日聚餐，过食膏粱厚味食品，而导致食滞胃肠，脾胃升降失常，故而出现发热、呕吐、泄泻等风寒夹滞，脾胃失和之证。此时如果正确运用"解表和中"方药，如藿香正气散之类进行治疗，可能有较好效果。但该阶段治疗以西医抗炎、输液为主，致使卫阳抑遏，寒邪郁闭，毛窍闭塞，肺气失宣，是发热持续不解的重要原因。

二是患者发热虽持续 1 个月，但入院时仍呈现发热、畏寒、无汗、脉浮等风寒表实证候。由于患者年轻体壮，寒邪易从阳化热，因而又同时并见口干欲饮、大便偏干、尿黄灼热、舌红苔黄、脉弦数等热郁见症，提示病邪有入里化热趋势。入院后按寒热郁于少阳，肺气不畅（干咳少痰，咳引胸痛）论治，施以小柴胡汤化裁，服药 4 天郁热受挫，但体温仍持续在

38.8～39.6℃，汗出热减，继而复热。由此说明，本案患者不属少阳半表半里证，故小柴胡汤未能取效。

三是余查房时细察患者病情，发热微恶寒，汗出热减，继而复热，语音浊，干咳，鼻塞脉浮等，显然是寒邪郁闭，卫阳被遏，肺气失宣所致。其发热可得汗而减，更能提示前段治疗所用解表发汗方药未真正到位，说明辨证施治有误。患者虽有口干、舌红等热象，这是阳郁所致，不影响辛温发散药的使用。苔白微腻，提示患者有寒邪夹湿。寒为阴邪，其性凝滞收引，寒邪郁表，腠理闭塞，卫阳被遏不得宣泄，故发热恶寒无汗，得汗则热减，正如《素问·生气通天论》所云："体若燔炭，汗出而散。"湿性黏滞，湿邪郁肺，肺气不宣，故干咳痰少，语音重浊持续不解。综合分析考虑，本患者为寒湿之邪郁遏肺卫，试用五积散解表达里。服药 1 剂，体温有下降趋势，原方连续服用 7 剂体温已趋正常，亦无化热化燥证候出现，由此说明，提高辨证施治水平，不仅是显示中医药特色和优势之关键，也是提高临床疗效之关键。

五积散（宋《太平惠民和剂局方》）药物组成：白芷、川芎、炙甘草、茯苓、桔梗、当归、肉桂、芍药、半夏、陈皮、枳壳、麻黄、苍术、厚朴、干姜。严用和《济生方》指出："冬冒风寒，身热头痛，无汗恶寒，宜进五积散。"此方为阴阳表里通用剂，具有解表温中除湿作用，是发表温里，一方统治多病的好方子。适用于外感风寒，内伤生冷，表现为身热无汗、头身痛、胸满恶食、呕吐腹痛，以及妇女血气不和，心腹疼痛、月经不调等属于寒证者。洪广祥教授认为，五积散方不仅主治寒、食、气、血、痰五邪之郁积，而且对表里内外、脏腑经络之寒湿阴邪，悉皆能治。正如汪昂在《医方集解》中将五积散归入表里之剂，称其为"解表温中除湿之剂，去痰消痞调经之方""能散寒积、食积、气积、血积、痰积，故名五积"，足见应用范围之广泛。

例二：张某，男，29 岁。1983 年 4 月 7 日入院，住院号 111724。

患者发热 5 天。因新婚外出旅游，途中淋雨冒感风寒而病。初起恶寒发热（39.2℃），汗出而发热不解，头痛乏力，经服西药及中药银翘散加减症未减，遂急诊入院。症见先寒后热，汗出热不退，口干，舌质红，舌苔薄白，脉浮弦，但无头重身困倦等表湿证。经管医生当时认为是风湿外感，遂用香薷饮合藿香正气散加减以发散风湿。药后症未减，热未降，且见寒战后发热，体温 39.3℃，热后出汗，伴口干口苦。当即查疟原虫，结果为阴性。其他各项常规检查，均无异常发现。4 月 9 日又按少阳病证论治，遂改用小柴胡汤加味（柴胡 30g，西党参 15g，黄芩 15g，常山 10g，法半夏 10g，甘草 6g，红枣 6 枚，生姜 3 片）。当日服药 2 剂，药后汗出，体温略降，旋即又升。4 月 11 日余细思患者症情，先恶寒继而高热，寒热交作（交替），热多寒少，午后体温增高（39.2 ～ 40.3℃），上午体温 37.8 ～ 38.2℃，有汗出，伴口苦口干，舌质红，苔薄白微黄，脉浮数重按无力，证属太少合病，用柴胡桂枝汤，疏通营卫、和解表里。药用：北柴胡 30g，桂枝 10g，黄芩 15g，白芍 10g，生姜 3 片，红枣 6 枚，太子参 30g，生甘草 5g，法半夏 10g，常山 10g。首次日服 2 剂，4 次分服。药后当日体温正常，亦无恶寒，原方连服 4 天，改为每日 1 剂，寒热未作，疗效巩固。最后用参苓白术散调理 1 周痊愈出院。

按：本案是重剂柴胡桂枝汤治发热案。患者为新婚冒感风寒，发热持续不解，经中西药治疗未能退热而急诊入院。入院治疗 5 天，发热如前，且见寒战高热，体温在 39 ～ 40℃之间。症见寒热交作，热多寒少，有汗出、口苦口干，舌苔薄白微黄，脉浮弱而数。洪广祥教授认为这是太少合病，少阳兼表。应施用柴胡桂枝汤加常山，以和解少阳、宣展枢机、调和营卫、解肌辛散。首次日服 2 剂，水煎 4 次分服。患者当日服药 2 剂即体温正常，观察数日，未见反复，可谓效如桴鼓！

本案应用柴胡桂枝汤的依据：一是患者发病之时，正值新婚旅游，途中冒雨受寒而致病。新婚劳碌，作息失调，"劳则气耗"，卫气不足，腠理疏松，风寒伤卫，而发为太阳中风表虚证。从恶寒发热、汗出、脉浮弱等症，足以证明属桂枝汤证无疑。二是正气受伤，抗邪能力下降，易使表邪入里，由太阳向少阳半表半里发展。从寒热交作，热多寒少，口苦口干，苔黄来看，已具小柴胡汤证主证表现。由此可见，太少合病，少阳兼表证据充分，柴胡桂枝汤是最佳方选。本案虽无"肢节烦疼，微呕，心下支结"等症，但已具备少阳兼表，太少合病的基本病机，符合仲景"有柴胡证，但见一证便是，不必悉具"的提示。如果欲求证象典型而方敢使用者，则不唯有作茧自缚之嫌，而遗"置佳方于疑窟"之讥，且更与大量临床实践之经验相悖。三是柴胡桂枝汤方中加常山的问题。习惯上将常山列为截疟药，这只反映其药效作用之一。常山是邪入膜原，寒热往来，高热不退的有效药，治疗少阳寒热往来，或寒战高热证，与小柴胡汤相伍，每有显著的解热效果。本案例也足以证明其实用性。河南名老中医李学舜先生认为，外感初期发热不宜使用常山，当发热日久，缠绵不已，中西药乏效，并见似疟非疟等症状时，无论低烧高烧，投以酒制常山多奏效，常山经用酒制，用量可大，退热之力方强。其解热作用值得重视。常山气味苦寒，有毒。临床应用，关键在于把握邪正斗争，相持不下，邪在膜原，枢机不利的病机。应用时与小柴胡汤配合取效甚速，未见有明显副作用。常用量以10g为宜。

此外，方中柴胡用量多达30g，这是洪广祥教授治外感高热的常用量。柴胡用于退热散邪，必配黄芩。服药后未见大汗淋漓，以及升阳劫阴的不良反应。本案首日服2剂，4次分服，这也是洪广祥教授治疗急重症的体会，对顿挫病势，保持药性在体内的必要浓度，充分发挥其药力和药效，有着不可忽视的作用。患者当日服药2剂，体温降至正常，这不仅体现辨证论治的正确性，同时，在处方剂量和服药方法上也功不可没，值得临床重视。

例三：彭某，男，26 岁。1983 年 4 月 12 日入院，住院号 111839。

患者不规则发热，伴咳嗽半个月。患者于 3 月 27 日值夜班受凉后，凌晨 2 时许出现寒战发热，寒战 1 小时后缓解，但发热持续不退，体温 38～39℃，最高达 40℃，伴有咳嗽、头昏、神倦乏力，单位医务所先后用多种抗生素及解热药，发热仍不退，病情未见改善，转我院治疗。症见不规则发热，以午后为甚（38.8～39.4℃），吐泡沫样痰，量少，胃纳差，胸闷，神倦乏力，口苦口干，喜热饮，大便由稀转干，每日一次，舌质红苔黄厚而少津，脉弦数。检查：两肺未闻及干湿性啰音，心率 84 次/分，律齐，心界不大，未闻及病理性杂音，腹软，肝脾未及。血常规：白细胞计数 4.6×10^9/L，中性粒细胞 64%。胸透：两肺纹理增粗。经管医生按邪热遏肺辨证施治，用清金化痰汤合二陈汤加减，服药 3 剂，体温未降，症状如前。4 月 15 日查房所见：持续发热半个月，发热特点为午后增高，身热不扬，汗出不透，口苦口干，喜热饮，口黏，饮食减少，胸痞，咳嗽，咳声不扬，咯痰不畅，痰白而黏，身倦乏力，小便短少而黄，大便成形，每日 1 次，舌质红，苔腻黄白相兼少津，脉象濡数。证属"湿热发热"，有湿从热化之势，应以甘露消毒丹加减。药用：茵陈 20g，滑石 12g，木通 6g，石菖蒲 10g，藿香 10g，射干 10g，川贝母 6g，黄芩 10g，连翘 15g，薄荷 10g（后下），佩兰 10g（后下），杏仁 10g。服药 3 剂，体温降至正常，精神转佳，饮食增加，舌苔渐化，连续观察 1 周，体温稳定，症状消失出院。

按：本案为典型的湿热发热证，故以甘露消毒丹加减以清化湿热而获卓效。由此可见，从辨证论治上下功夫，是提高疗效的关键。

甘露消毒丹为清·王士雄《温热经纬》方。为湿温时疫，邪阻气分而设。由于湿热邪深在里，正邪相争于内，而现但热不寒、身热不扬、汗出不透、胸脘痞闷、咳嗽痰黏、小便短少、舌红、舌苔腻白黄相兼、脉濡数等湿热里证。正如《温热条辨》所说："湿热证，始恶寒，后但热不寒，汗出，胸痞，舌白或黄，口渴不引饮。"薛氏自注："此条乃湿热证之提纲也。湿热证属阳明太阴经者居多，中气实则病在阳明，中气虚则病在太阴。"湿热为病，缠绵难以速愈，其病机关键主要在于中焦太阴脾和阳明胃，并由中焦而弥漫到上、下二焦，且随湿热的偏胜而有太阴湿偏重或阳明热偏重之分。本案发病已由初期进入中期，故多见阳明热偏重证候表现。

甘露消毒丹用于太阴阳明湿遏热伏，热胜于湿者有显著效果。本方以苦寒和淡渗清热利湿为主，芳香宣化湿浊为佐，从其不用苦温燥湿药来看，可见其亦能主治中焦湿温热偏重证。此方应用甚广，尤其在夏令暑湿季节，凡见湿温、暑温、时疫之属于湿热并重，邪留气分者皆可运用。

例四：龚某，男，22 岁。1983 年 2 月 9 日入院，住院号 B0110303。

患者于 4 天前早起锻炼身体后始感身体不适、乏力、纳差，至 2 月 8 日自觉身热，测体温 39.5℃，午后 6 时达 40℃，急去医院就诊。经用抗菌、解热、输液诸措施，体温降至 38.5℃，回家后体温复升，复去医院，重复上述措施效果不显，下午以"发热待查"入院治疗。入院后经治医生先后应用麻黄汤、柴胡桂枝汤加减，高热下挫，但低热不退，并出现持续呃逆症状，经中西药治疗效果不佳。2 月 15 日诊视：患者仍有低热（37.2 ～ 38℃），呃逆较频，甚则呕吐，大便干结，舌质偏红而苔少，脉虚弦数。证属高热伤阴，胃气虚弱，气机逆乱。治拟清热养阴、益气和胃、降逆止呃。方用竹叶石膏汤加味。药用：生石膏 30g（打碎，先煎），麦冬 15g，太子参 20g，法半夏 10g，怀山药 15g（易粳米），枇杷叶 10g，竹茹 10g，柿蒂 6g，生甘草 6g。服药 1 剂，低热全退，呃逆停止，胃纳增进，感觉良好，于 2 月 23 日痊愈出院。

按：本案为竹叶石膏汤治发热案。患者连续发热 10 天，初始为外感风寒证明显，经辛温解表、和解少阳之后病情改善，体温下降，但低热持续不除，且呃逆频繁，综合治疗未见效果。余诊视，患者因高热损伤气阴证候明显，低热不除，实为气阴亏损，余邪未清所致。其呃逆频繁，亦为胃虚气逆而引发。故用竹叶石膏汤加减，以清热养阴、益气和胃。服药 1 剂，则热退呃止。说明经方的运用，必须在辨证论治水平上下功夫。

竹叶石膏汤乃仲景为热病后期，余热未清而气液两伤之证而设。舌红苔少、脉象虚数是临床应用本方的必具指征。热病后期，形体羸瘦、虚烦少气、身热多汗、气逆欲吐等症是本方的适应证。热病后期，余热未清，此时只清热而不益气生津，则气阴难于恢复；若只益气生津而不清热，又恐邪热复炽，死灰复燃，诚如叶天士所云"炉烟虽熄，灰中有火"。唯有清补并行，方为两全之法。诸药合用，清热而兼和胃，补虚而不恋邪，实为一首清补结合之良方。本案在竹叶石膏汤基础上，加用枇杷叶、竹茹、柿蒂以弥补该方和胃降逆之不足，从而提高了降逆止呃的效果。

中风

中风又称脑卒中，其主要表现是突然昏倒，不省人事，口眼㖞斜，半身不遂。轻者仅有口㖞，半身不遂，或兼语言不利（謇塞）。由于发病突然，症状变化快，似有"风性善行而数变"的特征，故称为"中风"。本病的典型特点，归纳起来有以下四点：①中年以上为多，突然发病。②意识障碍。③运动障碍（以偏瘫为主）。④有一系列后遗症（半身不遂、语言不利、口眼㖞斜等）。中风包括西医学的脑溢血、脑动脉血栓形成、脑血管痉挛、脑动脉栓塞，以及某些特发性蛛网膜下腔出血（颅内动脉瘤破裂最常见）等脑血管意外疾患。中医药治疗中风病有着丰富的经验和较好的疗效，是中医内科的一大优势。

一、对中风病因的认识

从古代文献看，历代医家对中风病因的认识大体可概括为两个阶段：唐宋以前以"外风"说为主，多从"内虚邪中"立论。金元以后"以内因"论为主：刘河间主"心火暴甚"，李东垣主"正气自虚"，朱丹溪主"痰湿生热"。三家之说，各有发挥，论点不同，但都重视内因，一致认为中风之"风"，非外来之风，而是内生之风，使中风的病因学发生了重大转变。明·张景岳进一步创立了"非风"理论，指出中风并非风邪所致。清·叶天士、徐灵胎则强调肝阳化风，风自内生，确立了中风的"内风"论。综合古今各家对中风病因病理的认识，中风的病因可概括为风、火、痰。病理是血菀于上或瘀阻经络。情绪紧张、烦劳恼怒、醉饱失常为中风发病的重要诱因。中风的发病机理，具体可从以下几个方面来认识。

肝风内动，常发生于肝阳偏亢，或平素肾阴不足的患者。其机理是因肝为风木之脏，体阴而用阳，精血耗衰，水不涵木，木少滋荣，故肝阳偏亢，阳化风动，气血上冲，发为中风。

心火暴盛，常有诱发因素，如情绪激动、过喜、怒极等。由于五志（喜、怒、思、悲、恐）过极，肝阳暴动，引动心火，风火相煽，气热郁逆，并走于上，发为中风。

痰湿生热，常发生于痰湿素盛，形体肥胖的患者。多因嗜食膏粱厚味，聚湿生痰，痰郁生热，痰热上扰，蒙蔽清窍，发为中风。

风、火、痰是中风的主要病因，但三者常相互影响或相互兼夹为患。

《素问·调经论》指出"血之与气，并走于上"，对中风脑血管意外发病原理的阐述，颇为精辟，甚为简要确切，可作为中风发病机理的小结。洪广祥教授还认为，瘀血阻滞脉络，也常为中风发病后半身不遂的重要病理基础。故有"化其瘀滞，则偏枯、痿废自愈"的经验之谈。

二、治疗中风必须把握的基本原则

临床常根据中风发病后的证候表现，来辨别病位浅深和病情轻重。病位浅、病情轻者为中经络；病位深、病情重者为中脏腑。其区别标志是有无神志改变。神志清者为中经络，神志不清者为中脏腑。

中风的临床表现主要在风、火、痰这三个方面。因此在治疗上也必须抓住这三个环节——息风、清火、化痰。在风、火、痰这三个环节中，痰是最为主要的环节，必须把"化痰开窍"放在治疗的首要位置。

提高中风治疗效果的关键，必须抓住"早"字，即早治疗、早化痰开窍、早行瘀通络。"早治疗"——临床经验证明，治疗愈早，效果愈好，后遗症也少，恢复较快。"早化痰开窍"——痰既是中风的病因，又是中风的病理产物。如痰不化，则经络不能通，清窍不能开，同时痰郁久又可化热，而更易生风，所以早期化痰，就可避免或减少并发症的发生，阻断恶性循环。"早行瘀通络"——当中风病人神志渐清或神志已清后，如果放松治疗，往往容易留有后遗症，故应及早"行瘀通络"，以减少后遗症的发生。

这里值得提醒的是，中脏腑有闭证和脱证之分，两者虽属中风的危急重症，但治法不同，要注意严格区别。闭证以邪实内闭为主，为实证阶段，治疗重在祛邪开闭；脱证以阳气欲脱为主，为虚证阶段，治疗重在扶正固脱。当闭证转为脱证时，称为内闭外脱，治疗应邪正兼顾。

三、切实把握中风闭、脱证的辨证要点

分清中风闭、脱证对提高中风重症患者的抢救成功率，有着举足轻重的影响，临床必须予以高度重视。中风闭、脱证的辨证要点如下。

（1）望瞳神：双侧瞳孔缩小，或一侧正常一侧缩小，目光无明显失神表现者为闭证；双侧瞳孔散大，或一侧正常一侧散大，目光失神者为脱证。

（2）脉象弦滑有力或弦劲者，为闭证；脉微欲绝或散大无根，或时强时弱，至数不齐，或脉象躁急失神，缺少冲和之气为脱证。

（3）汗出漐漐为闭证；汗出如珠如油，或大汗淋漓为脱证。

（4）凡三条悉具，则为典型见症，具有二条，诊断可以成立。

（5）闭证的主要症状是突然昏倒，不省人事，牙关紧闭，口噤不开，两手握固，大小便闭，肢体强痉。临床根据有无热象，又有阳闭和阴闭之分，一般以阳闭为多见。

（6）阳闭的典型表现，除具有闭证的典型表现外，还有热象证候突出，如面红目赤、气粗口臭、躁扰不宁、舌红苔黄腻、脉弦滑数，其病机为风阳痰火，上蒙清窍，治疗重在息风泻火、豁痰开窍。常用方如羚羊角汤、羚角钩藤汤、局方至宝丹、安宫牛黄丸等。

（7）阳闭患者多胃肠热盛，口臭、便秘、腹胀、舌苔厚黄等症明显，要及时、及早应用大承气汤以泄热通腑。临床实践证明，通腑法可有效降低颅

内压，改善脑水肿，且有利于化瘀止血，在中风病人的抢救中有重要作用，是中医治疗中风的一大优势。

（8）阴闭证除具有闭证的典型症状外，痰湿偏盛的证候明显，如痰涎壅盛、静而不烦、四肢不温、面色不红、舌苔白腻。其病机为风夹痰湿，上蒙清窍，治疗宜豁痰息风、辛温开窍。常用方如涤痰汤、菖蒲郁金汤、苏合香丸等。

（9）脱证表现为突然昏倒，不省人事，面色苍白，目合口张，气息低微（呼吸浅表），肢冷汗多，二便自遗，肢体软瘫，脉沉细或微。病机为正不胜邪，阴竭阳亡。治疗宜救阴回阳固脱。常用方：参附汤合生脉散加味。

（10）闭脱二证，均属中风危急重症。神志昏迷为闭脱二证的共同特点，但闭证昏迷程度较浅，常为意识不清，一般较易恢复；脱证多为深度昏迷，一般较难恢复，常见于脑溢血（内囊出血）中的虚脱型。

（11）闭证与脱证有时可出现二者兼见的情况，如抢救及时，治疗得当，脱证可以扭转，病情可望减轻，如抢救不及时，处理不得当，可使病情进一步加重，发展为脱证。因此，在治疗抢救过程中，要严密观察病情变化，随时调整抢救措施，以提高抢救成功率。

（12）中风患者经治疗好转后，尚须防其"再中"，一般而言，再次中风，病情多重，预后更差，要引起高度重视。

血证

凡血液不循常道，溢出脉络之外，表现有出血证候者称为血证。在内科范围内，常见的有咳（咯）血、吐血、衄血（鼻、齿）、便血、尿血及皮下出血（紫癜）等。出血是某些疾病的一个症状，常见于造血系统的出血性疾病，以及某些系统疾病的出血症状。

血证可表现为不同部位的出血，常因多种急、慢性疾病所引起。从病因病理和辨证施治的原则而言，有一定的共性，临床上如能抓住血证的基本规律，就能执简驭繁地掌握多种出血的证治。

一、病因病机

在生理状态下，血为水谷之精气，它生化于脾（脾统血），藏受于肝（肝藏血），总统于心（心主血脉），宣布于肺（肺朝百脉），化精于肾（精血同源），与气相互为用（气为血之帅），循行经脉之中（脉为血之府），周流不息，营养全身。血的生理作用的发挥，直接受脏腑、气血、阴阳的支配。当各种急慢性疾病，导致脏腑损伤，气血失调，阴阳有所偏胜、偏衰，血液不能循经运行，就会引起血液溢出脉外而形成血证。究其原因，主要有以下几个方面。

（一）外感六淫

以感受热邪发病者为多，如风热、风燥之邪犯肺，常为咳血、衄血的主要诱因。湿热邪毒入侵营血，损伤血络，常为紫癜或血尿的发病因素。

（二）内伤饮食

嗜酒或过食辛辣厚味，导致热积胃肠，化火动血，常为引起吐血、便血或齿衄、鼻衄的重要原因。

（三）情志过极

情志过极易化火动血，即所谓"气逆于上，迫血妄行"。如气火横逆犯胃，肝火循经犯肺，常为吐血、咳血和鼻衄的发病因素。

（四）脏腑虚衰

脏腑气血阴阳不足，也常为引起血证的重要内因。如脾虚失统、肝虚失藏、肾气虚弱不能固摄，或肺肾阴虚，肾亏火旺，虚火妄动，也常为吐血、便血、尿血和衄血（皮下、齿）的常见原因。

（五）瘀血留蓄

出血之后（外溢或内溢），离经之血留积体内，又能成为瘀血。瘀血留滞，影响局部病灶的愈合，不仅出血不易停止，甚至是造成反复出血的重要病理基础。

血证的发病机理，总的来说，是"气火逆乱，脉络损伤，血不循经，溢于脉外"。阳络伤则血从上溢，阴络伤则血从下出。

血证的病理性质有虚实之分：实证多为气火亢盛，血热妄行。虚证多为虚火妄动，迫血妄行；或气不摄血，血不循经。这里要强调指出，实证和虚证有时是血证发展过程中演变转化的不同阶段：火盛气逆→迫血妄行→阴血亏虚→虚火内生→出血量多→血证迁延→血去气伤→气虚阳衰→气不摄血。因此，阴虚、气虚不仅是导致出血的病理因素，而且是出血的后果。临床应辩证地加以对待这种因果关系。一般来说，出血属热者较多，属虚寒者较少。

二、诊查要点

对于血证的诊查，应注意鉴别出血的部位和原因，以便在辨证的同时结合辨病。

（1）咯血、咳血与吐血：一般多将咯血与咳血并称。咯血即一咯即出；咳血即血随咳嗽而出，常混有痰液，但在出血量多时，亦可咯而即出。

咯血、咳血的特点：血色一般较鲜红。多见于呼吸系统或心脏疾病，如上呼吸道感染、肺结核、支气管扩张症、肺脓肿、肺癌以及某些心脏病心力衰竭的患者。此外，咯血亦可见于后鼻道或喉部出血。

吐血：血随呕吐而出。出血量一般较多，紫褐色或暗红色，可成块，常混有食物残渣，易合并黑便（柏油状）。多见于上消化道出血，如溃疡病、肝硬化、食道癌。

（2）鼻衄：除见于鼻腔局部病变外，还应注意是否因慢性肝病、肾病、高血压等所引起。

（3）便血：应辨远血、近血。既往以先便后血和先血后便来区别是远血和近血，但在临床上不少病人是很难诉说清楚的，实际上常常是血和大便混杂而下，难以分辨前后。一般是以便血的颜色作为诊断便血部位远近的参考。

便血色鲜红乃近血，多为下消化道（结肠或直肠部位）出血。如肠道炎症、肛裂、痔疮。

便血色暗乃远血，多为上消化道出血。如溃疡病、胃炎、血吸虫病、肠道肿瘤。

（4）尿血：先血后尿（开始有血，后来色清）多为尿道出血。

先尿后血（尿后有肉眼血尿滴出）多为膀胱出血。

全血尿多为肾脏出血。

血尿伴有疼痛为血淋。多属肾和膀胱病变，如泌尿系统感染、结石及乳糜尿、肾结核、肾肿瘤等。

（5）广泛出血（多个部位），或肌肤有出血性紫癜者，多为血液系统病变所引起。

（6）出血量多，伴见头晕、心慌、气短、汗出肢冷、面色苍白、烦躁不安等症者，提示虚脱现象（失血性休克），要密切观察血压和脉象的变化。大量咯血者，注意有突然发生窒息的可能。

（7）根据出血部位，结合病史、症状、体征，要做有关理化检查，以便及时而准确地做出对原发疾病的诊断。

三、治疗原则

清·唐容川的《血证论》曾提出"第一止血，第二消瘀，第三宁血，第四补虚"四个步骤，为现代临床医家常作为治疗血证的基本大法。此外，根据张景岳"凡治血证，须知其要，而血动之由，唯火唯气耳"的观点，一般对血证的治疗可归纳为治火、治气、治血三个原则。治血：收敛止血、凉血止血、祛瘀止血。治火：清热泻火、滋阴降火。治气：清气、降气、益气。

凡出血暴急量多者，临床应根据具体情况，或直折其火，或急固其脱，并可运用中西医两法综合治疗和抢救。

四、辨证论治

血证的辨证，除应全面了解病史和临床症状，从整体进行辨证外，还应特别注意出血的颜色、出血时间的久暂、出血的急迫或缓慢等，以分清寒热虚实。一般来说，热证、实证的出血具有以下特点：①多突然发生，病程较短。②血为鲜红色，出血较急。③由于火性上炎，出血多见鼻衄、齿衄、咳血和吐血等。④伴有其他热证或实证。

血证偏寒偏虚者常具有以下特点：①起病缓慢，病程较长。②出血时发时止。③血色比较暗淡或稀薄。④伴有其他寒证或虚证。

（一）实热证

以咳血、吐血、鼻衄、紫癜为多见，其次为便血和尿血。证候：病势急，病程短，血涌量多，血色鲜紫深红，质多浓厚而稠，或肌肤散布大小不等的斑疹，斑色深红，面赤，烦热，口渴口苦，尿黄便结，舌红苔黄，脉弦滑数有力。病机：火盛气逆，血热妄行。治法：清热泻火，凉血止血。方药：常用犀角地黄汤、三黄泻心汤、龙胆泻肝汤、黛蛤散、十灰散等；常用药：水牛角、黄芩、山栀子、生地、丹皮、赤芍、白茅根。另外，还需适当配合收敛止血药，常用药：侧柏炭、陈棕炭、茜根炭、藕节炭、血余炭、大蓟、小蓟、白及、仙鹤草、紫珠草、红孩儿、蚊母草、地榆炭。

临证加减：

（1）胃火偏盛：临床以吐血为多见，此外，胃火上冲，也常为鼻衄、齿衄的常见原因。凡血热妄行，而胃火偏盛者，可在基本方内加黄连、生石膏、生大黄以清泻胃火，代表方为三黄泻心汤，轻者可用玉女煎加减。

（2）肝火偏盛：肝火犯胃，常以吐血为主；肝火犯肺，常以咳血为主。凡血热妄行而见肝火偏盛者，可在上述常用方内加龙胆草、青黛、赭石以泻肝降逆，代表方如龙胆泻肝汤。咯血可在基本方中，加黛蛤散合泻白散。

（3）肺热偏盛：临床以咳血为多见。又因肺开窍于鼻，肺热上壅，也可引起鼻衄。凡血热妄行而见肺热偏盛者，可在基本方内加桑白皮、知母、芦根以清泄肺热，代表方为泻白散。如咳血或鼻衄，系由风热风燥犯肺所致者，可用桑菊饮或桑杏汤加减。

（4）大肠热盛：常以便血为主，临床多以近血为特点，可在基本方内加地榆、槐花米。代表方如槐花散、地榆散。如兼夹大肠湿热（苔黄腻）可选用赤小豆当归散合地榆散。

（5）心火亢盛：心火亢盛，下移肾与膀胱，常以血尿为主，可在基本方内加小蓟根、生蒲黄、木通、竹叶、滑石、石韦等，代表方如小蓟饮子。

凡暴出血而血热火盛之象明显，量多势涌者，可以犀角地黄汤加大黄为通用方，再参考基本方进行加减。

（二）阴虚证

以咳血、尿血、紫癜、齿衄为多见。证候：病势缓，病程长，血量时多时少，血色鲜红或淡红。伴见阴虚内热见症（舌红苔少、脉细数为主要依据）。病机：阴虚火旺，灼伤血络。治法：滋阴降火止血。常用方：茜根散、知柏地黄汤、百合固金汤、玉女煎等。常用药：生地、玄参、麦冬、阿胶、墨旱莲、白芍、丹皮等。降火药可酌选栀子、黄芩或知母、黄柏。对症止血可选用之前列举的收敛止血药。

临证加减：

（1）肺阴偏虚：临床以咳血为多见。凡阴虚火旺，而见肺阴偏虚者，可在基本方内加北沙参、天冬、百合、川贝母（冲服）、海蛤粉等。一般以百合固金汤为代表方。

（2）肝肾阴虚：临床以尿血、齿衄为多见。尿血为主者，可在基本方内加小蓟、青盐（戎盐），或用知柏地黄汤加减。以齿衄为主者，可在基本方内加龟甲、怀牛膝等，或用滋水清肝饮合茜根散或知柏地黄汤加减。皮下紫癜酌加龟甲、花生衣各 30g，槐花米 30g，红孩儿 30g。

（三）气虚证

以便血、紫癜为多见，少数可有广泛部位的出血。证候：出血迁延不愈，血量较少，但亦可暴出而量多，血色暗淡，质多稀薄散漫，稍劳则甚，伴有气虚见症（大量出血时可见芤脉）。病机：气不摄血，血无所主。治法：益气摄血止血。常用方：补中益气汤、归脾汤、黄土汤。常用药：黄芪、党参、白术、炙甘草、红枣、仙鹤草。适当配合收敛止血药。

临证加减：

（1）虚寒证象明显（形寒肢冷脉沉迟细弱），加炮姜炭，甚则加熟附子以温阳益气摄血。

（2）出血量多，气虚欲脱，另加人参浓煎喂服。若表现为出血性休克者，还可用参附四逆汤（人参、附子、干姜、炙甘草）以益气固脱、回阳救逆。亦可用人参注射液、参附注射液、参附青注射液、生脉散注射液静脉点滴。

（四）血瘀证

以吐血、便血、紫癜为多见。少数有广泛部位的出血。证候：多见于反复出血及常用收敛止血药者，血出紫暗成块，或鲜血与紫暗血块混夹而出，或血出反复不止。伴有瘀血见症。病机：血瘀留积，血不循经。治法：祛瘀止血。常用方：桃红四物汤、失笑散等。常用药：当归、赤芍、桃仁、红花、生蒲黄、三七、大黄、茜草等。还可配合收敛止血药。

这里要强调指出，收敛止血药的止血效果是较好的，但有血止留瘀的副作用。因此临床应用收敛止血药时，要同时配合祛瘀止血药，以达到血止而不留瘀的目的。

此外，血证患者护理极为重要，出血期间病人应卧床休息，情绪要安定镇静，更不可发怒动气。饮食宜清淡，煎炒辛辣之品应少吃或不吃。呕血与便血病人应禁食或给予流质饮食，咳血病人要尽量控制或减少咳嗽，这对防止病人反复出血，提高止血效果有重要临床意义。凡出血后，脉现洪大弦急者，要注意防止再度出血。

五、典型病案

例一：熊某，男，37 岁。1982 年 12 月 6 日入院，住院号 108706。

患者于 12 月 4 日夜晚自觉上腹烧灼感，口渴多饮，至 12 月 5 日凌晨 5 时左右突然呕吐，呕吐物为咖啡样液体，约 300mL，8 时左右解黑便一次，吃早餐后，先呕吐一次食物，10 时左右又呕吐咖啡色液体约 400mL，自觉头目晕眩，精神不支，畏寒战栗，大便溏黑，而来我院急诊。门诊检查，潜血（++++），红细胞计数 3.55×10^{12}/L，血红蛋白 67g/L，白细胞计数 7.8×10^{9}/L，血压 120/70mmHg。门诊以上消化道出血、失血性贫血急诊收住院。症见：大便溏黑，神倦乏力，小便黄，面色略黄滞，舌质淡红，苔薄黄，脉虚数。入院后给予生大黄粉 3g，每日 3 次，服药后至第二天大便转黄色，略感下腹胀痛，余无特殊不适。第三天复查大便潜血已转阴性，血止后用归脾汤加减调理一周临床治愈出院。胃镜检查诊断为幽门前溃疡、浅表性胃炎（胃窦为主）。

例二： 李某，男，41 岁。1982 年 11 月 27 日入院，住院号 926845。

患者胃痛反复发作 8 年余，1976 年胃出血一次，当时诊断为胃、十二指肠球部溃疡。胃痛多在空腹时发作，进食后可缓解，伴反酸。1982 年 11 月 19 日因受凉而胃痛发作，呈阵发性，伴有恶心、反酸，大便微黑，腹部胀痛，便后痛减。11 月 26 ～ 27 日出现柏油样大便，每日 5 ～ 7 次，随即检查潜血为（+++），伴胃脘隐痛，口苦，头昏乏力，小便黄，舌质红暗，苔黄腻而厚，脉弦。患者于 11 月 27 日中午 12 时入院，入院后未经医生同意，擅离病房外出吃面条一碗。16 时 50 分，患者突然呕血，如咖啡色，血量约 300mL，面色苍白，血压 100/80mmHg，随即服生大黄粉 3g，配合输液。夜间输液完毕，续服生大黄粉 3g，至 28 日晨解大便送检潜血（+），未再呕血。29 日查潜血为（±），出血顺利控制，以后未再出现呕血，大便潜血试验阴性。出血停止后，改用补脾益气养血之品，调理月余出院。最后胃镜诊断：十二指肠球部溃疡（活动期）、混合性胃炎。病理报告：胃窦、胃角及胃体的大小弯慢性浅表性炎症，中度，部分区伴有急性活动。

按： 例一、例二均为胃肠瘀热，脉络损伤，血从外溢。治疗重在泄热散瘀以止血。应用单味生大黄粉后出血很快控制，可谓"一剂知，二剂已"。全程治疗思路，符合唐容川治血证的"止血、消瘀、宁血、补虚"四大治则，因而有较为理想的疗效。

在中医药文献中，有不少以大黄为主治疗消化道出血的记载，如《伤寒论》治阳明证大便黑的抵当汤，《金匮要略》治疗吐血、衄血的泻心汤等，方中都有大黄；《千金方》用大黄粉治疗虚劳吐血；《血证论》用大黄止吐血，谓其为止血而不留瘀之妙药。近年来，亦有报道用大黄治疗上消化道出血的经验。洪广祥教授在 1982 年应用大黄粉治疗上消化道出血（肿瘤及食道静脉曲张破裂出血除外）20 例住院病例，全部病例均经纤维胃镜或胃肠道钡剂 X 线检查确诊。中医辨证 20 例病例均有瘀血见症（黑粪），其中胃热血瘀最为多见，占 10 例。大黄粉的止血效果对溃疡病出血最佳，对慢性胃炎的出血疗效稍差。20 例患者有 19 例分别在服大黄粉 1～5 天内止血，平均止血天数为 2.15 天。对脾虚血瘀与气滞血瘀患者全部有效，大便潜血转阴天数亦较相近。虚实之间的疗效无明显差异。大黄味苦性寒，具有荡涤邪热、导瘀下行、平胃下气的作用，因此，大黄止血符合祛瘀止血、清热止血、降气止血的理论，是一味较为理想的活血祛瘀、泻火止血药。

上消化道出血患者以溃疡病居多，一般都具有"本虚标实"的临床特点，即脾虚为本、血瘀为标。就消化道本身而言，则表现为络伤血溢，气滞血瘀的实证。正如唐容川所说"血入胃中，则胃家实，虽不似伤寒证，以胃有燥屎为胃家实，然其血积在胃，亦实象也……"因此，对于本病症的治疗，当本着急则治其标的原则，以祛瘀为先，即"瘀血不去，血不归经"。因此，活血祛瘀就成为"引血归经"而达到"瘀散血止"的目的。实验研究也证明，瘀血存在胃内可直接引起或诱发出血，这与"见血休止血，首当祛瘀"的理论不谋而合。临床还提示，上消化道出血患者服大黄粉后，排便次数虽然增多，但不会使出血增多，这是因为大黄能增强结肠蠕动，而不增强胃及十二指肠蠕动，故对胃及十二指肠溃疡本身无害。大黄还含有大量鞣质，不仅有局部止血作用，而且对溃疡面本身也有一定的保护作用。

例三：刘某，男，36 岁。1983 年 2 月 10 日入院。

患者有胃脘不适及疼痛症状多年，一般多以中西药对症治疗。平素饮食极不规律，又嗜食辛辣油炙食品。最近因工作劳累，饮酒过量，致胃痛发作，胃脘嘈杂及烧灼感明显，服药症状未减，且有逐渐加重趋势。胃镜检查诊断为浅表性胃炎、胃黏膜片状出血。大便潜血（+++）。遂急诊入院。每日解黑色柏油样大便 5～6 次，胃脘烧灼嘈杂，胃脘疼痛，解柏油样粪便后随之缓解，但胃脘压痛明显，口干口苦，烦躁，痛苦面容，面色苍白，舌质暗淡，舌苔黄褐厚腻，脉象虚弦滑数。证属上消化道出血胃热血瘀证。药用生大黄粉每次 3g，每日 3 次，以泄热散瘀止血。前后服用大黄粉 7 天，大便潜血始终徘徊在（±）～（+++）之间。后再经辨证，改用泻心汤加减：大黄 15g（后下），川黄连 10g，黄芩 10g，地榆炭 30g。1 剂后大便潜血由（++）转为（±），2 剂便潜血阴转。连续观察 10 天未见反复而出院。

按：本案胃镜提示胃黏膜炎症较重，呈黏膜片状出血，服用大黄粉 7 天止血效果不佳，说明单味大黄粉势单力薄，与胃黏膜的弥漫炎症和慢性胃炎所致的出血不相适应。经过辨证，认为是胃热亢盛，热迫血行，瘀血留滞，血不归经，改用泻心汤清胃泻火，引热下行，针对火热熏灼，热迫血行，瘀血留滞的病机，使火泻瘀散血止。《素问·五脏生成》云："诸血者，皆属于心。"《景岳全书》谓："血动之由，唯火唯气。"唐容川继承前人观点，认为："心为君火，化生血液……火升故血升，火降则血降。""泻心即泻火，泻火即止血。"本案用药由单味大黄改用泻心汤复方而取得卓效，再次说明辨证论治原则的优越性和实用性。

例四：殷某，男，56 岁。1982 年 11 月 25 日入院，住院号 108437。

患者反复鼻衄 3 天。本月 23 日晨大便时稍用力，即鼻出鲜血约 200mL，随即在门诊就诊，经对症处理后回家，随后又鼻衄 2 次，每次 50～100mL，次日再次鼻衄 3 次，至当日夜晚 8 时许鼻流鲜血约 400mL，持续数小时淋漓不止，经用安络血等止血药不效，今天上午鼻衄 2 次，随即又来门诊急诊，以高血压病、鼻衄收入我科住院。入院时症见：鼻衄量多盈碗，色鲜红，口苦，口干喜饮，口泛臭味，口鼻及面部烘热，面目通红，急躁易怒，略感头晕，唇绀，寐差，二便平平，舌淡红苔薄黄，脉弦略滑。患高血压已 18 年，素体较壮实，体型偏胖，血压 150/120mmHg。中医诊断：鼻衄，眩晕。西医诊断：原发性高血压伴鼻腔出血。治以清肝泻火、凉血止血。拟龙胆泻肝汤合犀角地黄汤化裁：龙胆草 15g，焦栀仁 10g，黄芩 10g，生地 20g，丹皮 10g，赤芍 12g，大黄 15g（后下），钩藤 12g，白茅根 30g。服药后鼻衄未能控制，五官科以橡皮囊充气填塞，加用安络血等西药止血，仍有少量鲜血外渗，至 26 日凌晨又大量出血，加服大黄粉 12g（另用 15g 煎服）后，出血控制，血压 132/90mmHg，病情稳定，后以杞菊地黄汤加减调理善后。出院诊断：原发性高血压伴重度鼻衄、高血压性心脏病（早期）。

按：本案重度鼻衄系因高血压病所致，虽经清肝泻火、凉血止血中药及西医对症治疗，均未能稳定病情，难以控制出血。后在汤剂基础上，加服大黄粉，终于控制出血，血压正常，病情稳定。正如唐容川所说"火热相搏则气实，气实则迫血妄行""泻火一法除暴安良，去其邪以存其正"。清·李用粹《证治汇补》认为，鼻衄的发生与肺和冲任有关，指出："肺开窍于鼻……然肺经多气少血，唯冲任二脉为血之海，附于阳明，阳明之经，上交鼻额，又为多血少气之分，所以火起冲任，血流阳明，此衄血又属胃经也。"因冲任火起，肝气上逆，故血压升高；阳明胃热，胃家气实，迫血妄行，血随气逆，气逆血升，是本案衄血之一大关键。唐容川强调指出："血之所以不安，皆由气之不安故也，宁气则是宁血。"本案重用大黄以泄热宁气，才达到"除暴安良"，使血得安之目的。实践证明，"宁气"是实现"宁血"的关键环节。

例五：汪某，女，46 岁。1985 年 3 月 29 日初诊。

患者反复咯血 10 余年，支气管镜检查提示左上肺支气管扩张。某医院胸科建议手术治疗，患者拒绝接受手术。据述发病时均以咯血为主要症状，平素少有慢性咳嗽咯痰。上周因家事不悦，发生争吵，随之出现干咳频作，夜寐不宁，烦躁易怒。3天后咯血量多，每日10余口，血色鲜红，无痰液兼夹。经对症治疗未能止血，遂入院治疗。经中西医结合治疗，咯血基本控制，1周后出院。出院3天后咯血又作，前来门诊邀余诊治。症见：患者咯血鲜红，日夜咯血20余口，自觉全身燥热，胸闷憋气，心烦不宁，夜难安寐，口干舌燥，面色泛红，大便不畅，口唇红，舌质红暗，苔黄少津，脉弦细数，左关弦甚，右寸细弦。证属肝经气火上逆侮肺，肺络伤则血从上溢。治宜清肝降逆以宁血，"止血为第一要法"。方用清肝宁络汤（经验方）：丹皮15g，生栀子15g，净青黛6g（包煎），薄荷10g（后下），川楝子30g，白芍30g，生甘草10g，大黄10g(后下），代赭石30g，地榆炭30g，白及30g。7剂，水煎服，每日1剂。并嘱患者保持情绪稳定，力戒辛辣煎炙和发物，避免诱发出血。

二诊：患者告知服药3剂后咯血已减五分之三，服完7剂咯血基本控制，诸症改善，大便通畅，夜能入寐，心情舒坦，治疗信心倍增。为稳定病情，控制出血，上方再加北沙参30g，麦门冬30g，百合30g，以养肺阴、润肺燥。7剂，水煎服，每日1剂。

三诊：病情稳定，未见咯血反复，燥热胸闷等症已不明显，左关脉弦明显好转。拟改用麦门冬汤合百合知母汤加减调理。麦门冬30g，太子参30g，生甘草10g，大枣6枚，淮小麦30g，枇杷叶10g，百合30g，知母10g，薄荷10g，川楝子15g，合欢皮30g，白及30g。7剂，水煎服，每日1剂。

四诊：病情进一步稳定，亦无特殊不适，饮食、睡眠、二便均显正常，心烦气躁现象已少出现，嘱病情稳定期间可持续服用上方调理。

按：根据西医对支气管扩张症的分类，本患者应属于"干性支气管扩张"。其特点是以反复咯血为唯一症状。病变多位于引流良好的上叶支气管，故平时无咳嗽、咯脓痰等症状。从本案发病过程和证候分析，显然是由于情志化火，木火刑金，肺络损伤，血从上溢而咯血，为典型的肝火犯肺证。故治疗应重在清肝降逆以宁血止血，符合《景岳全书》提出的"血动之由，唯火唯气"和唐容川强调的"火升故血升，火降则血降""泻火即止血"等治疗血证的学术观点。洪广祥教授用支气管扩张症咯血的经验方——清肝宁络汤，收到显著的止血效果。方中丹皮、生栀子、青黛、大黄等直折其火，以治其出血之因；代赭石苦寒质重，长于镇潜肝阳，又清肝火，凉血止血，其与生地、地榆、白及相伍，可达凉血泄热、收敛止血和散瘀止血的综合优势，以快速达到止血效果；薄荷辛凉芳香，辛能散，凉能清，善"搜肝气而抑肺盛"，又善疏肝理气而散郁火是"火郁发之"的佳品；川楝子苦寒，入肝经，为治"肝郁化火"诸证的主药之一，其与薄荷相伍，既能疏肝调气，又能内散郁火，是临床值得重视的调肝泄热药；方中还配合仲景芍药甘草汤，是根据《素问·脏气法时论》"肝苦急，急食甘以缓之"之旨，重用白芍合甘草酸甘合化，以柔肝缓急，有助于肝气亢逆缓解。全方合用，共奏清肝降逆、宁血止血之功。故患者服药后止血甚速，病情控制快，疗效满意。病情稳定后，又根据火热病邪和出血之后易伤阴耗津，且肝为刚脏，体阴而用阳，易从火化而动血、出血，故用麦门冬汤合百合知母汤、甘麦大枣汤加减以养阴润燥、柔肝缓急，解郁泄热以继续稳定病情，调理善后，减少病情反复。方中还应用了合欢皮、白及二味药，根据洪广祥教授的经验，白及既可散瘀化腐生肌（正如《本草备要》所云，本品"补肺，逐瘀生新，肺损者能复生之"），又可收敛止血、化瘀止血，是一味双向调节的止血药。洪广祥教授在这时用白及之意，一为补肺生肌、逐瘀生新，以期修复或改善支气管扩张之病灶；二为在调理过程中防止出血的反复，以防患于未然，居安思危。合欢皮味甘性平，既有缓心气、开郁结、安五脏之功，又有消痈、敛涩、活血之作用，其与白及相伍，有助于支气管扩张病灶的改善和修复。

上消化道出血

本文所指上消化道出血主要指慢性胃溃疡、急性胃黏膜糜烂和（或）溃疡以及十二指肠溃疡、十二指肠炎所合并的出血，属中医"血证"中之便血、吐血范畴。

一、病因病机

关于便血、吐血的病机，多数医家认为有火热熏灼、迫血妄行及气虚不摄、血溢脉外两类，正如《景岳全书·血证》所说："血本阴精，不宜动也，而动则为病。血主营气，不宜损也，而损则为病。盖动者多由于火，火盛则逼血妄行；损者多由于气，气伤则血无以存。"然洪广祥教授认为，本病病机可用瘀、热两字以概之。热从何来？一则，过食辛辣厚味醇酒（包括用药不当）则滋生湿热，湿热内蕴，久而熏灼血络，迫血妄行而致便血、吐血。正如《临证指南医案·吐血》所言："酒热戕胃之类，皆能助火动血。"二则，情志过极则火动于内，气逆于上，迫血妄行而成便血、吐血。瘀由何生？一则，邪热蒸灼津血，血结而成瘀；二则离经之血，不能排出体外，留滞体内，蕴久结而为瘀。瘀阻脉络，血不循常道而溢于脉外，亦可致便血、吐血。而瘀血阻滞，气血不行，邪热不散，致热尤甚，如此恶性循环，因热生瘀，由瘀致热，瘀热互结可致出血不止，严重者可危及病人生命。

二、治疗要点

洪广祥教授主张治疗便血、吐血以清热行瘀为要，盖热清则血静，瘀除则血归脉内，切不可过用收敛止血之品。方选《金匮要略》之泻心汤加味，药选大黄、黄芩、黄连、三七粉。洪广祥教授特别强调方中用大黄，并认为大黄味苦性寒，能荡除邪热、导瘀下行、平胃下气，其止血作用符合祛瘀止血、清热止血、降气止血之理论，至于大便次数增多一症，不必多虑，便次增多能使离经之血早除，从而起到祛瘀生新、散瘀止血的目的。另外，黄芩、黄连清热泻火，三七粉活血止血，共达泄热行瘀止血之功。

我们曾对20例上消化道出血（肿瘤及食道静脉曲张破裂出血除外）的住院病例进行临床疗效观察。病例均经纤维胃镜或胃肠道钡剂X线检查确诊。20例中诊断十二指肠球部溃疡4例，十二指肠球部溃疡合并胃炎6例，胃溃疡2例，胃溃疡合并慢性胃炎1例，复合溃疡合并慢性胃炎1例，慢性胃炎5例，钩虫1例。20例中胃热血瘀型10例，气滞血型5例，脾虚血瘀型5例。治疗方法：生大黄粉3g，一日3次吞服，连续服用3～5天。服大黄粉时不用其他止血药，必要时酌情静脉补液。出血期间进流质饮食，出血停止后逐步改为经常性软质饮食，并按辨证施治方法治疗原发病症。结果分析：20例患者有19例分别在服大黄粉1～5天内止血，2天内大便转阴者13例，平均止血天数为2.15天。大黄粉的止血效果以溃疡病出血最佳，慢性胃炎出血效果稍差。副作用：一般在服大黄粉约2小时后，出现脐周闷痛，肠鸣腹泻，腹泻次数每日最少为3～4次，最多为7～8次，平均腹泻6次后，多数患者大便颜色转黄，胃部不适症状随之减轻。在服药过程中，尚未发现因腹泻过多而引起低钾、低钠及出血量增多等不良反应。

上消化道出血的病人，临床上可见面色不华、神倦懒言、心悸、气短、舌淡、脉细等症，辨证似属脾胃气虚。洪广祥教授认为，此类病人，辨证虽似属脾胃气虚，然此多为因出血过多所致的标证。究其脉象多弦数；审其舌象，舌质虽淡，然其底色多红暗或舌面有瘀斑、瘀点。此乃有热有瘀之明证，故此时辨证当舍症从脉或舍症从舌。治仍须以清热行瘀为要，热去瘀散之后，再补气生血为妥。如一味补气补血，则实属闭门留寇，切不可过早使用黄土汤、归脾汤之类温补，盖热得温则盛，瘀得补则壅。

经上方治疗，出血多在 3 天之内能止，大便潜血转阴，善后治疗，亦不可过于温补，治当以调和为宜。便血、吐血之证，可因饮酒过度、嗜食肥甘辛辣之品而耗伤胃阴，亦可由过食生冷、寒凉食物而耗伤中阳；日久则胃之阴阳失调而出现偏胜，产生偏寒、偏热，终致寒热错杂之证。故洪广祥教授多用《金匮要略》之半夏泻心汤加味治疗，药选法半夏、黄芩、黄连、干姜、红枣、生甘草、西党参等以调和脾胃之寒热阴阳，加白及以促使溃疡愈合，加蒲公英以清热消痈、补虚泻实。洪广祥教授强调临证时当辨清寒热之多寡、阴阳之盛衰，调整方中寒温药之剂量。

三、典型病案

例一：吴某，男，32 岁。1993 年 6 月 28 日入院。

患者反复黑便、呕血近 7 年，伴胃脘部嘈杂 3 天。患者于 1986 年 7 月因呕血、解柏油样黑便而入省某医院住院治疗，诊断为胃、十二指肠球部溃疡，慢性浅表性胃炎并出血。经西药治疗，症状缓解出院。此后几年，曾解柏油样便 5 次，呕血 2 次，但胃脘部疼痛症状一直不明显。本次发病缘于 3 天前劳累过度，加之饮酒，出现解柏油样便 2 次，体倦乏力，胃脘部嘈杂不适。入院症见：面色苍白，神倦乏力，头晕，恶心欲吐，无呕血，胃脘部嘈杂不适，解柏油样便，口干欲饮，舌淡偏暗，苔薄白腻，脉细弦数。辨证为邪热蕴胃，损伤胃络。治以清热泻火、散瘀止血。方选泻心汤加味。药用：黄连6g，黄芩 10g，大黄 10g（后下），三七粉 3g（冲），侧柏叶 10g。服上方 3 剂后，大便颜色如常，大便潜血试验阴性。后用半夏泻心汤加味，调理半月，痊愈出院，至今未发。

按：患者入院时虽出现面色苍白、神疲乏力、头晕、舌淡、脉细等一派虚象，然患者现口干欲饮、舌偏暗、脉弦数等症，这是内有热、瘀之明证，辨证当舍症从舌脉，遂果断用泻心汤，3 剂血止。

急腹症

急腹症是以急性腹痛为主症的腹腔脏器疾病的总称，它是以急性剧烈腹痛为特征，并伴有胃肠功能紊乱或急性全身症状（中毒、体液紊乱和休克）等一系列表现，是临床上最常见的多发病，具有起病急、发病快、病情重、变化多和病因复杂等特点。急腹症包括的病种甚广，在外科病范围中，较常见者为急性阑尾炎、急性胆囊炎、胆石症、胆道蛔虫病、急性肠梗阻、溃疡病急性穿孔、急性胰腺炎等。

中医学对急腹症虽无专篇论述，但这些疾病在中医学中则包括在"腹痛""结胸症""蛔厥""肠结""寒疝"诸病中，以及"胃脘痛""呕吐""便秘""黄疸"等症状中。中医文献不仅对这些病症的病因、证候有大量的记述，而且积累了宝贵的治疗经验，如汉代张仲景的大黄牡丹皮汤、薏苡附子败酱散、乌梅丸、大承气汤、大柴胡汤、三物备急丸等，这些方药一直沿用到今天，证明它们仍然有较好的疗效。

洪广祥教授在 20 世纪 70 年代和 80 年代初期，与西医外科合作进行了急腹症的中西医结合临床研究，取得了较为满意的临床疗效。现就中西医结合治疗急腹症的体会和经验，重点对急腹症的辨证与治疗作一介绍。

一、病因病机

急腹症的发生原因，主要有下列几个方面：

（1）饮食不节（暴饮暴食或嗜食膏粱厚味，或恣食生冷），损伤脾胃，脾胃运化失常，继之六腑传化无能，糟粕内聚，生湿生热。

（2）寒温不适，致使外邪（寒、湿、热）蕴结于内，经络阻隔，气血凝滞。

（3）虫积、结石或粪块阻塞，致使腑气通降失常，肠道传化不利。

（4）情志内伤，暴怒伤肝，忧思伤脾，脏腑相为表里，脏有病则腑之脉络内气血乖违，壅塞不通。

上述这些因素，都能引起脏腑气机阻滞而发病，病变的主要脏器以腑为主。

六腑为传化之腑，《素问·五脏别论》说："六腑，传化物而不藏，故实而不能满也。"六腑的基本生理特点是"以通为用"。其气机运行是"泻而不藏""实而不满""动而不静""降而不升"，以通降下行为顺，滞塞不通为逆。急腹症的病理，主要是脏腑气机阻滞，尤其是腑气的通降失常。这种突发的腑气通降失常，痞塞不通，导致了气机壅塞，"不通则痛"。因而急性腹痛也就成为急腹症的主要症状。"不通"的病理基础是什么？主要是气滞血瘀。因为"气为血之帅""气行则血行""气滞则血瘀"，血液的运行，与气的机能密切相关，气机郁滞，可使血液阻滞而成"血瘀"。血瘀又能加重气机郁滞，两者常互为因果。一般来说，气滞为血瘀的先兆，血瘀是气滞的发展。急腹症的病机由气滞到血瘀，标志着急腹症发展演变过程。气滞血瘀，郁久则能化热，热积瘀滞不散，可引起局部血肉腐败，酝酿成脓；甚则热毒炽盛，伤阴损阳，正虚邪陷，而出现厥脱的危急局面。

从西医学角度看，急腹症的病理也主要是梗阻不通和局部炎症。由于梗阻促进了细菌繁殖，加重了炎症，而炎症组织的水肿，又进一步引起梗阻，两者常互为因果。因此，从中西医两方面来看，"不通"都是急腹症所具有的共同规律。临床实践证明，只有贯彻"以通为用"的总则，才能有效地促进六腑气机运行协调而恢复"以通降为顺"的共同生理，使机体从病理状态恢复到正常的生理状态。

二、辨病与辨证

外科急腹症在临床上具有发病急、变化快、病情重的特点，"暴病属实"，故外科急腹症大多数为实证，仅有部分病人在疾病后期或因其他因素影响而表现为实中有虚、虚中有实、虚实夹杂等情况。从脏腑来说，则以肝胆、脾胃、大小肠等见证为最多，其中以腑的见证为主。根据外科常见急腹症的临床表现，归纳起来，可概括为四个基本证型。

（一）气滞证

临床上多见腹部胀痛或串痛，或痛无定处，嗳气或矢气、排便后胀痛减轻，伴有恶心、嗳气、肠鸣、纳呆，舌苔薄白，脉象多弦。

急性阑尾炎、胆囊炎、胆石症、胰腺炎、肠梗阻轻症或早期阶段常见此类证候。急腹症所见的气滞证候，类似西医学腹部脏器机能障碍为主的病理生理表现。

（二）血瘀证

临床上多见腹痛呈持续性隐痛或卒然痛剧，痛点固定不移，痛如针刺、刀割，腹部有压痛或拒按，或可触及实质性包块，或大便紫黑，舌质紫暗或有瘀斑，脉象多涩。

急腹症所见之血瘀证候，类似西医学腹部脏器的器质性病变伴有血运障碍的病理表现。

（三）热壅证

临床上多见持续性腹痛或有阵发性加剧，伴发热、口渴、恶心呕吐，腹部有明显压痛，或反跳痛、肌紧张。如热结腑实，则大便秘结，腹部胀满，常可触及疼痛的肿块（如阑尾包块或肿大之胆囊），舌苔黄厚而干燥，舌质红，脉洪数或滑数。

急腹症所见的热壅证候，类似西医学急性感染所致的炎症表现。大多数急腹症属于此类型，如急性阑尾炎、胆囊炎、胆石症、急性胰腺炎以及各种原因引起的腹膜炎。

（四）湿热证

在临床辨证时需注意辨认湿偏重，还是热偏重。急腹症患者热重于湿者多，湿重于热者少。由于湿热蕴结的部位不同，其临床表现也不完全一样。如肝胆湿热则多见两胁胀痛，引向肩背，恶心呕吐，脘腹胀满，发热或寒热交作，大便秘结，小便短赤，口苦口干，全身发黄，舌质红，舌苔黄腻，脉弦滑数；脾胃湿热则见脘腹胀闷疼痛或按之作痛，口苦口黏，大便秘或腹泻秽臭，便后不爽，舌苔黄腻，同时还可有黄疸、发热、口渴不欲饮、小便短赤等。肝胆湿热和脾胃湿热均可出现黄疸，但前者以胁痛明显，后者以消化道症状明显，可助鉴别。膀胱湿热则尿频、尿急、尿痛、尿黄浊或尿血，并可伴见发热、腰痛、苔黄腻、脉滑数等。

急腹症所见的湿热证候，常见于胆囊炎、胆石症、炎症型胆道蛔虫病、尿路结石合并感染、胆道感染合并胰腺炎等。

（五）虫积症

症见腹痛时发时止，痛时辗转不安，甚则肢冷汗出，痛定复如常人。如虫积在上则上部钻顶样剧痛，呕吐频繁，甚则吐蛔；虫积在下，则绕脐作痛，腹部或可摸到条索块状物（蛔虫团），按之柔软。发病以儿童为多，常见面黄肌瘦，面、舌、眼白可显虫斑，或有呕蛔、便蛔。

急腹症所见的虫积证候，常见于胆道蛔虫症、肠道蛔虫症及蛔虫团堵塞肠道形成之肠梗阻。

上述五个证型临床上有时可两型或数型同时出现，且互为因果，互相转化，互相兼夹。辨证时要注意区别主证和兼证，主要矛盾和次要矛盾以及它们之间的因果关系，才能使辨证准确，治疗得当。

三、基本治法和用药经验

中医中药治疗急腹症，重要问题在于明确手术疗法和非手术疗法的适应证，坚持辨证论治的基本原则，立足于整体，重视局部，局部与整体相结合。外科急腹症多属实证、腑证、里证、热证。根据"六腑以通为用""通则不痛"的生理病理规律，"通"就成为急腹症共同的主要治法。如何理解"通"法？根据清·高世栻《医学真传》中说："夫通则不痛，理也。但通之之法，各有不同。调气以和血，调血以和气，通也；上逆者使之下行，中结者使之旁达，亦通也；虚者助之使通，寒者温之使通，无非通之之法也。若必以下泻为通，则妄矣。"由此可见，"通"法的含义很广，凡属调理气血、舒畅气机、补虚泻实等，以祛除病邪，恢复脏腑正常生理功能的治法，均属"通"法范围。

现将中医中药治疗急腹症的基本治法分述如下。

（一）通里攻下法

本法又称泻下法。凡用攻下药为主的方药以排除体内停滞有形之邪的方法称通里攻下法或泻下法，它是治疗急腹症的主要方法。因为"里实证"是急腹症常见的临床表现，通里攻下是针对里实证而采取的治法，即《素问·三部九候论》所谓"实则泻之"之意。

由于攻下药的作用有峻、缓之别，性味又有寒热之异，故一般将其方药分为寒下、温下、逐水、润下四类。在急腹症中应用最广的是寒下，为节省篇幅，这里重点介绍寒下在急腹症中的具体运用。

寒下属于峻下范围，常见于急性腹腔炎性疾患，如急性阑尾炎、急性胰腺炎、急性胆囊炎、腹腔脓肿以及急性肠梗阻（痞结型、瘀结型早期）等疾病。这些疾病的病情虽然不同，但其共同点都是里实热证，因而都可用寒下法进行治疗，以达到下热、下实的目的。所以寒下法在急腹症中具有广泛的运用范围，并常与清热、理气法合用。

寒下的代表药物为大黄、芒硝，它们都是治疗阳明腑实证的主药，其中大黄不仅有泻下作用，还具有泄热、泻火、解毒、祛瘀等作用，并有较强的抗菌消炎功能。因此，大黄是治疗急性腹腔炎性疾患时最常用的主药。在急腹症的初期，即使大便正常，亦可应用。不过，在一般情况下用量不宜过大，得利即可。如果里实热证较甚，大黄的剂量宜大，得快利而后方止。

现代研究证实，大黄的致泻作用，主要是由于其所含的结合性大黄酸类物质刺激肠壁，引起肠壁收缩、分泌增加，而产生泻下通便的效果。实验还证明，大黄煎煮过久，其泻下作用就会减弱。因结合性大黄酸遭到破坏，大黄中还含有大量鞣酸类物质，反有收敛作用。临床使用生大黄时，后下的目的就是取其泻下作用，正如古代医学家李东垣所说："大黄苦峻下走，用之于下必生用。"

芒硝，咸苦大寒，能润燥软坚，故能通燥结；又因其性寒降下，故能去大热，为肠胃实热结滞，腹痛、胀满、便秘等症常用之品。它常与大黄配合运用，即《素问·至真要大论》所述"热淫于内，治以咸寒"之意。芒硝的致泻作用，就是硫酸钠的致泻作用。这是因为芒硝中某些离子不易为肠壁所吸收，在肠内形成高渗而阻碍肠内水分吸收，所以肠内保持着大量的水分，从而使肠内容物变稀薄，容积增大，刺激肠黏膜感受器，反射性地引起肠蠕动亢进而产生泻下作用。由此可见，其泻下的快慢，除取决于剂量的大小外，还取决于饮水量的多少。芒硝除泻下以及清热泻火的作用外，还有利胆作用，能增加管道分泌，促进管道蠕动，松弛括约肌。因此，芒硝又是胆道疾患，尤其是胆石症的常用药物。寒下的代表方为大承气汤，由大黄、芒硝、枳实、厚朴四味药组成。此方为治疗阳明腑实证的主方。从本方的药物组成来看，可分为泻下与行气两个部分。行气（枳实、厚朴）与泻下（大黄、芒硝）相配伍，可以起协同作用，使泻下的作用增强。由于大承气汤既能泻实热，又能除燥实，故对燥热内结，气机壅滞的急腹症是一个有效的首选方剂。临床常根据不同的目的，随证加减演变出多种有效的通里攻下方。

通过对大承气汤复方的试验研究，初步证明本方具有增加肠道的蠕动，增加胃肠道的容积，改善胃肠道的血液循环和降低毛细血管的通透性，以及促进胆囊收缩、胆道口括约肌放松、胆汁分泌增加（利胆）等作用。这个试验结果，为中医学认为的"六腑以通为用""不通则痛""痛随利减"的基本理论，以及运用"下法"治疗急腹症的原理，增添了新的论据。

必须指出，"通里攻下"法是一种祛邪的治疗方法，用之得当能收到速效，但用之不当亦可产生不良反应。在运用"通里攻下"法时，要注意掌握好：①"通里攻下"的适应证与禁忌证，因为"通里攻下"法是治疗里实证的方法，故凡非里实证者均不宜采用。②凡属可下之证，必须大胆攻下，力争"速战速决"。③要掌握适可而止的原则，以防攻伐太过，正气受伤。

（二）清热解毒法

凡用清邪热、解热毒的方药以清除体内火热壅盛，郁结成毒的病证的方法称清热解毒法，它是治疗急腹症的主要方法之一。里热证是急腹症的常见证候，清热解毒法是针对里热证所采取的治法，即《素问·至真要大论》所谓"热者寒之"之意。在急腹症的治疗中，清热解毒法主要用于急性腹腔炎性疾病而具有里热证候的患者，临床上常与通里攻下法配合使用，以达到炎症除、腑气降、梗阻通的目的。

清热解毒药的种类颇多，凡药性寒凉，具有清里热、泻火解毒作用的药物，统称为清热解毒药。临床及试验证明，这部分药物多具有不同程度的抗菌、消炎、解热作用，因而在急腹症中有着较广泛的适用范围。

根据临床体会，在急腹症中最常用的清热解毒药可分为三组：

（1）金银花、连翘、蒲公英、紫地花丁。在急腹症治疗中，这四种药常用于腹腔急性感染。如急性腹膜炎、急性阑尾炎以及腹腔脓肿等。有时也可用于胆道感染、溃疡穿孔第二期（消炎期）。

（2）红藤、败酱草。二者具有清热解毒和活血祛瘀两方面功效。但败酱草善于消痈排脓，而活血祛瘀力量较差。两者常配合治疗急性腹膜炎和阑尾周围脓肿。

（3）栀子、知母、生石膏。三者均为清热泻火药，常配合用于治疗急性腹膜炎、急性阑尾炎、急性胆道感染等多种伴有高热之腹腔急性感染。

以上三组清热（泻火）解毒药，可根据急腹症里热证候的不同情况，既可单独应用，也可联合使用。

此外，急腹症所用清热解毒药还可酌情选用白花蛇舌草、虎杖、三颗针、鸭跖草、夏枯草等。

（三）清湿热法

本法为清除湿热之主要治法。常用于急腹症而伴见湿热证候者。由于湿热的所在部位不同，因而又有清热燥湿与清热利湿之分。

清热燥湿的代表药为黄连、黄芩、黄柏、龙胆草等，这类药物的性味特点是多为苦寒，苦能燥湿，寒能清热，常用于湿热内蕴或湿邪化热的证候。在急腹症的治疗中，常与通里攻下法配合用于急性胆道感染与胆石症等。

清热利湿常用药：金钱草、木通、泽泻、车前、萹蓄、瞿麦、冬葵子、海金沙等。主要用于泌尿系结石，有合并感染者可配合清热解毒药，有梗阻现象者则应配合行气活血药。

（四）理气开郁法

气机郁滞是急腹症的主要病因病机。理气开郁法是针对气机郁滞而采取的治疗方法。在急腹症的治疗中，理气开郁法具有较广的应用范围。常用于胃肠和胆道功能紊乱，以及各类早期炎性急腹症，配合活血化瘀药消除炎症后残存浸润或包块，作为通里攻下或清热解毒的后续治疗，以调理脏腑、疏通气血。

常用的理气开郁药有莱菔子、枳实（壳）、厚朴、木香、柴胡、乌药、青皮、香附、郁金等。这类药物的性味多属温性，这是因为气得温则行、遇寒则滞的缘故。

现代研究证明，理气开郁的大部分药物具有解痉作用，能降低消化道的张力，调整消化道有节律地蠕动，使六腑气机恢复"以通降为顺"的生理活动。

（五）活血化瘀法

血瘀是急腹症的常见病因病机，活血祛瘀是针对血瘀而采取的治疗方法。本法在急腹症中具有较广的适用范围，凡各类早期的急腹症、各种类型的包块、胆道及泌尿系结石，以及某些急腹症的恢复期伴见瘀血证候者均可采用活血化瘀法。

现代研究证明，活血化瘀的主要作用是扩张血管、改善血液循环、保证组织灌注以及改善毛细血管的通透性而促进炎症的吸收与局限。这些作用均有利于恢复六腑正常生理活动以及局部病灶炎症的消退与修复。

急腹症常用的活血化瘀药，应针对不同的情况采用药力不同的药物。活血止痛常用川芎、延胡索、郁金、蒲黄、五灵脂、乳香、没药；祛瘀消坚常用桃仁、红花、三棱、莪术；祛瘀排脓常用穿山甲、皂角刺等。

临床应用活血祛瘀药也要注意辨证，绝不能见到"血瘀"证而不加辨证地使用活血祛瘀药，这样是不能提高疗效的。因为"血瘀"证的出现，可因寒、热、虚、实四个不同的原因而产生，如因寒而致者则兼用"温法"；因热而致者则兼用"清法"；因虚而致者则兼用"补法"；因实而致者则兼用"攻法"。结合急腹症的特点，急性期多与泻下、清热法并用；恢复期则常与补益法同用。还有一个共同而且重要的配伍就是"行气法"，理由是"气为血之帅""气行则血行""气滞则血亦滞"。因此在"活血化瘀"的同时，必须配伍"行气法"，加上行气的药物以助血行。

以上是急腹症的中医常用治法，此外还有温中散寒法、制蛔止痛法、降逆止呕法等。这些治法都有一定的适用范围，或单独使用，或配合应用，须视病情而定。

中医中药治疗急腹症，要始终坚持中西医结合的原则。因为急腹症是一个发病急、变化快、病情重的病种，严重的患者在短期内就可发生人体生理、病理的明显变化，因此在治疗急腹症的过程中，必须坚持"用中西医两法治疗"。

四、典型病案

例一：林某，男，39 岁。1972 年 6 月 13 日初诊。

患者赴婚宴后翌日晚突发上腹剧痛。症见：痛如刀割，呈阵发性加剧，并向腰背部及双胁部放射，呕恶症状明显，呕吐物为胃内容物，烦躁不安，痛苦异常，大便不畅，口苦口干口黏，发热微恶寒，舌质红暗，舌苔黄腻偏厚，脉象弦滑数，寸脉稍浮。体检：体温 38.4℃，血压正常。腹部触诊剑突下有压痛，伴有腹肌紧张，但无反跳痛。化验：尿淀粉酶 686U，白细胞计数 11.6×10^9/L，中性粒细胞 82%。西医诊断：急性水肿型胰腺炎。中医辨证：脾胃积滞，湿热内蕴，气机紊乱，升降失常。治宜行气导滞、清化湿热、通里攻下。方用清胰汤加减。药用：北柴胡 15g，黄芩 15g，法半夏 10g，大黄 10g（后下），枳实 15g，厚朴 10g，白芍 10g，败酱草 20g，夏枯草 20g，炒山楂 30g。水煎服，每日 2 剂，4 次分服。

二诊：服药后体温降至 37.2℃，解黏稠粪便 3 次，恶臭，呕恶已除，腹痛基本缓解，舌苔黄厚腻减半，脉象弦细滑，数象已除；尿淀粉酶 236U，白细胞计数 8.4×10^9/L，中性粒细胞 72%。上方续服 2 剂，改为每日 1 剂，水煎分 2 次服。

三诊：自觉症状完全消失，腹部体征已除，尿淀粉酶恢复正常，继续用上方加减调理善后。

按：急性胰腺炎是一种内科急症。发病的常见原因多为饮食不当，暴饮暴食，特别是进食油腻食物、饮酒等。其中急性水肿型胰腺炎最适合用中医药治疗。胰腺的生理功能包含在中医脾脏之中。脾胃互为表里，是人体对食物消化、吸收的主要脏腑。暴饮暴食使脾胃受纳、运化和升降功能失调，气机郁滞，湿热内生，从而进一步加重脏腑气机壅塞。脘腹疼痛是"不通"所致；胃气上逆故呕恶；腑气郁闭，大肠传导失常，故大便不畅；尿淀粉酶和白细胞升高是由于湿热郁遏之缘故。另一方面，气机壅塞可导致"气滞血瘀"。舌质暗和腹痛如刀割显然与瘀滞气机有关。发热微恶寒、寸脉浮为表证特征，是患者酒后冒感风寒病邪所致。清胰汤为治急性水肿型胰腺炎有效方剂。该方由柴胡、黄芩、延胡索、川楝子、大黄（后下）、白芍、青木香、姜半夏、甘草等组成，是《伤寒论》大柴胡汤变方。本案患者脾胃食积，湿热内蕴，气机壅塞，腑气不通的证候突出，"不通"是其发病的中心病机。因此本案在清胰汤的基础上，合用小承气汤以加强通导腑气，促使腑气壅塞症状迅速解除；方中加用败酱草、夏枯草，与黄芩、大黄相配，以清泄湿热，使胰腺的炎症水肿得到有效控制；山楂既消食滞又消肉积，与厚朴、枳实相配，可达除壅导滞、化瘀定痛之功。洪广祥教授认为，本案患者服药后病情之所以能迅速控制，急腹症症状得到有效缓解，是正确把握了非手术治疗急腹症的客观标准，充分运用了以中医药理论为指导的原则，在辨证施治和遣方用药上遵循客观规律，从而取得较好疗效。

例二：李某，女，8 岁。1970 年 6 月 3 日初诊。

患儿腹痛 1 天余，腹痛持续加剧，以脐周痛为甚，腹胀大，叩之如鼓，腹部可扪及绳索状团块，大便已 3 天未解，饮入即吐，舌质红，呈花剥舌，两颊可见蛔虫斑，脉弦。西医外科诊断为蛔虫性肠梗阻。建议采取中西医结合治疗。西医行胃肠减压、补液及对症治疗。中医辨证为虫结证。治宜驱虫通腑。药用：鲜苦楝皮（二层皮）30g，乌梅 15g，干姜 10g，大黄 15g（后下），枳实15g，厚朴10g。水煎2次，每次取药汁150mL由胃管注入。服药后当日即排便数次，排出大小蛔虫60余条，梗阻随之解除，腹痛消失。

按："痛""呕""胀""闭"为肠梗阻四大主症。临床可分为痞结型、瘀结型及疝结型，其目的是指导划分手术与非手术治疗界限。其中痞结型最适宜中医药治疗。其辨证多为实证。治疗重点应围绕一个"通"字，以泻下通腑，达"通则不痛"之目的。蛔虫性肠梗阻多为痞结型。蛔虫聚团，腑气不通，是形成梗阻的关键环节。因此，驱蛔通腑就成为其基本治法。根据蛔虫"得酸则静，得辛则伏，得苦则下"的特点，故用苦楝皮驱蛔杀虫。本品能使蛔虫体收缩性疲劳而痉挛，最后使虫体不能附着肠壁而被驱出体外。苦楝皮有小毒，服用量过大可中毒，甚至可以致死。根据民间经验，用鲜苦楝皮二层皮，呈白色者，毒性小，使用安全。洪广祥教授赴农村办学和医疗期间，遇胆道、肠道蛔虫症及蛔虫性肠梗阻，应用鲜苦楝皮二层皮30g于复方中，制蛔效果甚佳，亦未见毒性反应。方中苦楝皮、大黄苦能下蛔，干姜辛以安蛔，乌梅酸以制蛔。大黄、厚朴、枳实为小承气汤方，具有泻腑通结，行气导滞之功。故患者服药后腑气得通，蛔虫随粪便排出，痛呕胀闭等症迅速解除。

例三：孙某，女，20岁。1984年12月4日门诊。

患者于1985年9月30日出现左下腹绞痛，伴呕吐黄水，尿检红细胞（++++），蛋白（+），白细胞1～5/HP，曾服用清利通淋、滋肾泻火等方药均无效。腹部平片提示：左肾影内可见一小斑点状阴影。超声检查报告：左肾盂内可见1.2cm无回声暗区，右肾盂内可见0.9cm分离段。声像图诊断：左肾轻度积水。初诊所见，反复血尿2月余，左腰胀痛连及左下腹，无尿频尿急尿痛，舌质偏红暗，舌苔薄白，脉细弦。拟从瘀水互结，气机阻滞，"不通则痛"辨证论治。治法：化瘀止血，通淋利水，疏畅气机。处方：生蒲黄

10g，槐花米 20g，藕节炭 20g，旱莲草 20g，金钱草 30g，冬葵子 15g，石韦 15g，白茅根 30g，郁金 10g，广木香 10g，乌药 15g。上方服至 4 剂，解出绿豆大结石两颗，血尿已停，腰痛已除。

复诊改用六味地黄汤加鹿衔草、白茅根、白花蛇舌草善后。1985 年 1 月 29 日尿常规复查正常，症状消除，无自觉不适。

按：本案临床表现为左腰胀痛和反复血尿数月，经腹部平片、超声显像诊断为左肾结石并积水。中医临床多习惯应用清利通淋以排石、滋肾泻火以止血，证之临床多数效果不佳。本案从辨病与辨证相结合的方法出发，充分遵循以中医药理论为指导的原则，抓住"不通则痛"为急腹症疼痛的普遍规律，结合辨证和证候的鉴别诊断，确立"瘀水互结，气机阻滞，不通则痛"为其基本病机，采取"化瘀"以止血，"通淋"以利水，"理气"以止痛的治法，使排石、血止、水消、定痛之疗效同步实现，临床疗效十分显著。洪广祥教授经验，排石要重在舒畅气机，理气药和化瘀药有助于尿路管道之松弛和扩张，局部血液循环的改善，从而使梗阻之结石易排出体外。实践证明，单纯应用通淋排石法，其排石率远不如理气排石法疗效显著。

例四：杨某，男，36 岁。1972 年 9 月 26 日初诊。

患者于 1968 年 8 月因原发性胆总管结石、阻塞性黄疸，在某省医院手术取出泥沙样结石，做胆囊切除术。一年后，右上腹时有隐痛，逐渐增剧，并伴有发热、呕吐。屡服中西药及对症治疗效果不佳，随后发作次数更加频繁，每次均急诊入院治疗。本次发病又右上腹剧痛，放射至腰背部，畏寒发热，体温 40℃，巩膜无黄染，腹平坦，有压痛，无肌卫，无反跳痛。血常规：白细胞计数 $12.8×10^9$/L，中性粒细胞 86%。A 型超声波示复发性胆总管炎，术后残余结石。入院后西医经对症处理后体温已降至 38.4℃，但右上腹阵痛未能缓解，遂请中医会诊。症见右上腹痛阵作，痛位固定，压痛明显，时有恶心，大便不畅，口苦口干，舌质红暗，舌苔薄黄腻，脉弦滑数。证属湿热夹瘀，气机郁滞，"不通则痛"，治宜清利湿热、化瘀排石、通利腑气为治。方用胆道排石汤加减。药用：茵陈30g，金钱草30g，郁金15g，广木香10g，北柴胡15g，黄芩10g，枳实15g，桃仁10g，川芎10g，大黄10g（后下）。5剂，每日1剂，水煎3次分服。嘱服药第1天起，收集每次大便，与清水搅拌，淘洗结石。

二诊：体温降至37.2℃，大便每日2～3次，右上腹痛明显减轻，但未淘洗出结石，上方再加芒硝10g（分两次溶化与药液冲服），连服3天以观察排石情况。

三诊：体温完全正常，右上腹痛基本缓解，大便每日4～5次，为稀水便，观察3天，先后排出泥沙样结石，总量为10余克。后改用柴芍六君子汤合桂枝茯苓丸加减善后调理。

按：本案为复发性胆总管炎，术后残余结石入院。经西医对症处理后体温略有下降，但右上腹阵痛未能缓解，而邀请中医会诊治疗。从中医辨证分析，患者有两大主要矛盾，一为瘀滞胆管，二为湿热内郁，以致气机阻塞，通降失调，"不通"为其关键环节。胆为六腑之一，生理功能以通行下降为顺。从其证候表现来看，湿热与瘀滞互为因果，两者均能导致枢机不运，经气不利，通降失常。由于湿热与瘀滞病理未能解除，故患者常反复呈现寒热、腹痛、呕恶、便秘等少阳、阳明见症。邪郁少阳是其病之本，阳明腑气不通是其病之标。湿热瘀滞是引发枢机不运，腑气不通之病机重心。因此在治疗本案过程中，始终抓住清利湿热、化瘀排石、通利腑气的基本治法。在用药上采取"疏导"和"化解"的思路，达到湿热清、瘀滞通、枢机利，从而使残余泥沙结石顺利排出，实现了标本同治的双赢效果。最后应用柴芍六君子汤合桂枝茯苓丸加减善后，以达调理脾胃、疏肝利胆、活血行瘀，从而有利于控制结石形成和病情反复。

慢性肝炎

一、病因病机

病毒性肝炎的基本病因为"湿热"邪毒为患。急性肝炎转为迁延性和慢性的原因，西医学认为，可能与病毒持续存在和机体免疫反应异常有关，因此在治疗上有较大的难度。

从中医角度看，洪广祥教授认为慢性肝炎的难治与患者正虚邪恋，邪毒羁留营血有密切关系。慢性肝炎的基本病机可概括为"湿热余邪残未尽，肝郁脾肾气血虚"。说明其病变在湿热邪毒的作用下，直接影响肝、脾、肾和气血阴阳。病机复杂，始终处在虚实夹杂的矛盾中，正衰邪盛是引发病情加重和导致死亡的重要原因。

因此慢性肝炎的中医药治疗，要把"扶正祛邪"治则贯穿治疗的全过程。护脾胃正气为重中之重，切忌苦寒败胃和攻邪伤正，企图直接从抗肝炎病毒入手，或大剂施用苦寒清热解毒药，背离"扶正祛邪"理论的指导，是难以取得较好疗效的，甚至可能加重病情。慢性肝炎由于湿热毒邪留恋，肝脾气滞血瘀，是导致肝病患者由实致虚，病情反复的重要病理基础。

脾主运化，喜燥恶湿，"得阳始运"，最忌湿邪困阻。脾胃互为表里，湿邪困阻脾胃，脾失健运，胃失和降，以致恶心、厌油、纳呆、脘腹胀满、大便不调等。又湿为阴邪，最易损伤脾阳，脾阳虚弱，运化失常，消化功能减退，造成营养不良。脾为气血生化之源，脾虚不能化生气血，故易出现气血两虚的证候。肝为刚脏，体阴而用阳，其特性是喜润恶燥，最忌热邪燔灼。热为阳邪，最易伤津耗阴，入血动血。热邪久留肝脏，必然肝阴受灼，导致肝阴不足，肝阳失潜，因而常出现头晕心烦、失眠多梦、肝区作痛、口干、舌红、脉弦细，或见肝掌、蜘蛛痣。"肝肾同源"，病情演变的结果终至"肝肾阴亏"，甚则"肝肾阴竭"。

肝主疏泄，为人体气血调节的重要器官。肝病极易出现气血运行失调的证候。因肝藏血，主疏泄，肝既为邪所扰，必致疏泄不利。因此慢性肝炎早期常易出现肝郁气滞的症状，如情绪郁闷、喜叹气、两胁串痛等。

气与血在生理上关系非常密切，"气行则血行""气滞则血凝"。气机失调，肝郁气滞之后，往往出现血滞，临床表现为"气滞血瘀"的证候，如肝区刺痛、痛处固定。血瘀程度重者，可见肝脾肿大，质地坚硬，皮肤、黏膜出现瘀斑，色素沉着，以及肝掌、蜘蛛痣相继加重等。

慢性肝炎病机复杂，"正虚邪恋"是其基本病理矛盾。正虚的临床表现在慢性肝炎中也不尽相同，或为脾虚，或为肝肾阴虚，或为气血两虚，甚至交叉出现。因此，要在复杂的病机中找出主要矛盾，就成为治疗慢性肝炎的关键。从迁延型肝炎和慢性肝炎的病例来看，大致可出现八种情况，即湿热未清、脾虚湿困、肝郁脾虚、肝胃不和、肝肾阴亏、肝郁血瘀、气血两亏、脾肾两虚等。这八个方面，仅是慢性肝炎过程中某一时期所表现的主要方面，临床上还可兼夹其他变化，在一定条件下，其主要矛盾可以转化，并非固定不变。就慢性肝炎的共同病理基础来看，可归纳为"湿热余邪残未尽，肝郁脾肾气血虚"。

二、谷丙转氨酶异常治疗经验

对慢性肝炎的治疗，首先要抓住临床证候的共同特点，认识其共同病机，寻求其治疗的共同规律，同时还要注意每个患者的特殊表现，采取相应措施，才能取得较好疗效。洪广祥教授认为，在处方遣药时，要掌握"疏泄不可太过，补脾不可太壅，祛湿不可太燥，清热不可太寒，祛瘀不可太破，养阴不可太腻"的原则。

　　肝病患者出现肝功能异常，常标志着肝脏病变的活动情况及肝功代偿失调。通过应用调节肝功能的药物，以图减轻肝实质炎症，防止肝细胞坏死，促进肝细胞再生，恢复肝脏的正常代谢功能。肝功能受损导致很多体检指标出现异常，临床上常测定谷丙转氨酶的活力，以诊断肝脏疾病。它对于追踪观察急性肝炎是否痊愈，慢性肝炎是否活动以及评估药物的治疗效果，都具有一定价值。因此，这里重点介绍治疗谷丙转氨酶（SGPT）异常的体会。

　　湿热壅滞是肝病的重要病理变化之一。谷丙转氨酶的高低，亦常与湿热蕴结的程度相关（口苦、尿赤、舌质红、苔黄腻、脉弦）。因此，对于转氨酶增高的病例，治疗时要重点抓住清热利湿解毒的原则，使湿热速去，邪去则正安。若病情迁延反复，出现湿热伤阴，肝阴耗损者，又应根据"肝性刚直，宜柔而不宜伐"的理论，治疗重在养阴柔肝为主，使津液充而肝木自柔。

　　降酶的常用药有茵陈、败酱草、虎杖、龙胆草、大黄、垂盆草、连翘、蒲公英、夏枯草、败酱草、土茯苓、田基黄、糯稻根、五味子等。有的单味使用（如五味子、垂盆草等），有的辨证使用，均能收到一定疗效。但也有部分病例，疗效不够理想。洪广祥教授的体会是，有证可辨时，必须以辨证为主、辨病为辅；症不明显或无证可辨时，以辨病为主、辨证为辅，采取辨证与辨病，或辨病与辨证相结合的方法，可以提高疗效。如热偏重者，以清热利湿为主，加用龙胆草、虎杖、败酱草、大黄等降酶药物；湿偏重者，以利湿清热为主，加用田基黄、茵陈、垂盆草等降酶药；湿热不甚明显者，一般可选用蒲公英、连翘、夏枯草、半枝莲、土茯苓或五味子等降酶药；如见明显的肝阴不足者，在养阴柔肝的基础上，再加五味子、糯稻根等降酶药物。

　　五味子蜜丸的降酶作用已为大量的临床病例和动物实验所肯定，并作为降酶的常用有效药物之一。但也有不少病例，常存在停药后转氨酶反跳现象，复发率最低为20%，最高为60%。其反跳与复发的原因可能是多方面的，与肝炎病毒复制，以及过劳、感冒和服药天数等因素都有密切关系。就五味子的药性分析，其味酸咸，其性温收，具有酸收缓肝的作用，再配伍味甘补益的蜂蜜，具有甘缓补中的作用。两者协同，酸甘合化而养阴。因此，它对肝阴耗损而转氨酶升高的病例较为适宜，但对湿热壅滞者则不适宜。这是因为五味子之酸收可以敛邪，蜂蜜之甘缓可以壅中，更使湿热之邪蕴结难解，以致病情迁延反复，不易速愈。从临床应用五味子蜜丸出现反跳和复发的病例来看，绝大多数都属湿热壅滞或余邪未清的患者，如见食少腹胀、口苦口黏、小便短赤、舌苔黄厚而腻等，经改用化湿清热，或利湿清热类药物后，转氨酶很快下降，症状明显改善，病情反复的情况也较少。由此可见，五味子降酶也应辨证使用，不能千篇一律。另外，从五味子中提取的降酶有效单体——联苯双酯，也同样存在上述问题。

读伤寒，做临床——辨太阳病脉证并治

一、概说

（一）太阳的生理

太阳包括手太阳小肠和足太阳膀胱，与手少阴心、足少阴肾相表里。手太阳小肠经，起于手小指外侧，循臂至肩，下行络心属小肠。足太阳膀胱经，起于目内眦，上额，交巅络脑，下项，挟脊抵腰，络肾属膀胱。小肠主受盛化物，泌别清浊；膀胱主藏津液，化气行水。

（二）太阳的病理

太阳为六经之首，统摄营卫，主一身之表，故为诸经之藩篱。风寒之邪侵袭人体，太阳首当其冲，所表现出来的证候，就称为太阳病。太阳病为外感病的初期阶段，属表寒证。此时由于人体正气尚盛，抵抗力较强，故证候表现多属阳性。

太阳病的主要脉证是恶寒发热、头项强痛、脉浮。但因人体正气有强弱，所以太阳表证又有中风、伤寒之分。如腠理疏松之人，卫气不固，感受风寒，以致营卫失调者，称为中风证；若腠理固密之人，感受风寒较重，外邪束表，卫阳被遏，营阴郁滞，则表现为伤寒证。以上两种类型，统称为太阳经证。

太阳经病不愈，病邪可循经入腑，而发生太阳腑证。腑证有蓄水和蓄血之分，如外邪深入，影响膀胱气化，而致水气内停者，为蓄水证；若病邪深入，邪热与内有之瘀血相结于下焦者，则为蓄血证。二者统称为太阳腑证。

太阳病在其发展过程中，随体质和宿疾的不同，以及失治、误治等因素，每多出现兼证和传变证。此外，尚有风湿、水饮、水气、痰湿等，有时表现为类似太阳病的证候，称为太阳病类似证。

（三）太阳病的治则

太阳病治则：经证当辛温解表；腑证当化气行水或活血逐瘀。太阳病兼证，则应在主证治法的基础上随证加减，而太阳变证则应"观其脉证，知犯何逆，随证治之"。

二、证治

（一）表证（经证）

1. 表实证（伤寒证）

表实证见 1、3、35 条。

主要证候：恶风寒发热，头项强痛，身痛腰痛，无汗而喘，呕逆，舌苔薄白，脉浮紧。"恶风寒"是因寒为阴邪，性主凝敛。由于寒邪在表，卫阳被遏，阳不外达所致。有人认为中风则恶风，伤寒则恶寒，将恶风与恶寒作为中风、伤寒的区别，这种说法是不够妥当的。一般来说，恶风是遇风才感觉怕冷，如居于密室之内，便无此种感觉；恶寒则虽不当风，居处密室，也感觉怕冷。由此可见，恶风与恶寒是不可绝对区分的。恶寒者必兼恶风，恶风者亦多恶寒，所以中风与伤寒均有恶风或恶寒的感觉。"发热"是由于寒邪束表，卫阳郁遏不散所致。但在临床上有时只见恶风寒，而不见发热。这与患者的体质有关，即患者阳气较强的，一般发热较速，阳气较弱的，一般发热较迟。其所以暂时不发热，是由于寒邪较盛，卫阳被郁，阳气一时还不能达表抗邪的缘故。这仅仅是短暂现象，不久即会见到发热。临床上所看到的太阳伤寒证，常常是发热与恶寒同时并存但由于寒邪外束于肌表。卫阳郁遏在里，所以患者在发热的同时仍然感觉恶寒，恶寒为自觉证，发热为他觉证。"头项强痛"与太阳经脉的循行部位是分不开的，由于太阳经脉自足上行，循背至颈项，项是太阳之专位。风寒外束，寒邪凝敛收引，太阳经气运行受阻，邪正交争于太阳经的头项部分，所以头项强痛。但头为诸阳之会，少阳、阳明病也会出现头痛，由于经脉循行的不同，因此，在临床上就有三阳头痛之分。"项强"是患者项部牵强不舒，自觉转动不够灵活。强（qiáng）和强（jiāng）是不同的，头项强痛是自觉证，多出现于伤寒表证中，项背强直是他觉证，多出现于痉证中，临床上必须细辨。"身疼腰痛"，其痛如被杖，伴有紧束感。太阳经脉循身挟背，挟脊抵腰，表寒外束，经气不和，所以身疼腰痛，此腰痛与肾虚腰痛是不同的。"无汗而喘"，肺合皮毛，由于寒邪外束，毛窍闭塞，致肺气不宣，所以无汗而喘。"呕逆"，由于寒邪内侵，胃气被寒邪所束，不能顺其下降之性，所以上逆作呕。"脉浮紧"，为太阳表寒实证主脉。因寒邪外束，皮毛闭塞，正气欲抗邪于外，故见脉浮紧。

病机：风寒邪气犯表，太阳经气不舒，而正气抗邪有力（风寒犯表，营卫不畅）。

具体来说，太阳表实证不仅寒邪盛实于表，而且正气向外抗邪的力量较强。这种病人往往平素体质比较壮实，其肌腠也是比较固密。从无汗与脉浮紧（紧张有力）来看，可见寒邪束表，正气抗邪有力。本证的病理还可从营卫来看，营卫具有维护体表（卫固外、营守内）、防御外邪的作用。一旦外邪侵入人体，营卫首当其冲，卫阳被寒邪郁遏，营阴因而运行不畅。

治法：开表发汗。

方药：麻黄汤。本方具有开表发汗、宣肺利气的作用，为汗剂中的峻剂。麻黄味苦辛，性温，入肺与膀胱经，善开腠理，具有发汗解表、宣肺平喘之功，故本方用以为君药。因为本证属卫郁营滞，故单用麻黄发汗，只能解卫气之闭郁，所以又用透营达卫的桂枝为臣药，解肌发表、温经散寒，既可助麻黄发汗解表之力，又能使邪气去而营卫和。杏仁降利肺气，与麻黄相伍，一宣一降，以复肺气之宣降，增强宣肺平喘之功为佐药。炙甘草既能调和宣降之麻杏，又能缓和麻桂相合峻烈之性，使汗出不致过猛而伤耗正气，是使药而兼佐药之用。四药合用，表寒得散，肺气宣通，则诸症自平。麻黄、桂枝相配，一发卫气之郁以开腠理，一透营分之郁以和营卫，相须为用，以增强发汗解表之功，是本方的主要配伍特点。

护理：用麻黄汤发汗，必须注意温覆（即在服此汤后，厚被而盖），因为麻黄汤发汗作用的峻与不峻也在于温覆与不温覆。服麻黄汤不温覆，基本无明显发汗作用，疗效也不佳。

治禁：见49、50、85、86、87、88、89、90、91条。

桂枝汤不能用于表实证，因犯实实之禁；麻黄汤当然也不能用于中风表虚证，以犯虚虚之戒。麻黄汤为峻汗之剂，中风证本有自汗出，如果误用该方，必致汗漏不止，造成亡阳之变。汗为阴液，而汗出必赖阳气蒸腾，以阴液为酿汗之源，阳气为出汗的动力。因此，凡是阴液不足或阳气虚衰的患者，虽具伤寒表实证，亦不得仅用麻黄汤开表发汗，必须先治其虚，然后再治其表，或滋阴与发汗同用，或助阳与解表同施。总之虚证不得妄用攻伐，以防虚虚之变，这是规律。

阴虚和阳虚的诊断，可从病史及现症去探求，如淋家、疮家、衄家、亡血家、咽喉干燥或尺中脉迟者，都属于阴虚之证；汗家或胃寒中冷者、尺中脉微者，都属于阳虚之证。凡此，都在禁汗之列，非麻黄汤所能施治。阴虚和阳虚而误用麻黄汤发汗，大致不出两种转归：阴虚误汗，必更伤其阴，如疮家汗则痉，这是由于误汗而津液更伤，以致筋脉失养而成痉病；阳虚误汗必更虚其阳，如汗家重发汗而恍惚心乱，即是误汗而损及心阳的变证；但亦有阴虚误汗而损阳的，或阳虚误汗而更伤其阴的，如亡血家误汗后致寒而振，及汗家重发汗后的小便已阴疼，即是属于阴阳更虚的转归。在临床上能掌握这些关键问题，就可以防止医疗事故的发生。

临床应用：①洪广祥教授在临床上对体质较弱，又具备麻黄汤的基本适应证者，常以紫苏叶15～30g代桂枝，或再加葛根15～30g，既可解表退热，又可保津生津，以防发汗伤津。②急性肾炎偏于表实证，加薏苡仁、赤小豆、白茅根、益母草，以解表宣肺利水。③寒湿痹痛偏于表实证，加白术名麻黄加术汤。方取麻黄汤以解散风寒，加白术以除湿，而与麻黄配伍，又能使发汗而不致过汗，不仅更适合于寒湿的病情，而且是湿病解表，微微发汗的具体运用。④风湿痹痛偏于表实证，去桂加薏苡仁名麻杏苡甘汤。风湿发汗，既不同于伤寒的表实，亦不同于中风的表虚，应照顾到风与湿合的具体病情。假如仅发汗而汗大出，只能解散风邪，不能驱除阴湿，因为风性轻扬，容易发散，而湿性濡滞，非经汗可除，故其病不愈。必须使其微似汗出，才能使风湿俱去。这是治疗外感风湿的发汗方法，临床必须掌握。寒湿身痛，痛甚重着而不能转侧；寒湿发热，热轻而晨暮不分微甚。风湿身痛，痛轻而走掣，不可屈伸；风湿发热，热重而日晡所剧。二者治疗方法亦有差别，微发其汗，使邪从表解，两者固然相同，但前者药取辛温而量重，后者药用辛凉而量轻，又属同中之异。

2. 表虚证（中风证）

表虚证见 12、13、97 条。

主要证候：恶风寒发热，头项强痛，汗出，鼻鸣干呕，脉浮缓弱。

有人认为是因风邪在表，风为阳邪，性主疏泄，风伤肌表，则毛窍开张而汗出，表开汗出，就是表虚。这种单纯着眼于邪的看法是不够全面的。洪广祥教授认为太阳表虚证，一方面是因风寒邪气犯表，太阳经气不舒；另一方面是由于营卫正气抗邪力量较弱而形成的。条文中指出的"啬啬恶寒，淅淅恶风，翕翕发热"，可以说是太阳伤寒表虚证的临床特征。"啬啬恶寒"是形容怕冷畏缩的形状，这是由于风寒在表，皮肤毛窍闭塞，卫阳郁而不伸所致。"淅淅恶风"是形容风寒侵袭肌肤的一种感觉。这是由于太阳表虚证皮肤肌腠疏松，卫阳向外宣发，营阴不能内守而汗出；表开汗出，不耐风袭故恶风。"翕翕发热"是说明太阳表虚证的发热比较轻浅，在轻浅的发热中，还时有高低起伏不定。本证的汗出特点是时出时收的，而且是不多不透的。这是因为素体较虚，肌肤疏松，卫阳失固，且又有风寒束表的缘故。它与白虎汤证邪热外蒸的既多且透的自汗出是大不相同的。"鼻鸣干呕"是由于肺应皮毛，邪客于表，肺气不利则鼻鸣（鼻窍闭塞，气息不利而发出的鸣响）。由于肺气不利，影响胃气上逆，所以干呕。这些在临床上不是主症，也不是必具之症。头项强痛在中风证和伤寒中均具备，但同中略异，由于寒主收引和风主疏泄的特性不同，故伤寒头痛多有紧束感，中风头痛多伴有昏晕感。脉浮缓而弱是由于患者素体较虚，肌肤疏松，卫阳不固，营阴不足所致。前人说，脉缓常与自汗并见，就是这个道理。脉缓是与脉紧相对而言，其脉息还是数的，因为有发热的缘故。这里的缓脉不可与后世"一息四至"的缓脉相对等。当然，"数"亦是软弱无力的。

病机：风寒邪气犯表，太阳经气不舒，而正气抗邪无力（风寒犯表，营卫不足）。

具体来说，太阳表虚证不仅风邪（寒风）盛实于表，而且正气抗邪力量较弱。这种病人往往平素体质比较虚弱，其肌腠也是比较疏松的。从汗出脉浮缓弱来看，可见风邪在表，而正气抗邪无力。

论中所谓"卫强荣弱"，是桂枝汤证的病理。"卫强"是指风邪实于卫而言，并非指卫气强盛，因而这个"卫强"只表明邪实。"荣弱"是指卫失固外，营不内守而言，因而这里"荣弱"是表示正虚。当然这里所谓正虚，只是指表虚，是和表实相对而言，其实它仍属邪实证，只是在邪实之中，营卫正气较弱而已。

治则：解肌发汗以助正驱邪。

方药：桂枝汤。

总之，本方属辛温发汗法。但细加分析，桂枝配生姜、大枣、甘草，辛甘化阳以助卫；芍药配甘草、大枣，酸甘化阴以养营。两者关系甚为密切，前者作用大于后者，否则不能散寒风；后者可防前者发散太过，以免进而损伤营阴。本方具有调和营卫以助正驱邪的作用，故为汗剂中之和剂，亦攻中之补法，所以是表有风寒而营卫虚弱的太阳病表虚证的良方。

服法：临床上服用桂枝汤解肌发汗，必须注意啜粥温覆，才能达到邪去而正不受伤的目的。

临床应用：①表虚而易感冒者，先服桂枝汤解其表，后服玉屏风散（生黄芪、防风、白术）益气固表可预防感冒。②不明原因的低热，但以表虚见证为主者。③妊娠不欲食、妊娠呕吐。④治自汗盗汗、虚疟、虚痢。⑤肝胃气痛（疏肝补脾）。⑥桂枝汤去甘草加黄芪，名黄芪桂枝五物汤，治气血两虚的风湿痹痛。⑦哮喘缓解期，桂枝汤配合玉屏风散、二仙汤，有良好的控制和减少复发的效果。疗程愈长，效果愈佳。⑧荨麻疹属营卫不和者。

禁忌：①"桂枝下咽，阳盛则毙"。这里的桂枝是指桂枝汤，而不是指桂枝这味药，阳盛内热之人，当然不能用本方。②表实无汗者禁用。因桂枝汤只能调和营卫、解肌发表，而不能开表发汗，故太阳中风证投之有效。若为脉浮紧，发热恶寒汗不出的太阳伤寒表实证，则不能用。③凡内有湿热，特别是平素嗜酒的人，应该禁用或加减使用。因桂枝汤为辛温之剂，辛能助热，甘能助湿，湿热得辛甘药而壅滞于中，势必使胃气上逆而致呕。经常嗜酒的人，多湿热内蕴，所以不宜使用桂枝汤。如18条"若酒客病，不可与桂枝汤，得之则呕，以酒客不喜甘故也"即是。如果酒客内无湿热，当然桂枝汤亦可照常服用。

典型病案

例一：黄某，女，35岁。

患者一年来经行周期基本正常，色、量一般，每逢经行之时则感冒。现经行第一天，头晕痛，鼻塞，泛恶欲呕，肢节腰脊酸疼，舌苔薄白，舌质淡润，脉沉。证属经行正虚，营弱卫强，腠理不密，外邪得乘虚而入。脉之所以不浮，是血虚不充形，故用桂枝汤加味治之：归身 12g，川芎 5g，桂枝 5g，白芍 5g，生姜 5g，炙甘草 5g，大枣 5g。3 剂，水煎服，每日 1 剂。防病重于治病，嘱经前一周病未发之时连服 3 剂，坚持半年，病不再发。

按：桂枝汤本为太阳中风表虚证而设，本例取其辛甘和阴，调和营卫，解肌发汗而收功。妇女以血为主，治经不离血，故特加当归以补血活血，川芎直入冲脉血海，通行上下，促进血脉畅通，桂枝得之，其效益彰。

例二：张某，女，52 岁。

患者三年前外感后，出现多汗，每日三五次至十余次不等，发则先感"一股热气扑面"，继而满身大汗，汗出淋漓，汗后神疲体倦无力，微微恶寒，四季如此。曾多延医治疗，病苦未减。食欲尚可，二便如常，舌苔薄白，脉略缓弱，面色微黄无华。屡服谷维素、维生素、安定等药，其效不显。经化验血象、胸透等检查，均未见异常。予桂枝汤加黄芪、防风、附子，嘱于无汗时温服。一剂病轻，二剂汗止。后以本方加陈皮、炒白术，兼以健脾和胃以培土益气血善其后。数剂后停药观察，病无反复。

按：外感致营卫失调，驱邪无力，卫虚失于固表而多汗、微恶寒；汗多而阳随汗泄，阳虚则神疲乏力。此证情与《伤寒论》54 条"病人脏无他病，时发热自汗出而不愈者，此卫气不和也，先其时发汗则愈，宜桂枝汤"恰相合拍，所以用桂枝汤调和营卫、调和阴阳，扶正以祛余邪。但因汗出病久，卫阳已虚，驱邪力微，故治以桂枝汤加黄芪、防风、附子，以益气扶阳、固表祛邪，并嘱于无汗时温服。（选自《当代医家论经方》）

桂枝汤类方主要有：

（1）桂枝加葛根汤证：见 14 条。太阳病本有头项强痛，现在不但项强，连背部也强直拘急，俯仰不能自如，可见病情是更加严重了。在这种情况下，最易与葛根汤证相混。如 31 条指出："太阳病，项背强几几，无汗恶风者，葛根汤主之。"两者的辨证关键，在于有汗与无汗。如果有汗出恶风，再加上脉浮头痛，项背强几几，这就是桂枝加葛根汤证。为什么两个汤证都要用葛根呢？因为葛根系治项背强几几的要药，临床上不问其表虚表实，都可加用葛根，葛根不仅能解肌发表，同时还有鼓舞胃气上行以生津液、柔润筋脉的作用。近年来有人根据《伤寒论》葛根汤证与桂枝加葛根汤证的病机，应用这两个方剂治疗流行性脑脊髓膜炎初期，属于风寒所致的项背强几几，取得比较满意的疗效。从临床实践来看，葛根治疗项背强几几疗效是较好的，但剂量宜大，一般要用 15 ～ 30g。

（2）桂枝加葛根汤证：见 14 条。太阳病本有头项强痛，现在不但项强，连背部也强直拘急，俯仰不能自如，可见病情是更加严重了。在这种情况下，最易与葛根汤证相混。如 31 条指出："太阳病，项背强几几，无汗恶风者，葛根汤主之。"两者的辨证关键，在于有汗与无汗。如果有汗出恶风，再加上脉浮头痛，项背强几几，这就是桂枝加葛根汤证。为什么两个汤证都要用葛根呢？因为葛根系治项背强几几的要药，临床上不问其表虚表实，都可加用葛根，葛根不仅能解肌发表，同时还有鼓舞胃气上行以生津液、柔润筋脉的作用。近年来有人根据《伤寒论》葛根汤证与桂枝加葛根汤证的病机，应用这两个方剂治疗流行性脑脊髓膜炎初期，属于风寒所致的项背强几几，取得比较满意的疗效。从临床实践来看，葛根治疗项背强几几疗效是较好的，但剂量宜大，一般要用 15 ～ 30g。

（3）桂枝加附子汤证：见 21 条。太阳病邪在肌表，用发汗解表的方法治疗，原为不错，但如汗出不彻底或汗出太过，都是由于汗出不得法的缘故。汗出不透则留邪为患，汗出太过则正气受伤，都能产生变证。桂枝加附子汤证，就是太阳病发汗太过，而导致阳虚液脱的变证。造成本证的因素，可能有以下两种：一为本病属表虚之桂枝汤证，而误用麻黄汤开腠发汗；一为平素卫阳衰弱，肌腠疏松，常易自汗者；二为病势轻微，用药太重者。条文中的"遂漏不止"是大汗淋漓的互词。汗乃人身的阴液为阳气所化，大汗不但亡阳，同时也能伤阴。由于阳虚不能卫外，所以恶风；阴液不足，所以小便难（这里的"小便难"是指尿量少）。阳气主温煦，阴血主濡润。桂枝加附子汤证的阳气与阴血俱感不足，因而出现四肢微急，难以屈伸之症，这都是由于筋脉缺乏濡养，阳气不能温煦所致。但必须明确，桂枝加附子汤证的病理固然是阳虚液脱，实际上是以阳虚为主，尚未发展到亡阳的地步。由于太阳病发汗太过，表邪未去，而阳气已虚，在这种情况下，还必须用桂枝汤调和营卫以解外，再加附子以扶阳固表。所谓"固阳即所以止汗，止汗即所以救液"。桂枝加附子汤只适用于汗出过多，阳气受伤，津液暂亏的证候，如果病情发展到亡阳的地步，就非本方所能奏效。临床上对于产后阳虚，汗出不止及阳虚漏汗证，应用桂枝加附子汤疗效较好。慢性阻塞性肺疾病患者，由于阳气虚衰，肌腠疏松，表虚失固，故易见汗漏不止之症，洪广祥教授常在辨证方中配合桂枝加附子汤，以温阳固表、敛汗护阴，一般服药5～7剂后，可达到敛汗效果。

（4）桂枝加厚朴杏子汤证：见19、43条。这两条都属桂枝汤证的喘证，前者是喘家（宿疾）因感受风寒而诱发，后者是表虚证误下邪陷所致。但两者的共同临床特点，都是以太阳表虚的发热汗出恶风脉浮缓而兼喘为主症，因此在治疗上都采用桂枝汤解肌发汗，加厚朴杏仁宣降肺气以平喘。临床上引起喘证的原因很多，一般可分为虚实两类，实喘多由邪气壅肺（多为风寒痰浊），肺失宣降所引起，在治疗上以祛邪利气为主。虚喘之本在于肺肾，为肺肾失于摄纳，元气内虚而形成，治疗上以培元摄纳为主。桂枝加朴杏汤，只适宜于前者，而不适宜于后者。两者在临床上必须严格区别。

（二）里证（腑证）

太阳经病不愈，病邪随太阳之经而侵入太阳之腑，就成为里证。由于病邪有传入气分和血分的不同，因此里证又有蓄水证和蓄血证之分。

1. 蓄水证

蓄水证见 71、72、73、74、131 条。

所谓蓄水，即凡是水气停蓄于里的就称为蓄水。由于蓄水的部位不同，因此又有上、中、下之分。如水蓄上焦的有小青龙汤证，水蓄中焦的有苓桂术甘汤证，水蓄下焦的有五苓散证。我们现在讨论的蓄水证，就是专指邪入膀胱所引起的蓄水证，即五苓散证。本证的形成，是由于太阳表邪入腑，影响膀胱的气化作用，水气停滞下焦不能输布所致。《素问·灵兰秘典论》曰："膀胱者，州都之官，津液藏焉，气化则能出矣。"

证候：少腹满，小便不利，发热恶寒，烦渴，渴欲饮水，水入即吐，舌苔黄白相兼而润滑，脉象浮数等。

"少腹满，小便不利"是本证的主症，是由于膀胱的气化功能失常，水气不得通利所致。"发热，恶寒，脉浮数"是太阳表证未解之故。"烦渴"是渴之甚，形容渴而欲饮的情况。这是蓄水气化不行，水饮停蓄，水津不布，气液不能升腾的必然现象。这种烦渴，是燥湿不能互化所致。因此，患者唇口虽干燥但舌体绝不干燥，它与阳明胃热亢盛，津液耗伤的烦渴是完全不同的。五苓散证的口渴是一种假象，所以条文中明确指出："渴欲饮水，水入则吐者，名曰水逆。"这就是说，由于膀胱气化不行，水停不化，所以出现格拒上逆，随饮随吐，吐后又欲饮的症状。但是烦渴、渴欲饮水、水入即吐，并不是五苓散证的必备之症。

病机：表邪入腑，膀胱气化不行，水气停蓄，病兼表里，而里重于表。

治法：化气利水。

方药：五苓散。

由于蓄水证是膀胱气化不行而致的水气停蓄，因此在治疗法则上应着重恢复膀胱的气化功能，使停蓄之水能有出路。五苓散具有化气利水的功能，它是蓄水证的主方。

方中用桂枝化气行水并能外散表邪；白术健脾燥湿；猪苓、茯苓、泽泻导水下行、通利小便。因此，五苓散既能外解表邪又能通利小便，蓄水证兼表证未解者，服本方可使经腑之邪一并驱除。但本方的运用应以膀胱气化不行的小便不利为主要临床指征，至于他症的有无，不是主要的。

临床应用：①急性水泻及湿邪所致的腹泻。②寒湿内盛的霍乱，但热霍乱禁用。③湿伤脾阳，腹部胀满及全身浮肿。④湿热黄疸加茵陈。⑤暑湿伤食，腹痛泄泻，加平胃散，名胃苓汤。⑥急性肾炎。

典型病案

万某，男，42 岁。1983 年 1 月 10 日入院，住院号 10954。

患者于 6 天前下乡赴宴，酒后感受风寒，且连日进食不洁饮食，遂引发腹痛、呕吐。吐泻交作，大便先为带粪稀便，后呈水样下泄，次数频繁，伴头昏、精神不支、小腿挛缩作痛，遂来医院急诊。经对症及输液治疗后，精神稍好，唯腹泻未能控制，昼夜尿量仅 20mL，门诊以急性胃肠炎合并脱水、早期休克收入病房住院治疗。症见水入即吐，泄泻如水，次数无度，尿量极少，腹痛肠鸣，矢气即便出，粪便特腥，畏寒不发热，口干口苦，头昏，神疲乏力，眼眶稍陷，腹部胀满，肠鸣亢进，舌质淡红，苔薄白腻，脉象沉伏。体温 36.4℃，血压 100/80mmHg；大便常规：白细胞 4 ～ 8/HP；血常规：白细胞计数 14.8×10^9/L，中性粒细胞 86%。入院后值班医生除输液和对症处理外，予以中医辨证施治。证属外感风寒，内伤饮食，升降失常所致。方用藿香正气散合五苓散加减。服药 3 剂及配合输液后，泄泻次数减少，尿量略增，但腹胀满加重。

1 月 13 日余诊视：患者腹部胀满，尿量日 300 ～ 400mL，肠鸣，大便水样，每日 3 ～ 4 次，食欲差，食后则腹胀加甚，舌质淡红，苔白微腻，脉缓。证属太阴寒湿，脾阳受伤，气不化水，水留肠间，气机不利，升降失常。嘱停止输液，改用五苓散合平胃散以温阳散寒、燥湿利水为治。方用桂枝 10g，茯苓 30g，白术 10g，猪苓 15g，泽泻 15g，苍术 10g，厚朴 15g，广陈皮 10g。7 剂，水煎服，早晚各服 1 次。服药后尿量明显增多，腹胀消除，稀软便每日 3 次。最后以参苓白术散加减调理一个月后出院。

按：本案始于酒后感受风寒，继而又因饮食不洁重伤脾胃，以致脾阳受损，脾失健运，湿邪内生。经云"湿胜则濡泻"，濡者，水也。濡泻则水泻。寒湿为阴邪，易伤阳气，"脾得阳始运"，脾阳失运，气不化水，水湿内盛，以致脾胃升降之机失常，故见水泻无度、小便不利、腹部胀满、舌苔白腻等症。前医用藿香正气散合五苓散治疗尚属得当，但为什么症状改善不显著，且腹部胀满之症反而加重？究其原因，是医者未以中医药理论为指导施行"辨证"输液之故。因患者已显现阳气受伤，水湿内盛，气化不利的寒湿证候，理当重在温阳化湿利水以恢复"气化"功能。但医者未能辨证而予以输液，仍使每日多达数千毫升液体输入机体，致使水湿更盛，阳气更伤，脾阳失运加重，气机运行受阻，故腹胀满症状继续加重。经改用五苓散合平胃散之后，腹部胀满症状顿除，尿量明显增多，水泻停止，显然是因加大了"苦温燥湿"的力度，使五苓散化气利水的作用得到有效发挥，这就是"治湿不利小便非其治也"理论的正确性。

2. 蓄血证

蓄血证见 109、128、129、130 条。

蓄血证是太阳腑证的另一种类型，其病因和蓄水不相同。蓄血证的形成，是由于邪热与瘀血互相搏结于下焦少腹所致。

证候：少腹急结（结浅）或硬满（结深），小便自利，身黄，或如狂或发狂，脉沉结或沉涩，舌质暗紫。

"少腹急结或硬满"，结，结聚；急，急迫。这一症状的出现，是由于瘀血与邪热互相搏结，阻滞于少腹部位，气血交并的结果。即所谓"气者血之用，气行则血行，气结则血蓄"。同时，少腹外邻冲脉，内邻于肝，阳气结而不化则阴血蓄而不行，所以少腹急结。患者自觉少腹硬满不舒，扪之少腹部可触及硬块，叩诊呈实音。"如狂或发狂"，如狂是形容一种烦躁不安，类似发狂的状态；发狂，则往往是患者妄言妄动，逾墙越壁，登高而歌，弃衣而走等狂妄现象。根据古人说法，病及血分，神魂不灵，常会引起神志方面的症状，这是符合临床事实的。"身黄"指瘀血发黄。其临床特征是面色青黄略带黑色，且尿色不变。同时，瘀血发黄必伴有蓄血症状，这与湿热发黄不难区别。蓄血证为什么会有时出现身黄呢？主要为血液停瘀，营气不能敷布所致。"小便自利"由于蓄血证是邪在血分，而不在气分，膀胱的气化功能未受影响，所以蓄血证在一般情况下，小便是自利的，这也是与蓄水证的主要区别。但是当血结较深，膀胱气化功能受到影响时，蓄血证也可以出现小便不利。"脉沉结或沉涩"，蓄血证是由于瘀血阻滞，气血流行不畅，因此，脉象必然会出现沉结或沉涩。

病机：太阳邪热入腑，与腑中素有的瘀血相结。

治法：下瘀血，泄瘀热。

方药：桃核承气汤、抵当汤（丸）。

《伤寒论》中治蓄血证的上述三方，其共同作用点都是行瘀下血，但三方的作用同中有异，必须分别运用。

桃核承气汤，即调胃承气汤加桃仁、桂枝。方中以大黄、芒硝、甘草泻热，桃仁行瘀下血，桂枝是取其入血行瘀，而不是取其走表解肌。《金匮要略》用桂枝茯苓丸治疗血证，方中就是以桂枝作为主药的。桃核承气汤是治蓄血证比较和缓的方剂。

抵当汤为行瘀逐血的峻剂，药力猛于桃核承气汤。方中除同有桃仁、大黄外，更有水蛭、虻虫可以直入血道，峻夺其邪。因此，抵当汤是适用于蓄血重证的方剂。

抵当丸药物组成与抵当汤相同，但改为丸剂，可使药力缓慢，并且方中水蛭、虻虫的剂量，亦都减轻，所以比抵当汤缓和，但比桃核承气汤药力要峻猛。

典型病案

陆某，女，47岁。

患者有原发性不孕症病史。妇科检查：基础体温单相，子宫偏小，宫体后位，球形，双侧输卵管不通，附件两侧增厚，伴轻度压痛。阴道右侧穹窿有几个结节，右侧内膜巧克力囊肿，见 3.8cm×2.1cm×2.5cm 大小液性暗区，内有细光点。症见：月经先期，色紫，量多，常伴低热，手心热，眼睛羞明，恶寒不渴，纳差，烦躁，饮冷则经下夹血块较多。辨证：阴虚夹瘀。用抵当汤加味：生大黄4g（后下），虻虫、水蛭、桃仁、车前子（布包煎）、川楝子、延胡索、五灵脂、瞿麦、萹蓄、三棱、莪术各10g，木通5g，没药5g。共服28剂。

复查妇检：右侧输卵管已通畅，右侧巧克力肿囊已消失，仍未能怀孕。后请男方检查，其诊为慢性前列腺炎，说明不育原因在男方。（选自《当代医家论经方》）

按：现代研究表明，桃核承气汤具有抑制血栓形成、降低血黏度、降血脂、降血糖、改善肾功能的作用，所以临床应用于因瘀热互结引起的脑梗死、脑血栓、2型糖尿病、肾功能衰竭、出血热少尿期、输尿管结石、肝性血卟啉病、精神分裂症。（选自《当代医家论经方》）

（三）兼证和变证

兼证是指太阳病证兼有他经病证而言，包括合病和并病。变证是指太阳病因误治或失治引起了性质的改变，出现了和原来完全不同的证候而言。

1. 表寒里热证（寒包火）

表寒里热证见 38、39 条。

证候：发热恶寒，头痛身痛，无汗，烦躁，脉浮紧，舌苔黄白相兼。

一般认为大青龙汤证是表寒里热所致，由于寒邪外束，故见发热、恶寒、身痛、脉浮紧等症。这些证候与麻黄汤证相同，所不同的是有"烦躁"一症，"烦躁"是大青龙汤证的一个辨证要点。由于大青龙汤证不仅表寒外束较甚，而且里有郁热，故见"烦躁"。但在临床上，"烦躁"有阴阳虚实之分，毫无疑问，大青龙汤证的"烦躁"非阴证、虚证，而是阳证、实证，所以大青龙汤证既用麻黄汤（重用麻黄）开表发汗，又用石膏清解郁热。由此可见，本汤证的"烦躁"是热在阳明，故用石膏清阳明之实热。由此大青龙汤的主要适应证是不汗出而烦躁的表寒里热证。若汗出烦躁，或虽不汗出但无里热烦躁者，都不宜使用。

病机：太阳病表寒里热，表里俱实。

治法：发表清里。

方药：大青龙汤。

本方是由麻黄汤加减而成，是发汗的峻剂。但方中为什么要加倍麻黄和甘草的剂量呢？因为大青龙汤证外寒较甚，里热较轻，而石膏大寒，恐服后内热顿除，而表寒不解，变为寒中下利，故倍加麻黄、甘草，使汗出而表里双解。本方辛散药多，是以解表为主、清里为佐。

禁忌：脉微弱、汗出恶风者不可服，误用必致亡阳厥逆。

服法注意：一服得汗即停后服（中病即止），再服恐汗多亡阳；汗出过多者，宜以温粉扑之。

附温粉方（《千金要方》）：煅龙骨、煅牡蛎、生黄芪各 10g，粳米粉 30g。

功用：止汗。

用法：共研细末和匀，用纱布包，缓缓扑于肌肤。

　　由于大表龙汤的主要功效立足于解表清里，且加大了麻黄的用量，因而其发汗作用较麻黄汤更甚，故临床每多用治表闭无汗明显且兼里热者。其药效峻猛，难以适度掌握，因之临床大样本观察报道鲜见，其应用多以个案形式见诸报刊。据已有资料可知，本方多用于治疗呼吸系统疾患，如感冒、支气管炎、哮喘等，亦有用于治疗鼻衄、汗腺闭塞症的。

典型病案

　　雷某，男，58岁。

　　患者素有喘促史28年余，每年发作1～2次，短则1个月，长则数月，发作时伴烦躁。西医诊为"支气管哮喘"。昨日突发咳喘，烦躁不安，服西药无效。诊见咳喘气促、痰黄黏稠、渴喜冷饮、面赤发热、无汗烦躁，舌红苔黄，脉滑数。证属寒邪外束，内热壅肺。治宜宣肺清热、止咳平喘。处方：麻黄、杏仁、甘草、桂枝、生姜各10g，石膏60g，桔梗15g，大枣7枚，水煎服，每日1剂。5剂后，汗出烦解，咳喘减轻；继服10剂，获临床治愈。

　　按：本案烦为内热壅肺不安，躁为外寒浮动不宁。本方安内攘外，实有清内热、解外寒之功。石膏用量宜大，方能使汗出烦解。

　　2. 表寒里水证

　　表寒里水证见40、41条。

　　证候：发热不渴，咳而微喘，兼见恶风寒，无汗，咳喘，痰清稀，舌苔薄白而润或白滑而腻，脉浮紧或弦紧。

　　一般认为小青龙汤证是因表寒外束，里有水饮所致。表实无汗、喘气咳嗽，是本汤证的主要见症。由于表寒外束，所以有恶寒发热无汗的表现。"不渴"，一般来说，有水气在内者，口多不渴，但水结不化而津液不能输布者亦有口渴的。从临床上来看，小青龙汤证不渴的居多，渴的较少。"咳喘"，为寒水射肺，肺气宣降不利所致。表寒不解，水气停于肺，则表寒郁遏阳气，肺又主气，肺不能化气布津，而水气停聚于肺，故咳喘。临床上小青龙汤证的咳喘，多半是咳嗽较甚（咳声不扬）而喘较轻，痰液色白而清稀，喉间痰鸣如锯，甚则不能平卧，颜面浮肿（水气外溢于皮肤）。

病机：表寒里水。

治法：外散风寒，内除水饮。

方药：小青龙汤。

方中麻黄、桂枝、干姜、半夏、细辛、甘草行水而镇咳，温化痰饮；芍药、五味子酸收敛肺，散中有收，可防肺气耗散太过。药虽八味，配伍极其严密。故本方能起到外散风寒，内除水饮，表里双解的作用。

小青龙汤在临床上凡见平素饮邪内伏，遇寒而诱发的咳喘症，用之无不奏效。本汤证与大青龙汤证相比，大青龙汤证是外寒里热，小青龙汤证是外寒内饮，所以两者发表之药相同，而治里之药则各异。大青龙汤治里是清其郁热，小青龙汤治里是温散水饮。若是外寒内饮，兼有热象，出现烦躁等症者，可在小青龙汤内加石膏，即小青龙加石膏汤，本方是寒温并用，可使水热俱去。《金匮要略》射干麻黄汤即由本方加减而成，是治疗咳而上气、喉中有水鸡声的主方。

小青龙汤方中，细辛用三两，与芍药、半夏、甘草等药的用量相同，如按东汉一两等于15.625g计算，三两为47g。这样大剂量的细辛，人皆畏其有毒而不敢用。有人认为，实际上细辛之毒为挥发性极强的物质——黄樟醚煎煮30分钟后，大多已挥发，所剩不过1/50，几乎无毒（若将细辛研粉吞服，则有毒物质全部吸收，剂量超过3g，可能中毒）。再按小青龙汤煎成后，分三服计算，用细辛10～15g，煎药汁顿服，也不会中毒，而能更好地发挥它的镇咳、祛痰、镇痛、强心等作用。这个剂量，除老弱小儿之外，已属常用。

临床应用：小青龙汤长于解表散寒、温化寒饮、止咳平喘。其疗效已被国内外学者所公认。临床上主要用以治疗呼吸系统多种病症，如慢性支气管炎、慢性阻塞性肺疾病、肺心病、支气管哮喘、支气管肺炎、咳嗽变异型哮喘等。

典型病案

骆某，女，32岁。

患者于1980年11月14日因"哮喘持续状态"住院。哮喘15年病史，常发作，入冬尤甚，受凉即发，胸闷气急，身寒肢冷，日轻暮重。以"支气管哮喘继发感染"给予抗菌、平喘等中西药治疗一月之久，哮喘未能缓解。端坐呼吸，张口抬肩，痰多而稀，舌紫暗、苔白腻，脉细数。中医辨为寒邪束肺，痰湿壅阻，肺气上逆。小青龙汤方（其中细辛用9g，甘草15g），加旋覆花10g（包煎），水煎两次，合药液，睡前顿服。药后30分钟喘渐平，自觉身热，平卧入睡。停用一切西药，继服1剂巩固疗效。后用益肾纳气、固本培元方药善后。

按：本方重用麻黄在于加强宣肺平喘作用，又恐过汗而改炙用；重用白芍配桂枝调和营卫而监制麻黄发汗；重用半夏意在加强止咳化痰之力。关于细辛之用量，文献有"单味服用不过钱，过量有气闭致死"之说，洪广祥教授临床配以等量甘草入煎，虽用至9g并无此弊。

3. 邪热迫肺证

邪热迫肺证见63、167条。

证候：汗出而喘，身无大热，兼见不恶寒，口渴欲饮，舌苔黄白相兼，脉浮数或滑数。

本证是因太阳表邪化热内陷于肺所致。其所以身无大热者（是指肌表之热不高），是因表邪陷里，内热壅盛，外热反仅见轻微，故云身"无大热"。"汗出而喘"，是因邪热壅肺，肺气宣降不利所致；又因肺合皮毛，热蒸于内，则汗出于外。但因邪热壅遏之故，其汗出是不多不透的，不似热势宣发的白虎汤证的大汗出。

从《伤寒论》的角度来看，凡汗下后太阳表证仍在的，一般宜用桂枝汤。因为误用汗下，正气受伤，而表证仍存，所以宜用攻中有补的桂枝汤扶正祛邪，才能达到邪去而不伤正的目的。但这两条条文指出，汗后不可更行桂枝汤，这是因为本证表邪化热陷肺，而热盛于内，所以不宜用桂枝汤，否则会造成"桂枝下咽，阳盛则毙"的危险局面。再从其汗下不同而变证相同来看，可以看出内因是主要的，即肺素有热。发汗虽能散表寒，但能助里热；误下更能促使表邪内陷。因此汗下虽有不同，而肺素有热则一。由于变证相同，故治法即一。

病机：太阳病邪热迫肺，肺气宣降不利。

治法：宣清肺气。

方药：麻杏甘石汤。

本方为麻黄汤去桂枝加生石膏而成，麻黄辛温宣肺平喘，石膏甘寒直清里热，两药配伍，能清宣肺中郁热，有定喘之功；且石膏用量多于麻黄一倍，借以制麻黄辛温之性，转为辛凉清热之用；杏仁降肺气之逆，佐麻黄以强化平喘之力度；甘草性甘缓，既能助石膏清热，又能安胃和中。本方是由辛温与寒凉药配伍，变辛温之剂为辛凉之方。四药合用，但各有所主，麻黄发肺郁，杏仁下肺气，甘草缓肺急，石膏清肺热，共奏清热宣肺、降逆平喘之功。

本方为宣清肺热的主要方剂，如辨证准确，使用得当，疗效是显著的。药物用量比例，对疗效有着很大影响。麻黄与石膏原方的用量是 1：2，大量的石膏，一则制其辛温，使本方变为辛凉，二则功效专一，使本方专于清宣肺热，洪广祥教授临床用量多掌握在 1：3 至 1：5。若石膏用量过大，又会遏制麻黄辛温宣肺之力，反而导致邪热郁闭，咳喘加重。石膏用量的多少，应视肺热轻重而定，如热重者，石膏宜重用。麻黄与甘草的比例也宜恰当，一般取等量为宜。因为甘草量大则牵制麻黄宣散之力，量小则恐麻黄宣散太过，都会直接影响疗效。

由于患者感邪有轻重、体质有强弱、证候有差异，因此临床应用本方时宜注意辨证施治，灵活运用，方能取得疗效。如体温偏高者，可在麻杏甘石汤的基础上加银花、连翘或柴胡、黄芩；小儿出现高热惊厥者，可加钩藤、僵蚕、全蝎，或加羚羊角粉冲服；痰热壅盛，大便秘结者，加葶苈子、生大黄、全瓜蒌等；肺部感染体征明显者，可加金荞麦根、鱼腥草、黄芩等；如属病毒感染，可适当加用板蓝根、贯众、连翘等。这里有必要注意的是，若属风寒实喘，以及久喘虚证，皆不宜服用本方。

现代药理研究证实，麻杏甘石汤主要有镇咳、祛痰、平喘、解热、抗炎、增强机体免疫功能、抗变态反应、抗病原微生物、改善血液循环等作用。临床常用于治疗急、慢性气管、支气管炎，肺炎，小儿肺炎，百日咳，风热感冒，以及呼吸道感染等表现有邪热迫肺，肺气宣降不利的肺热证候者。2003年"麻杏甘石汤"在国家中医药管理局制定的《非典型肺炎中医药防治方案（试行）》中，被推荐为早期"非典"患者的治疗用药。

4. 懊恼证

懊恼证见 78、79、80、81、82、83 条。

《伤寒论》中的懊恼证有五个汤证，即栀子豉汤证、栀子甘草豉汤证、栀子姜豉汤证、栀子厚朴汤证、栀子干姜汤证。它们的共同症状都是懊恼，由于兼证不同，因而在方剂的配伍上也有所出入。现对懊恼的主要汤证——栀子豉汤证进行重点讨论。

证候：懊恼反复颠倒，虚烦不得眠，心中窒塞，甚则心中结痛，舌苔黄白相兼，脉象浮数。

所谓懊恼，就是烦恼郁闷的意思，属自觉症，此症较之一般烦闷为甚。懊恼反复颠倒，正是懊恼证心中异常难受的真实写照，即病人自觉心中异常烦闷、嘈杂似饥、欲吐不吐、坐卧不宁的状态。懊恼证的产生主要是由于太阳表证误下，无形邪热郁遏于胸膈所致。懊憹证在临床上是比较多见的，当然并不尽是由于太阳表证误下，多因无形邪热留扰胸膈所致。"虚烦不得眠"，这里的"虚烦"不能用阴虚或阳虚的"虚"来解释。因为懊憹证的虚烦是无形邪热内扰，而不是有形实邪内结所致。由于无形的邪热内扰，患者烦闷难受，因而导致不能安寐。在治疗上，必须清除无形的邪热，邪热去，烦闷除，睡眠自然恢复。由于邪郁胸膈，痞塞不通，气机运行不畅，因此，懊憹证发展到严重时，还会出现心中窒塞、胸膈闷痛之邪郁气滞的临床表现。

病机：无形邪热郁遏胸膈。

治法：宣清郁热。

方药：栀子豉汤。

本方之功用是泄热除烦。栀子苦能泄热，寒能胜热，热邪得泄，不致留扰胸膈；香豉由大豆制成，轻浮上行，化浊为清，功能宣透解郁，且能敷布胃气。二药配伍，清中有宣，宣中有降，为清宣胸膈郁热之良方。对无形邪热留扰胸膈所致的虚烦懊憹，确有良效。

懊憹兼证治法

懊憹兼少气者，加炙甘草，即栀子甘草豉汤。本证是由于邪热伤气所致，故加炙甘草以补益中气。若用党参的壅补助热，患者的虚烦懊憹会更加严重。

懊憹而兼呕者，加生姜，即栀子生姜豉汤。本证是因为无形邪热由胸膈犯胃，胃气不和而上逆所致，故加生姜以和胃止呕。

懊憹而兼腹满者，去豆豉加厚朴、枳实，即栀子厚朴汤。这是因为无形邪热由胸膈侵犯胃肠而导致胸膈气机壅滞所致。故除用栀子清解郁热外，并加厚朴和枳实以行气导滞。本证的腹满仅是气壅，而不是燥屎内结，所以满而不痛，腹部按之亦无硬块，叩诊鼓音增强。本方为什么要去香豉呢？因为本证邪已入里较深，故不用香豉的宣透。

懊憹而兼便溏者，去豆豉加干姜，即栀子干姜汤。这是由于栀子豉汤证误用下法损伤脾阳所致。但是误用下法之后，栀子豉汤证仍然未除，而又加脾阳受伤。82条没有明确指出误下后损伤脾阳的临床表现，但从药物的配伍来看，上焦有热、中焦虚寒是可以肯定的。但如何来理解中焦虚寒呢？可以从两方面来讨论：一是医以丸药大下之，这是治疗不当。大下之后，势必伤其脾胃之阳，造成中焦虚寒的局面。二是以药测证。干姜的主要作用是温中散寒，如果没有中焦虚寒，就没有必要用干姜。从而可以推测，栀子干姜汤证除了有虚烦懊憹外，还应有便溏、腹满痛等症状。因此，栀子干姜汤一方面仍用栀子以清解郁热，一方面加干姜以温中止泻。

这里必须说明，83条指出："凡用栀子汤，病人旧微溏者，不可与服之。"这里所说的"病人旧微溏者"是指患者平素就有大便溏泻，它不同于82条因误下而新发生的大便溏泻。因此，大便溏泻只能看作栀子豉汤的禁忌证，而不能理解为栀子干姜汤的禁忌证。如果懊憹而兼大便溏泻是栀子干姜汤的禁忌证，病人既见旧微溏而又心中懊憹，又该以何法来治疗呢？

值得提出的是，仲景开火郁，用栀子而不用黄连；治少气用甘草而不用参芪；治呕用生姜不用半夏。这种用药独具特色，当细细体会。

临床运用：邪热内扰胸膈的虚烦懊憹证。如自主神经功能紊乱，症见胸中满闷，烦乱不宁，夜卧少寐，口燥咽干，脉细略数，舌红苔淡黄者，栀子豉汤加生地、百合、远志、麦冬等。

阴虚劳复，兼感外邪者，栀子豉汤加葱白、薄荷、生地、竹叶、麦冬、地骨皮。

湿温病，无论邪在卫分或气分，栀子豉汤应用机会较多。它是治疗湿温初起的基础方。卫分以"宣透"为主，气分以"清利"为主，栀子豉汤正好具有这两方面的作用。如邪在卫分，可与藿香、佩兰、杏仁、橘皮、白蔻仁、薄荷、连翘、通草配合；邪在气分可与连翘、黄芩、枳壳、竹茹、滑石、郁金、浙贝母、石菖蒲、茵陈等配合。

中医有"邪气传里必先胸"之说。心主血，肺主气，二者同居胸中，热扰胸膈，火郁不宣，可以影响气分，也可影响血分，心肺皆可受累。78条火热之郁影响气分则气机不畅而致"胸中窒"。胸中窒（塞）包含了肺气不利。临证所见的肺炎患者常有此种表现。80条火热之郁不仅影响气分，而且影响血分，其气机不畅，血脉不利而致"心中结痛"。此结痛不但有窒塞感，同时有疼痛感。故栀子豉汤证的变化是："心中懊憹"（火热初郁）—"胸中窒"（火郁气滞）—"心中结痛"（火郁血滞）。可见其病证由轻变重，病机由气及血，逐步加深的变化。临证所见病毒性心肌炎，表现为胸闷、胸前区痛、心悸等类似于此。洪广祥教授认为，肺炎、心肌炎患者在辨证方中加入栀子豉汤可提高疗效。

仲景对火热郁于心胸，影响气血发为"胸中窒"或"心中结痛"者，治疗仍以栀子豉汤清宣郁热，既不加香附、枳壳理气之品，亦不增丹参、郁金活血之品，此乃卓见非凡，足以供后人效法。

典型病案

例一：董某，女，37岁。

患者心中烦、懊憹，不能控制，必须跑出屋外方得小安，并且脘腹胀满，如有物塞之状，便秘、小便赤，脉弦数，舌苔黄腻。辨为心胸热郁，下及于胃所致。处方：生山栀三钱，枳实三钱，厚朴四钱。服一剂而病愈。（《伤寒挈要》）。

例二：袁某，男，24岁。

患者恶寒，发热，头痛，无汗。予麻黄汤一剂，不增减药味，服后汗出即瘥。历大半日许，患者即感心烦，渐渐增剧，自言心中似有万虑纠缠，意难摒弃，有时闷乱不堪，神若无主，辗转床褥，不得安眠，其妻仓皇，恐生恶变，乃复迎余，同往诊视。见其神情急躁，面容怫郁，舌尖红苔白，身无寒热，以手按其胸腹，柔软而无所苦，询其病情，日心乱如麻，言难表述，脉微浮带数，两寸尤显。余曰：无妨，此余热扰乱心神之候。乃书栀子豉汤一剂：栀子9g，淡豆豉9g。先煎栀子，后纳豆豉。一服烦稍安，再服病若失。(《湖北中医医案选集·第一辑》)

按：伤寒发汗后出现心烦，可能有两种情况，一种是表邪仍不解，表证仍在，可改用桂枝汤调和营卫之法，如《伤寒论》57条："伤寒发汗，已解，半日许复烦，脉浮数者，可更发汗，宜桂枝汤。"另一种是汗后邪去，表证已解但有余热留扰胸膈，则用栀子豉汤以清热除烦。本案汗后心烦，而身无寒热，舌尖发红，邪气入里化热之象，则属于后一种，故用栀子豉汤取效。

诊余漫话

支气管哮喘科研思路与方法刍议

依靠科技进步，发展中医学术，是当前中医界的一件大事，也是振兴中医事业的一个重要问题。开展中医科研，首先遇到的是科研思路和科研方法，如何保持和发扬中医特色，这是大家所关心的问题。下面是洪广祥教授以支气管哮喘病的临床科研思路和方法为例进行的总结。

一、以继承为起点，发扬为归宿，搞好科研设计

任何一项科研，都必须首先重视科研设计。科研设计包括的内容较多，其中确定课题研究方向和制定研究方法是重要组成部分，为了把握正确的方向和严谨的方法，必须先对研究课题的历史和现状，做深入细致的研究。洪广祥教授在开展支气管哮喘病的临床研究中，首先参阅了大量的古今文献资料；进而对自己和同行治疗哮喘病的思路、方法和经验，以及所治的病例做分析比较，找出问题的关键和有效的经验。在此基础上初步拟定新的临床思路和方法，并选择符合支气管哮喘病诊断标准的典型病例，进行严格的临床观察，做好个案的观察总结，为进一步完善科研思路和方法奠定基础。具体做法如下。

（一）查阅文献，占有资料

科学是有继承性的，任何一门科学的发展，都是"积累规范"和"变革规范"交叉的过程，中医学也不例外，没有继承就不可能有发扬。中医科研应该强调，继承为了发扬，发扬必须继承，要正确处理好继承与发扬的辩证关系。首先，查阅文献撰写综述，即所谓"勤求古训，博采众方"，这就是以继承为起点。西医的支气管哮喘病，属于中医的哮证范畴，因此，通过查阅文献，掌握哮证的沿革，系统了解历代对哮证辨证施治的理论和方药，从中

找出有益和可借鉴的思路和经验。一是哮喘之正名为元代朱丹溪首创，至明代虞抟进一步对哮与喘做了明确的区别。后世医家鉴于哮必兼喘，故一般通称哮喘，而简称哮证。二是认为哮喘发病与过敏因素有关，文献记载有"食哮""鱼腥哮""卤哮""糖哮""醋哮"等名称。三是哮证的病理因素强调以"痰"为主，朱丹溪明确提出"哮喘……专主于痰"，这对后世研究哮喘产生了深刻影响。四是哮有夙根，治疗难度大。首提哮喘有夙根的是明代张景岳，清代叶天士《临证指南医案》称哮喘为"宿哮""沉痼之病"。故后世民间流传有"名医不治喘"的说法。五是历代医家对哮喘病的病因、病机、证候、治法、方药、调摄等方面，进行了探讨和研究，为我们留下了极宝贵的经验和理论。然而，从总体来看，缺乏新见解和新方法，所以临床进展也不显著，这就为我们开展支气管哮喘的研究，指出了明确的方向。

（二）回顾病例，调查分析

在查阅文献掌握资料的基础上，对自己经治的哮喘病例做了系统回顾，并对杂志报道的个案和总结报告进行系统分析，从中发现四个带有倾向性的问题：一是治疗思路和方药，与历代文献记载基本一致，缺乏新观点、新思路、新方药。二是平喘起效慢，一般要服药2～3天才能显效，与西药氨茶碱类平喘药相比大为逊色。临床医生或病人为了提高中药平喘效果，常与平喘西药配合服用，因而难以显示中药的平喘优势。三是哮喘夜间发作多，中药煎剂难以适应夜间发作即刻服药的需要，说明中药剂型改革势在必行。四是高效的平喘中成药极少，"海珠喘息定"由于服用方便，起效较快，因而成为首选的平喘中成药。但长期服用易产生耐药性，且该药内含平喘西药，缺乏中医药特色，实属中西药混合制剂。如何研究出既符合中医药理论和中医药特色的高效、速效的平喘中成药，是中医临床科研的重要课题。

（三）整理个案，总结经验

重视个案研究是中医科研特色之一。洪广祥教授在着手哮喘病临床科研全面设计之前，先进行了个案的临床观察，认真总结疗效。通过个案治验的点滴体会，再经提炼、推广、验证，进而研究新治法、新方剂和新理论。加强个案的整理研究是强调首先认识个别事物，对个案的经验推广验证是扩大到认识一般事物，进而应用认识一般事物的概念、理论去分析特殊而难治的病例以摸索新经验。这样做符合由特殊到一般，再由一般到特殊的认识过程。

洪广祥教授通过查阅文献、病例回顾和个案整理，在充分占有第一手资料的基础上，寻找科研的突破点，以确定课题研究方向，从中明确研究重点：一是研究哮喘病反复发作的凤根以及哮喘发病的内在规律；二是哮喘病急性发作的证候特点；三是研究新治法、新方药和新剂型。

课题设计的指导思想是辨证论治。因为辨证论治是中医临床的核心，是体现中医特色的重要方面。我们的科研工作从个案观察做起，其原因就在于个案研究有利于总结辨证论治的宝贵经验。目前中医临床常用的研究方法有两种，一是按照西医病名诊断，套用中医理论进行分型用药，或者根据西医诊断的病名，以西医临床用药思路，应用一方一药治疗；二是按照中医理法方药进行辨证施治。前者是辨病用药，易入废医存药的歧途，不符合辨证施治的原则；后者是辨证用药，符合辨证论治原则，有利于提高中医学术水平，但难以使科研成果社会化和商品化。因此，中医临床科研，尤其是以新药研究为重点的科研设计，既要以中医药理论为指导，以辨证论治原则为依据，又要促使科研成果易于社会化、商品化，使其充分发挥社会效益和经济效益。因此，洪广祥教授在进行哮喘课题科研设计时，注意加强辨病和辨证的研究，纵横结合，探讨中西医对哮喘病在认识论和方法论上的内在联系，治疗方药上注重研究在辨证论治原则指导下，同时又具有西医辨病用药特点的平喘新方药，使中医、西医和病人都乐于接受。这样的科研成果就有很强的生命力和竞争力。

总之，中医临床科研应在继承的基础上，在辨证论治的内涵上下功夫，努力体现中医药特色。当然，继承不应是"复制"或"循环"，而应是螺旋式前进，继承为起点，发扬是归宿，这就是搞好科研设计的前提。

二、勇于实践，立足创新，搞好临床观察

医学科学的实践活动，一般包括临床观察和实验室研究两个主要方面。对于中医科研来说，无论是理论研究还是临床研究，都必须强调临床观察的重要性。从经典理论到历代医家学说，都是从临床观察中得来的，都必须通过临床实践来检验理论和经验是否正确，有无实用价值。考察千年以来中医各家学说的形成与发展史，凭临床观察这一中医所习用的手段是可以创立新方法，发展新理论，形成新学说的。"实践出真知"，正确的理论来源于实践。我们强调临床观察的同时，也要运用新的历史条件下所能提供的先进手段和先进技术，把现代科学实验技术与传统的中医药理论紧密结合起来，使中医药科研朝着现代化、科学化方向发展。我们开展平喘新药"蠲哮片"的临床和试验研究，将临床、制剂、药理、免疫、生化、病理、生产等七个方面进行了多学科渗透，这不仅使新药研究出现了一个多学科、跨行业、多单位的大协作场面，而且通过多学科渗透，明显地提高了"蠲哮片"课题的科研水平。因此，中医科研在强调突出中医特色，注重临床观察的同时，还必须充分把现代科学实验技术应用于中医，这对提高中医科研水平，推动中医事业的发展，具有积极意义。

科学研究是"探求未知"，从事科研工作则贵在创新精神。因此，应在积累、借鉴和继承前人成果和经验的前提下，敢于并善于开展新实践。通过新实践科研检验过去的理论，可以提出新概念，创立新理论。我们在哮喘科研课题中，以证候研究为突破口，通过对症和证候的研究，进而建立哮喘病机新概念，为开拓哮喘治疗新思路和新方药提供理论依据。具体做法如下。

（一）观察分析，探索证候新规律

研究哮喘证候新规律，首先应从症状学的观察做起。中医症状学的主要内容包括症状、舌象、脉象的观察、统计、分析等。它是直接为证候学服务的，是形成每一证候规律的重要基础。如哮喘急性发作，常表现为喉间哮鸣声、呼吸气促困难，甚则喘息不能平卧等共同症状。如伴有寒象，就称为寒哮；伴有热象，称为热哮。这是古今文献对哮喘证候规律的基本概括，其中突出了"痰"证。但通过对哮喘病大量病例的症状观察，发现有相当一部分病人，既不属寒，也不属热，而且还有许多症状需要加以补充。如不少哮喘病人在发作时，可见面青、唇暗、肢端青冷、舌暗、脉涩等血瘀证，说明血瘀见证为哮喘病的常见证候。因此，通过观察分析，确认痰瘀见证是哮喘病的基本证候规律。同时，我们还进行了哮喘病缓解后的症状观察，结果发现80%以上的病例仍然有不同程度的舌暗，说明血瘀不仅是发作期的见证，而且是缓解后哮喘病理的潜在见证。因此，这一证候规律的发现，为进一步揭示哮喘病反复发作的发病机制，奠定了临床基础。

（二）审证求因，揭示哮喘病理新概念

病理概念是指导治疗用药的理论基础。迄今为止，古今医家在哮喘病的治疗方药上进展不大。其基本原因就是在理论上缺乏创新。通过哮喘病的症状观察和证候分析，认识到朱丹溪"哮喘……专主于痰"的病理观是不全面的。这是因为痰饮内伏并不是孤立存在的，它与气郁、血瘀往往互为因果。宿痰伏肺，气机郁滞，升降失常，不仅会导致津液凝聚生痰，同时又因气郁痰滞，影响血液运行，出现痰瘀不解的复杂局面。从痰与瘀的关系来说，痰可酿瘀，痰为瘀的基础，而瘀亦能变生痰水，形成因果循环。痰夹瘀血，结成窠臼，潜伏于肺，遂成哮证的"夙根"。如遇气候突变、饮食不当、情志失调及劳累等多种诱因，均可导致肺气宣降失常，而引起哮喘发作，临床呈现痰鸣如吼，气息喘促，甚则出现颜面、口唇、肢末青紫等痰瘀气阻的见症。

若哮喘持续不解，呼吸加快，津液大量耗散，痰液变稠，又易形成"痰栓"，从而进一步加重痰瘀气阻的病理变化，出现以肺气上逆为标、痰瘀胶结为本的证候特点。实践证明，在利气祛痰方中，加用活血化瘀药，常可提高平喘效果。因为活血药物可助利气祛痰，以达气血畅行、肺络宣通的目的。

临床实践证明，痰瘀伏肺不仅是哮喘反复发作的"夙根"，而且是哮喘迁延不愈，继发肺气肿，甚至是肺心病的病理基础。因此，确立痰瘀伏肺为哮喘病夙根的新病理观，对提高哮喘病的治疗效果，有着重要的临床指导意义。

（三）建立新治法，创立新方药

中医医疗、科研工作的生命在于"疗效"。中医临床课题的研究，要始终着眼于"疗效"。只有提高了疗效，取得了成果，才能促进中医学术的发展。

根据哮喘病反复发作的"夙根"是"痰瘀伏肺"的新病理观，痰瘀是导致气道阻塞，支气管痉挛的基本病理，故提出哮喘病发作期应重在治痰治瘀以平喘。如何治痰治瘀？结合个人的临床经验，洪广祥教授提出治痰治瘀要以治气为先的新治法。因为气顺痰易消，气行血易活，从而达到痰消瘀散的目的。"治气"是治疗哮喘病急性发作的新思路、新治法。如何治气？《素问·脏气法时论》明训："肺苦气上逆，急食苦以泻之。"故选择以"苦降"为作用特点的药物作为择药配方的基础。"蠲哮片"就是以苦降作用的药为基础，以疏利气机为目标。这是制方的突出特色和新思路，它与常规习用的平喘思路和平喘方药有着极明显的差别。由于在科研思路上突出了哮喘病理规律的研究，抓住了关键，因而所建立的新治法和创制的新方药，既符合中医理论，突出了中医药特色，又符合临床实际，所以取得了明显的平喘效果。在严格而扎实的科研预试的基础上，研究团队又对蠲哮片进行多方面的实验研究。实验结果表明，蠲哮片具有明显的解痉平喘（包括对气管、支气管、细支气管等大小气道平滑肌的作用）、祛痰和抗过敏作用，特别是对肺组织释放过敏性 SRS-A（慢反应物质）有直接或间接的影响。这些结论为解释临床疗效提供了可靠的实验依据。实验还表明，蠲哮片能明显延长动物在缺氧情况下的存活和心电消失时间；能明显地改善微循环功能，抑制血管壁的通透性。这说明蠲哮片有泻肺除壅、涤痰祛瘀、利气平喘的良好作用。实验结果与临床实际相吻合，初步实现了创制中药"氨茶碱"的预期科研目标。

由此可见，中医临床科研只有坚持以中医理论为指导，以继承为起点，以发扬为归宿，从临床观察入手，大胆实践，立足创新，重视现代科学技术的结合，努力实现多学科合作和渗透，才能提高中医科研水平，才能促进中医科研预期目标的实现。

论邪正消长与疾病虚实的关系

疾病的发生与发展过程，是正气与邪气做斗争的过程。邪正消长，既是人体与疾病斗争过程中的复杂变化，也是人体抵抗一切外来致病因素的生理功能和病理变化的综合表现。中医所谓的"邪"，是指一切可能致病的因素；中医所谓的"正"，是指人体能够抵抗邪气的生理功能。邪气和正气的消长过程，尤其是正气的盛衰，是决定受病与否的主要因素，也就是外因决定于内因的意义，因而成为机体在发病过程中形成虚实证候的关键，同时也是决定治疗方针的重要标准。

邪正消长与疾病虚实的关系，是最具特色和优势的中医理论，对正确认识疾病的发生与发展，确定治则和实施治法，权衡补虚泻实的力度，正确处理标本虚实的关系等方面，有着极其重要的指导作用，对提高中医药临床疗效有着重要的影响。我们在临床上应用这一重大理论处理复杂的临床问题每能获得较好的疗效。现就邪正消长在疾病发生发展过程中的重要意义开展初步探讨。

一、邪正的一般概念

（一）正气

正气是指人体的元气，它司掌着人体生长、运化、吸收、排泄等各种正常生理活动，同时具有抗御病邪能力和促进疾病向愈的重要功能。人体正气充沛、体质强壮，当然对邪气的抵抗力也强，即"正气存内，邪不可干"。如果正气不足，不能抵抗邪气，而使邪气占了优势，就不免要发生疾病，即"百病趁虚而入"。这就是说，任何致病因素必因人体正气之虚，才可乘虚而入。由此可见，正气对于人的生存和防御疾病，有着莫大的关系。所以在日常生活中注意保持正气的充沛，是预防和摄生的主要任务。

（二）邪气

凡能影响人体正常生理机能，导致疾病发生的一切因子（包括外感六淫和内伤七情）皆可谓之邪气。

外感六淫，指风、寒、暑、湿、燥、火六种自然界反常气候的变化。一般来说，人感受了这种非时之气，而发生疾病的，中医总称为外因。但人之病与不病，并不是单纯的"六淫"邪气的作用，因为这仅仅是外因的一方面；另一方面，人体的适应机能，对是否接受外因的影响，起决定性作用。

内伤七情，指致病的精神因素，喜、怒、忧、思、悲、恐、惊等七种异常情绪的变化，超过人体负荷能力后，即可成为致病的内在因素。中医学认为，精神与形体、情志与内脏有密切联系。如《内经》指出肝主怒、心主喜、脾主思、肺主忧、肾主恐。当这些情志变化超过一定限度，就要影响内部脏器的正常机能而出现各种病变。如"怒则气上，喜则气缓，悲则气消，恐则气下，惊则气乱，思则气结"，均说明异常情绪的过度活动，都会引起机体正常生理功能的紊乱，因而也就削弱了机体对外界因素刺激的防御能力，导致疾病发生。总的来说，七情内因在发病学里仍然是作为发病的条件，在机体正虚的情况下，才能致病。

二、正气盛衰是决定受病与否的主要因素

中医学对于发病的认识，是建立在整体观念的基础上，根据机体和自然环境相互联系的事实，提出了"邪之所凑，其气必虚""正气存内，邪不可干""风雨寒热不得虚，邪不能独伤人"等论点，充分说明了正气盛衰是决定受病与否的主要因素。人体抵抗力充实，邪气就不能为害，纵然有不正常的气候（六淫）和一般传染病，也是不易侵犯的；反之，如果人体正气不足，虽是正常的四时六气，也可能招致疾病的发生。例如肺炎的发生，必须有肺

炎双球菌等对机体的作用，但是同样的肺炎双球菌侵入不同的人体，有的人发病，有的人不发病，发病后，病程经过的严重程度也因人而异。这与机体本身的特性有关，亦即正气的盛衰起着决定性的作用。又如《灵枢·论勇》云："有人于此，并行并立，其年之长少等也，衣之厚薄均也，卒然遇烈风暴雨，或病或不病，或皆病或皆不病，其何故也？"在同样病源、同样气候，同一环境的影响下，有的人发病，有的人不发病，这就与人体的正气强弱有关；其所以不致病是由于"正气存内，邪不可干"，其所以能致病是"邪之所凑，其气必虚"。由此可见，外因是变化的条件，内因是变化的根据，外因通过内因而起作用。这与中医学对于发病学的认识原理相符。中医强调内因（正气）的主导作用，但又不排除外因在一定条件下的致病能力。它与唯"体质论"者认为疾病的发生，完全归咎于机体，而忽视了外因对机体所起的作用是完全不同的。它与"外因决定论"者只承认外因致病，而忽视机体（内因）的主导作用，更无相同之处。

　　综上所述，疾病的发生主要取决于体内正气的盛衰；但病邪侵入人体后，又能进一步损伤正气，使病情向坏的方向发展。所以我们在认识疾病的发生与发展时，固然要重视"正气"的主导作用，但作为致病因素的条件——外邪，也是不能忽视的。

三、邪正消长是疾病发展过程中形成虚实机转的关键

　　中医学以正气和邪气的盛衰消长，来说明疾病的发生和转归。人体受到邪气入侵后，机体内的正气立即与之抵抗（这就是所谓的正邪相争）。因此疾病的发生，就是正邪相争的结果；而疾病过程中，所表现的症状就是正邪相争过程中消长的反映。在正邪相争过程中，正气与邪气是互为消长的，正长则邪衰，正消则邪长。正邪的消长，反映出"虚证"和"实证"两种不同的病理现象。《素问·通评虚实论》说："邪气盛则实，精气夺则虚。"虞抟

说："夫病有虚实，虚因正气不足，实因邪气有余。"这就是通过邪正消长的趋势来论证疾病的虚实。病邪势盛，正气尚充，所表现的证候为实；正气因抵抗病邪而衰变的证候为虚。也就是说，在邪正相争的过程中，如果正气战胜了邪气而正气不衰弱，病势就可以衰减，或趋向痊愈；如果邪气猖獗，正气没有战胜邪气，而正气也不衰弱，就形成实证；如果抵抗力弱，正不胜邪，病势就会增剧；由于病势增剧，正气也就更加削弱而成为虚证。所以"虚""实"是体质结合病理变化的共同反映，是疾病过程中正气与邪气消长的标志。

所谓"虚证"，是机体正气虚弱，病理机能表现为不足、衰退等，如临床上所说的阴证、寒证，即慢性、退行性、机能衰减性等疾病，都称为虚证。其临床表现通常为手足不温、下利清谷、腹痛喜按、小便不禁、嗜卧食少、胆怯健忘、语言低微、体质衰弱、面白气短、舌质胖嫩、脉搏无力等。如《伤寒论》中的四逆汤证、理中汤证，都是虚证。

所谓"实证"，是邪气亢盛，病理机能表现为有余、强实等，如临床上所说的阳证、热证，即急性、进行性、机能亢进性等疾病，都称为实证。其临床表现主要为高热、烦躁、谵语、腹痛拒按、大便秘结、小便热痛、体质壮实、面赤气粗、语音响亮、舌苔坚敛、脉搏有力等。如《伤寒论》中的麻黄汤证、白虎汤证、承气汤证，都是实证。其次虚有阳虚、阴虚，实有表盛、里实之分，这里不作详细论述。

关于虚实的辨证，不外阳证多实、阴证多虚。具体来说，外感病多为实证，内伤病多属虚证；初期多实，末期多虚。不过这只是一般情况，不能认为这是一种规律，外感病初期，用参苏饮、人参败毒散是为外感虚证而立法；内伤病后期，用大黄䗪虫丸就是为内伤病（五劳虚极）后期的干血症（实证）而立法。由此可知，虚实证候，不仅可以出现在外感疾病的任何阶段，而且可以出现在内伤疾病的任何阶段，每一种疾病的发展过程中，都有可能引起虚实的转化。其转化的结果，决定于邪正双方力量的对比和治疗的适当与否。例如身热、汗出、口渴、烦躁等里热实证，是邪正相争，势均力敌的阶段。这个时候，如果正气战胜了病邪，就会脉静身凉，获得痊愈；如果高热持续，津液耗竭，正气溃散，那么就要由实转虚，呈现亡阳脱液的虚证。再如下利清谷、恶寒蜷卧、手足厥冷里寒虚证，是病邪深入、正不胜邪的严重阶段。这个时候，如果正气无从恢复，就会亡阳，断绝生命；如果正气得以恢复，继续与邪气搏斗，那么就会由阴转阳，而有下利自止、手足转温的中阳恢复之兆，也是正气自然恢复的良好现象。以上两个例子的变化主要是疾病本身的机转，其次治疗措施的恰当与否，也是虚实转化的主要原因。在临床上，如果对疾病治疗不当，人体正气被外来药物所夺，病证就会由实转虚；反之，如药证相符，治疗得当，就可使疾病趋向痊愈或使虚证转为实证。如仲景《伤寒论》62条云："发汗后，身疼痛，脉沉迟者，桂枝加芍药生姜各一两人参三两新加汤主之。"此条是说明由太阳病过汗而致汗多、身痛（因过汗损耗阴液，筋脉失养所致）、脉迟等虚证表现。这就是因误治而正气外夺，由阳转阴、由实转虚的一种不良现象。因此，治疗措施的恰当与否，和疾病的转归有着莫大的关系。

此外，在虚实的转化过程中，某些严重而较复杂的病例，往往出现特殊的混乱现象，似虚非虚，似实非实，虚中有实，实中有虚，虚实混淆，错综互见，每易迷惑辨认。如李中梓说："至虚有盛候……大实有羸状……辨之不可不清，治之不可不审。"因此，我们在临床上见到这些复杂情况时，应该细致地分析研究，辨其假象，识其真因，从而正确认识现象的本质和规律，透过疾病的外部表现形式，揭露疾病的本质，只有这样才能够正确指导临床。

四、邪正消长是决定治疗方法的依据

中医学在临床治疗中，也是根据邪正消长、虚实转化的病理机转来确定治疗的。因此"扶正""祛邪"是中医重要治疗原则之一。所谓"扶正""祛邪"，则不外乎"攻"和"补"二法。《素问·三部九候论》早就提出了"实则泻（攻）之，虚则补之"的治疗法则。攻"实"便是"祛邪"，即采取各种治疗手段（如汗、吐、下等法），消除致病因子，排除病毒，停止病理发展而阻遏病势。"补虚"便是"扶正"，即补养人体正气的药物（如滋阴、补阳、益气、补血等药物）配合营养品来增强体质，提高机体自身防御能力。但"攻"和"补"、"扶正"与"祛邪"之间又有联系。"扶正"是直接支援了机体的抗病能力，抵抗力增强了，自然便可以驱除邪气，即"正旺则邪自除""正复邪自退"，所以扶正即可以驱邪。反之，"驱邪"是消除病源及机体的有害反应，其结果自然也就间接地帮助机体功能恢复正常，因此祛邪也就可以扶正。

但是在疾病的发展过程中，由于邪正之间不断斗争，虚实不断转化，因此在治疗中，对于"攻"和"补"，则又须视其具体情况而定。一般来说，凡属体弱久病的多属虚证，宜用"补法"；体壮初病的多属实证，宜用"攻法"。这是虚和实最基本的治疗原则。虚证不能泻，实证不能补，这是显而易见的。但是有些证候，由于患者体质素来虚弱，而同时又有积滞、实邪；或者本来体质虽强，而在受邪之后，未能及时适当处理，致病邪深入，痼结不解，而形成邪实正虚的局面。这时如果单纯扶正，正不能得助，邪气得补，反而鸱张，病情就一定会加剧，造成相反的结果；单纯祛邪，又恐正气和邪气俱亡，造成虚脱的危机。所以在先攻后补或先补后攻皆不适宜的情况下，就必须采取虚实兼顾、攻补同用的方法，如白虎加人参汤、陶氏黄龙汤、增液承气汤之类。这些均是在补正不忘攻邪的原则下而设立的。其次，对于久病是否一定要补，急病是否一定要攻呢？也不能一概而论。例如久病属癥瘕积聚类，若用补法就愈补愈牢，不得消散，必须采用缓攻或攻补兼施的方法才能取效；而急病若逢正气暴虚，那就不能拘泥于急病须用攻法之说，必须急于扶正。

以上所说虚实和邪正之关系，虽然不出乎"虚则补之，实则泻之"的原则，但必须以邪正之盛衰消长为依据，掌握"标本"与"缓急"之关系，根据临床具体情况，详细辨证，灵活应用，才能对虚实补泻有较全面的认识，不致造成"实实虚虚""损不足而益有余"的治疗错误。

总的来说，邪正消长、虚实转化的理论，是中医学对疾病发生和发展以及病理机转的独特认识。一切疾病的形成，当然有邪气的致病作用，而致病因素侵入人体与机体结合之后，由于患者机体的抗病力和恢复力的不同，才能显出它的"虚"和"实"。中医根据邪正消长在疾病发展过程中所表现出的不同征象，在临床有"祛邪扶正"和"扶正祛邪"的治疗原则。这一原则是在《素问·通评虚实论》"邪气胜则实，精气夺则虚"和《素问·三部九候论》"虚则补之，实则泻之"的理论基础上制定出来的，为中医理论不可缺少的指导原则。

下法的运用经验

下法是中医重要治疗法则之一。所谓下，就是运用泻下方药，使机体排便作用增强，通过排便达到治病目的。临床应用一般分为寒下、温下和润下三种。从药物性质来看，泻下药物除巴豆、续随子、芫花性温外，大多属寒凉性质。个人临床体会，寒下用之最多，范围也很广泛，在内科范围内，治疗急性感染性疾病主要应用寒下。急性感染性疾病的病因虽不同，但实热证候表现却为其共同特点。由于感染性疾病大多病情危重，发展较快，变化也多，因此扭转和阻断急性期的病势是治疗成败的关键。下法中的寒下，通过通腑泄热，可使全身性菌毒反应减轻或消失，从而控制病情的发展。寒下法中的主药是大黄，它不仅有泻下作用，还具有泄热、泻火、解毒、祛瘀等作用，并有较强的抗菌消炎功能。因此，大黄是治疗内科急性感染性疾病时最常用的主药。在急性感染性疾病的初期，即使大便正常，亦可应用。不过一般情况下，大黄用量要适中，得利即可。如果里实热证较重，大黄的剂量宜大，得快利而后方止。这里还涉及合理配伍问题，如配伍不当，药物协同作用不佳，亦难达到"快利"的目的。洪广祥教授常以大黄与郁李仁相配，既可达到"快利"，又可"利而不伤阴"。在临床治疗呼吸系统感染性疾病中，洪广祥教授常配合使用"寒下法"。如急性呼吸窘迫综合征，临床常是各种急重疾患的一种严重并发症，内科以急性重症感染性疾病引起者居多，积极控制感染，是早期防治呼吸窘迫综合征的重要环节。洪广祥教授认为早期就要重视通腑治疗，因为休克缺氧易引起肠麻痹，由于毒热郁遏，气机不利，血运障碍，极易导致胃肠腑气不通，进而使肠麻痹加重。此时如能注重通腑泄热，有利于腹胀减轻，膈肌下降，解除肺膨胀，从而改善肺的通气功能。急性肺炎的实热阶段，常以高热、咳嗽、咯痰、便秘、舌质红、苔黄腻、脉滑数等邪热壅肺的实证为主，治疗若以常规方药如麻杏石甘汤、清金化痰汤、泻白散之类是难以收效的。洪广祥教授常根据"肺实泻大肠"的经验，自拟"泻肺通腑汤"治疗肺炎以实热证候为主者，通过"突击泄热"，而达到阻断病势，加速炎症吸收的目的。该方由生大黄、葶苈子、桑白皮、黄芩、七叶一枝花等药组成。此方亦可用于小儿肺炎，多数服药后体温下降较快，肺炎急性期明显缩短。

哮喘的急性发作阶段，若表现为痰喘气壅瘀滞为主的肺实证候，洪广祥教授常根据肺与大肠相表里，肺之肃降与大肠腑气通降相关的理论，在辨证论治的方药中，重视大黄的使用，往往病人服药后随着腑气通畅，肺气得以下降，哮喘迅即缓解，有时确能起到一剂知、二剂已的满意效果。

不少前辈认为，下法用于单纯里实热并不足奇，要在各种虚证及兼有里实热证中能灵活配伍使用，并取得满意疗效者，方为善用下法。这确属真知灼见。临证虚中夹实配合用下法者，一般除具虚证表现外，常见便秘或便溏滞下、腹胀、痰多不利、胸满气急、脉数、苔黄腻浊等症，根据经验，其中苔厚腻或浊腻，是配合运用下法的主要指征。临床上若遇上述见症，仍应补泻兼行，邪去则正自复，纵遇危笃之证，亦当量邪轻重而用之，方增卓效。徐大椿《医学源流论》指出："大黄与人参同用，大黄自能逐去坚积，决不反伤正气，人参自能充益正气，决不反补邪气。"说明大黄常可配合补益药，用治虚证夹实者。余临床治疗支气管哮喘、慢性支气管炎、阻塞性肺气肿、肺源性心脏病等，用大黄者甚多，确能收到"以通为补"的效果。

临床使用下法，历代医家提出许多禁忌证和严格的适应证。通过临床实践，洪广祥教授认为，只要有里实热证的证候表现，不论是单纯的实证，还是虚实夹杂证，当通即通，以尽快解除危重症之急，不宜过分强调脉证一致，防止错过治疗时机，而影响医疗效果。何况寒下中的主药大黄，若不与芒硝相配合，是决不会"泻下无度"和"下多伤阴"的。洪广祥教授曾治一例慢性迁延性肝炎患者，累计服用生大黄 1500 余克，不仅未出现上述反应，而且将多年的慢性结肠炎也治愈了。大黄虽属苦寒泄热之药，但其气味清香，还有醒脾开胃之功。不少病例持续用大黄数月，非但未见"苦寒败胃"，且日见精神爽快，胃肠和调，食欲增进。正如江西省已故著名中医肖俊逸先生（因其善用大黄，故有肖大黄之绰号）所言，大黄清肠解毒，"推陈致新"，通利水谷，调中化食，"安和五脏"，实乃通中寓补，却病延年之良药也。

从实践中体会到，如大黄煎煮过久，其泻下作用就会减弱，反有收敛作用。故古人在论述大黄的用法时所说"生者气锐而先行，熟者气钝而和缓"是很有道理的。临床使用大黄时，注明后下（煎）的目的，就是取其泻下作用。

这里还应指出，下法并不是泻下药的单纯应用，也不是泻下药物的简单组合，而应针对不同病情和具体情况，注意与其他治法有机结合，才能使下法在临床上发挥更大的作用。

消法的运用经验

消法是通过使用具有消导和散结作用的方药，使有形之邪渐消缓散的一种治法。《素问·至真要大论》"坚者削之""结者散之"是消法的理论依据。从广义来说，祛痰、祛湿、理气、和血、驱虫等治法都属消法的范畴。狭义的消法多指消食导滞和消痞散积而言，常用于饮食积滞和气血积聚之癥瘕、痞块等症。消法与其他治法有机结合，其应用更为广泛，是中医治疗疑难杂证的一大优势。

多年来，洪广祥教授应用疏肝理气、化痰消坚法治疗数十例乳腺囊性增生病和体积较小的纤维瘤，均获较佳疗效。

张某，男性，60岁。某医院确诊为"男性乳房发育症"。曾应用丙酸睾酮两周，效果不明显，且双乳房继续增大，胸闷症状加重，乳头瘙痒，有时可挤出少许乳汁样黏液，而求助于中医。予以柴胡、橘核、川楝子、青皮、郁金、当归、丹参、泽兰、昆布、海藻、海蛤壳、三棱、莪术、土鳖虫、猫爪草等7剂，胸部胀闷、乳房触疼、乳头瘙痒等症全消，自觉精神爽快，胸膺开阔，双侧乳房明显缩小；再服7剂，乳房恢复如常。停药观察3个月，疗效巩固，未见反复。

单纯性甲状腺肿大、甲状腺功能亢进症和甲状腺瘤等属中医的"瘿瘤"范畴。据个人临床经验，单纯性甲状腺肿大、甲状腺功能亢进症和甲状腺瘤等都可以"消法"为基础进行治疗。如单纯性甲状腺肿大，多因平素摄碘不足或心情不畅，气滞郁结而成。治疗当以疏肝理气、解郁消肿为主。药用：昆布、海藻、海带、海蛤壳、海螵蛸、柴胡、青皮、橘核等。本方药对单纯性甲状腺肿大疗效甚佳，一般服药3个月左右可望获愈，但必须同时采取预防性根治措施，以防再次复发。

甲状腺功能亢进症（甲亢），早中期肝火亢盛者居多，用理气化痰药不宜过于温燥，以免助火伤阴；另一方面，甲亢病人不宜应用含碘量偏高的中药和食物，如昆布、海藻、海带之类，甲状腺摄碘增多，会加速甲状腺素的合成，这对缓解病情和控制症状、体征不利，因此，希望能引起同道们的注意。

中医药治疗尿路结石，一般以结石较小，且光滑、规整、阻于输尿管部位的排石率最高，但用药不当，配方不合理，疗效亦不理想。洪广祥教授认为，提高中药排石率的关键，除应强调辨证施治外，还应重视理气化瘀药的运用。实践证明，单纯使用利湿清淋的方药，不仅难以排石，而且也不易缓解疼痛，久服还会伤脾败胃，出现脾胃气虚、中阳不运等证。洪广祥教授治疗结石的方法是理气行瘀、通淋排石。基本方药是广木香、枳壳、乌药、郁金、桃仁、三棱、莪术、川牛膝、金钱草、石韦、车前草等。本方的特点是排石率高、止痛迅速、不伤脾胃。对脾胃气虚明显者，可配合补益脾胃药，酌减理气化瘀药。

余某，女性，48 岁。于 1983 年 8 月 28 日下午突感左下腹隐隐胀痛，呈阵发性加剧，痛甚则伴恶心及便意，小便急胀，淋沥不尽，灼热涩痛，当日下午 2 时半急诊入院。小便化验见红细胞（+++），腹部平片提示左侧输尿管结石。放射性核素肾图报告：左肾排泄功能轻度受损。因患者拒绝手术，入中医科接受治疗。症见少腹胀痛，呈阵发性加剧，腹部拒按，小便急胀，灼热涩痛，尿短赤，口苦，口干喜凉饮，纳呆食少，面色暗滞略带浮肿，精神疲乏，舌质暗红，苔薄黄而腻，脉细弦。治宜理气行瘀、清利湿热、通淋排石。遂以通淋排石基本方加黄柏 10g，薏苡仁 20g，每日 1 剂，水煎服，并嘱每服药后跑步 30 分钟。上方连服 10 剂后，排出约黄豆大小、表面欠平滑的结石颗粒，随之诸症消失。

补中益气汤的临床运用

补中益气汤由黄芪、人参、白术、甘草、升麻、柴胡、当归、陈皮组成。为金元四大家之一李东垣所著《脾胃论》中的代表方剂。它具有益气升阳、调补脾胃的独特功能。本方适用于中气不足，清阳下陷，食欲不振，气血两虚等引起的各类疾病。体倦乏力，少气懒言，面色苍白，脉虚软无力等症是补中益气汤的基本应用指征。

脾胃为后天之本、气血生化之源、阴阳升降之枢纽，饮食劳倦、病后失养则脾胃虚弱，或脾胃清阳之气不升。因此，补中益气汤临床常用于治疗气虚不荣证（饮食减少，少气懒言，语声低微，气息短促，面色萎黄，精神倦怠，动则心悸，舌质淡嫩，脉象缓弱虚软）、气虚不固证（流清水鼻涕，自汗，恶风，易感冒）、气虚不摄证（皮肤紫癜，尿血，便血，崩漏，久泻，久痢，尿频，带多，以及乳汁自出，蛋白尿）、气虚不举证（脏器下垂，脘腹垂胀，阴挺，脱肛）、气陷不升证（常觉气往下坠或气难接续，眩晕，耳鸣）、气虚欲脱证（冷汗如注，气喘难续，血压下降，面色苍白）、气虚发热证（反复发热，劳累后加重，脉象虚数无力等）。

补中益气汤重用黄芪，补中益气、升阳固表，为君药。配伍人参、炙甘草、白术补气健脾为臣，与黄芪合用，以增强补中益气之功。血为气之母，气虚日久，营血亏虚，故用当归养血和营，协助人参、黄芪以补气养血；陈皮理气和胃，使诸药补而不滞，共为佐药；并以少量升麻、柴胡升阳举陷，协助君药以升提下陷之中气，为佐使药；炙甘草调和诸药，亦为使药。

余临床体会，黄芪用量一般以30g为宜，升麻、柴胡宜轻不宜重。全方总用量不宜太重，因本方多为甘温益气之品，甘温益气多壅滞，易助热，重用味厚反入下焦，而不利于升阳举陷。虚实夹杂之证，应视具体情况辨证施治。

本方虽为脾胃气虚，中气下陷所致之证而设，但从方药功用分析，实际上可用于肺脾气虚，宗气不足之各科病证。柯氏认为："脾胃内伤其气为不足，遵《素问·至真要大论》'劳者温之……损者益之'之义，大忌苦寒之药，选用甘温之品，升其阳以行春升之令。脾胃一虚，肺气先绝。故用黄芪护皮毛而开腠理，不令自汗；元气不足，懒言气喘，人参以补之；炙甘草之甘以泻心火而除烦，补脾胃而生气，此三味除烦热之圣药也。佐白术以健脾，佐当归以和血。气乱于胸，清浊相干用陈皮理之，且可散诸甘药之滞。胃中清气下沉，用升麻、柴胡之轻而味之薄者，引胃气以上腾，复其本位，便能升浮以行生长之令矣。补中之剂，得发表之品而中自安；益气之剂，赖清气之品而气益倍。此用药有相须之妙也。是方也，用以补脾，使地道卑而上行；亦可以补心肺，损其肺者益其气，损其心者调其营卫也；亦可以补肝木，郁则达之也。唯不宜于肾，阴虚于下者不宜升，阳虚于下更不宜升也。凡东垣治脾胃方，俱是益气。去当归、白术，加苍术、木香，便是调中；加麦冬、五味辈，便是清暑。此正是'医不执方，亦正是医必有方'（《名医方论》）。"柯氏释义对深刻认识本方的组方意义及其相关理论有重要指导意义，洪广祥教授极为赞同柯韵伯对本方的释义。

补中益气汤是复杂性科学的典范，也具有复杂系统非线性的特征。据研究，补中益气汤方作用位点有心、肝、脾、肺、胃、神经、免疫系统、血液系统等，可以增强免疫，提升红、白细胞计数，抑制和杀伤癌细胞，调节胃肠运动等。因此对具有气虚特征的临床各科多种疾病，均可用补中益气汤来治疗。

补中益气汤方自问世后，得到历代医家的高度重视和广泛应用。在日本，本方又有"医王汤"之称，意则医中之王，王者之汤。日本著名的汉方医家矢数道明先生在其所著《临床应用汉方处方解说》中，对补中益气汤方予以高度评价。自 20 世纪 90 年代以来，日本有关补中益气汤方的临床和基础研究开展得非常活跃。

临床实践证明，补中益气汤用之得当则疗效显著，它不仅用于治病，也可用于保健，尤其非常适合现代人亚健康状态的调整和保健。首先，补中益气汤从调理脾胃开始，"脾胃为后天之本"，顾护人体正气在先，体现了"以人为本"的整体观念，是从人体生理上作为着眼点来对机体进行健康修复和保健的。现代社会人们工作高度紧张、竞争激烈、心身压力大，情志因素影响健康已愈显突出。补中益气汤从心理角度加以疏导和调节，其所用柴胡、陈皮、当归，具有疏肝理气功效，以调节精神状态、缓解心理压力，从而有效地扭转机体的亚健康状态。

典型病案

例一：张某，男，22 岁。1990 年 8 月初诊。

患者素体虚弱，瘦高体形。幼时曾患肺门淋巴结核。近日参加运动会后，自觉胸部憋闷、呼吸急促、咳嗽剧烈。经某西医院检查，确诊为"自发性气胸"，入院治疗月余。胸闷气急减轻，咳嗽仍频，X 线复查胸腔仍有少量积气，乃自动出院。后经多方治疗，未能稳定病情，稍遇劳则气胸频发，遂来门诊求余治疗。患者形体消瘦，神倦乏力，气短自汗，胸闷憋气，咳嗽痰白，面白少荣，脉虚细滑，舌质暗红，苔薄腻。证属宗气不足，肉薄肺弱，不耐劳伤，肺体易损。治宜补益宗气、敛肺生肌，以固堤防。方用补中益气汤加减：生黄芪 50g，西党参 30g，炒白术 15g，怀山药 30g，全当归 10g，炙甘草 10g，升麻 10g，柴胡 10g，仙茅 10g，淫羊藿 15g，白及 30g，诃子 15g，五味子 10g，牡蛎 20g（打碎、先煎），三七末 6g（分冲），法半夏 10g，陈皮 15g。水煎服，每日 1 剂，连服 2 周复诊。

二诊：服药后自觉神倦乏力改善，自汗减少，胸闷气短减轻，嘱适度增加锻炼，以改善机体抗卫能力。原方再加血竭 10g，以加强化瘀生肌力度。30剂，每日 1 剂。

三诊：患者整体情况明显改善，体重增加，肌肉已渐丰满，脉之虚象已除，原方续服 30 剂再诊。

四诊：病情稳定，无明显不适，既往反复发作气胸情况已获控制。X 线复查除肺纹理略有粗乱外，余无异常发现。嘱改用补中益气丸、金水宝胶囊继续稳定病情，控制反复。后因感冒来门诊就诊，告知气胸未再发作。

按： 本例患者有结核病史，久病肺脾气虚，肉薄肺弱，故不耐劳伤，肺体易损。《难经·十四难》指出："损其肺者益其气。"如何益气？脾为肺之母，补脾能生肺，脾气旺则肺体强，脾主肌肉，健脾可生肌，使肉薄肺弱得到改善，以达肉厚肺强之目的。肺主诸气，但肾为气之根，肺气又有赖于肾气之温煦。肺脾之气是形成宗气的重要基础。宗气的旺衰，与肺、脾、胃有关，尤与肺关系密切，它是肺司呼吸、行气血的原动力。宗气为病，虚多实少。故曰："宗气者，动气也。"所以补益宗气是"损其肺者益其气"的重要治法。故本案全程应用补中益气汤以补宗益气、生肌强肺。方中加用仙茅、淫羊藿，补肾助阳，以温煦肺气，"肺得命门而能治节"。白及"补肺，逐瘀生新，肺损者能复生之"（《本草备要》），具有良好的收敛生肌作用，为治疗血证、疮疡之圣药。临床白及常用于自发性气胸，可达到补肺生肌，控制病情反复的效果。五味子、诃子、牡蛎协同白及加强补肺敛涩作用，再合半夏、陈皮下气消痰，以止咳逆，减少咳嗽频作。方中配合三七、血竭以散瘀生肌，有利于气胸的快速恢复。患者前后服用加减补中益气汤 2 月余，最后以补中益气丸、金水宝胶囊调理缓治，达到稳定病情、控制复发的满意效果。

本案西医诊断为自发性气胸。因肺部或胸膜疾病，使肺组织和脏层胸膜破裂，或者靠近肺表面的细微气肿泡自行破裂，使肺和支气管内空气透入胸膜腔，称为自发性气胸。气胸反复发作者，称复发性气胸。气胸持续 3 个月以上，肺尚不能完全复张者，称慢性气胸。自发性气胸以继发于慢性阻塞性肺病及肺结核者最为常见。治疗重在促进患者肺复张，消除病因及减少复发。此症属于中医喘证范畴。个人体会，中医药对复发性气胸及慢性气胸有治疗优势，可作为进一步研究探索的重点。在治疗方法上要采取辨病与辨证相结合的方法，既要充分体现其局部的突发病理表现，又应反映整体的辨证要求。自发性气胸属中医急症范畴，在确定治疗方案时要从实际出发，采取相应的急症治疗措施，以发挥中西医的各自优势。用于内科保守治疗的自发性气胸，应分析其引发自发性气胸的发病基础及其诱发因素，准确地进行辨证论治和辨病施治。

例二：黄某，男性，28 岁。1988 年 4 月 12 日初诊。

患者半年前因车祸致双下肢骨折而行骨科手术。术后出现创伤处反复感染而入中医院骨伤科住院治疗。入院后经综合治疗创伤感染基本控制，但发热持续不解，体温在 38～39℃ 之间徘徊，已迁延 30 余天，特邀余会诊。患者发热持续月余，傍晚热势增高，微恶风但不恶寒，汗出而热不解，出汗多时常湿透衣衫。会诊所见：形体瘦弱，气短急促，精神倦怠，少气懒言，不思饮食，口渴而不多饮，二便尚调，面色苍白，舌质淡暗而嫩，舌苔白黄相兼，脉象虚数无力，右寸、右关脉细弱。证属气虚发热，兼夹血瘀。治宜甘温除热、活血化瘀。方用补中益气汤加味：生黄芪 50g，党参 30g，炒白术 15g，炙甘草 10g，全当归 10g，升麻 10g，柴胡 10g，陈皮 10g，桃仁 10g，红花 6g，赤芍 15g，丹皮 10g，白薇 15g，地骨皮 30g。嘱服 7 剂，水煎服，每日 1 剂。

二诊：服药后体温见降，最高为 37.5℃，精神好转，汗出减少，饮食改善。效不更方，嘱原方续服 7 剂再诊。

三诊：体温已正常 3 天，已能下床慢步，全身状态日趋好转，建议坚持用补中益气汤加减调理，以巩固疗效。

按：本案患者因车祸手术，后又反复感染，继而发热不退，病程迁延数月，正气损伤，脾胃大虚，瘀血阻滞，阴火内生，故而出现发热不退。从证候表现看，显然属于气虚发热，当用甘温除热法。但患者发热傍晚增高，口干渴而不多饮，舌质暗等，又与瘀血阻络有关。故在治法上既用甘温除热法，又用活血化瘀法，因而取得显著疗效。

补中益气汤为甘温除热法的代表方，常用于气虚发热证。脾胃元气不足导致阴火亢盛是其发热之病理基础。至于阴火的概念，李东垣在《内外伤辨惑论·饮食劳倦》中指出："脾胃虚衰，元气不足，而心火独盛，心火者，阴火也……阴火上冲，则气高而喘，身烦热，为头痛，为渴，而脉洪大；脾胃之气下流，使谷气不得升浮，是生长之令不行，则无阳以护，其荣卫不任风寒，乃生寒热，皆脾胃之气不足所致也。"

本案虽有瘀血见症，同时也兼有瘀血发热的一些证候，但屡用活血化瘀方药发热未见缓解，说明患者属气虚发热无疑，瘀血仅是其兼夹证候。由此可见，辨证是论治的基础，也是能否获取疗效的关键。

例三：刘某，女，52 岁。1992 年 11 月 13 日初诊。

患者患眩晕症多年，常反复发作，以劳累或生气后发作较多。西医院诊断为梅尼埃病。本次发病已 3 天，因劳累所致。眩晕发作时如坐舟车，房屋旋转，不能张目视物，甚则呕吐，伴有轻微耳鸣、神倦乏力、不思饮食，平素不耐劳，易自汗，怯寒肢冷，气短不足以息，舌质暗红而嫩，舌苔白黄微腻，脉象虚软。证属气虚血瘀，兼夹痰湿。治宜益气活血、燥湿祛痰。方用补中益气汤合桂枝茯苓丸加减：生黄芪 30g，党参 30g，白术 10g，炙甘草 10g，全当归 10g，陈皮 10g，升麻 10g，柴胡 10g，桂枝 10g，茯苓 30g，丹皮 10g，桃仁 10g，赤芍 15g，法半夏 10g。7 剂，水煎服，每日 1 剂。

二诊：服药 3 剂后眩晕症状解除，原方再续服 7 剂以巩固疗效，并嘱坚持服用补中益气丸缓治。

按：梅尼埃病，又称耳源性眩晕，属中医眩晕证范畴。眩晕证病因甚多，常见者有风眩、痰眩、火眩、虚眩等。本案属虚实夹杂，气虚为本，瘀血痰湿为标。缘由气虚不运，血行不畅，瘀血阻络，清窍失养；气虚不运，痰湿内生，痰气交阻，以致清阳不升，浊阴不降，而引发眩晕之症。故用补中益气汤益气升阳、调补脾胃；又用桂枝茯苓丸温通经脉而行瘀滞；方中还合用二陈汤，燥湿祛痰、健脾和胃以化痰降浊。浊降阳升，气行血活则眩晕自除。

耳源性眩晕之病因，西医认为与内耳迷路水肿密切有关，这与中医认为的水湿停聚，清阳不运，浊阴不降之眩晕病机是一致的。利水降浊也是眩晕的重要治法之一。方中桂枝温阳化气利水，其与茯苓、白术合用，又能起到温阳化气、健脾利湿之功，这应是提高疗效，消除眩晕之重要环节。余治疗耳源性眩晕，多用补中益气汤合五苓散、桂枝茯苓丸，或合半夏天麻白术汤，疗效非常显著。

例四：王某，女，46 岁。2005 年 12 月 3 日初诊。

患者患右肺鳞癌行手术切除 3 月余，术后身体恢复极慢，刀口疼痛及牵拉症状难以缓解，动则自汗，少气不足以息，语音低弱，面色萎黄，胃纳甚差，难耐风寒，皮肤湿冷，生活难以自理，需人帮扶方能艰难起步，舌质淡暗而嫩，舌苔白腻，脉象虚细无力。属术后正气大伤，肺脾气虚之证突出，治宜补益肺脾、调和营卫，药用补中益气汤合桂枝汤加减：生黄芪 30g，西党参 30g，炒白术 15g，炙甘草 10g，全当归 10g，升麻 10g，北柴胡 10g，广陈皮 10g，桂枝 10g，炒白芍 10g，生姜 10g，红枣 6 枚，片姜黄 15g，山柰 10g，川芎 10g。7 剂，每日 1 剂，水煎服。

二诊：自觉服药有效，诸症均见改善，因路途较远，行动不便，嘱其连服上方 30 剂再复诊。

三诊：患者服药后诸症显著改善，面色已渐红润，饮食及二便正常，生活已正常自理，体力明显增强，刀口处疼痛已甚微，舌质较红润，舌苔薄白微黄，脉虚细已见改善，术后恢复良好，可转入扶正抗癌阶段常规治疗。

按：本案属"虚损"证范畴。肿瘤病机多为正虚邪实，术后标实虽然解除，但正虚又进一步加重，因此患者呈现一派气虚证候。肺脾气虚，气血生化之源不足，以致气虚血亏、气虚瘀滞，又成为其新的致病特征，直接影响患者术后的康复和机体抗肿瘤潜能作用发挥。根据《素问·至真要大论》"损者益之"的治则，故用补中益气汤补脾胃、益宗气，以助气血生化之源。肺脾气虚，卫气不固，营卫失和，因而动则自汗，难耐风寒，故又配合桂枝汤和营卫、密腠理；气虚不能运血，创伤瘀滞肌筋，故创口疼痛难忍，方中加姜黄、山柰、川芎行瘀通络、理气止痛，以达"通则不痛"。由于治疗得当，正虚状况有效改善，从而术后恢复迅速，为顺利进入肿瘤的常规治疗奠定了良好的体质基础。

例五：高某，男，67 岁。1993 年 11 月 13 日初诊。

患者有慢性阻塞性肺疾病、肺源性心脏病多年病史，常因反复感染引发急性加重，多次住院治疗。中西医均予抗感染及对症治疗却难以控制病情，抗生素的应用不断升级，霉菌感染和二重感染已成为直接危及患者生命的关键问题。此次发病和住院治疗近 50 天，病房医生深感力不从心，感染无法控制，机体衰弱状况难以改善。症见：形体瘦弱，喘息抬肩，稍动则气短难续，咯痰黄白相兼，痰稠难出，以痰出为快，汗出湿衣，怯寒肤冷，心慌足肿，小便量少，尿后余沥，甚则二便失禁，食欲甚差，疲倦难支，张口吸大气，舌质暗红而嫩，舌苔厚腻黄白相兼，腐苔明显，脉象虚弦滑数，重按脉弱，右脉细滑，右关弦滑。辨证为宗气大衰，五脏俱虚，痰瘀伏肺，肺失肃降，治节失常，内闭外脱危象显现。症情虚实夹杂，虚象突出。治宜补虚泻实并进，补虚为第一要务，方用补中益气汤加味并配合黑锡丹内服。处方：生黄芪 30g，西党参 30g，炒白术 15g，炙甘草 10g，全当归 10g，陈皮 10g，升麻 10g，北柴胡 10g，葶苈子 30g，猪牙皂 6g，法半夏 10g，生姜 10g，海蛤壳 20g，夏枯草 30g。水煎服，每日 1 剂，5 剂。外加黑锡丹 3g 吞服，每日 2 次。

二诊：服上方 5 天，喘症明显改善，痰易吐出，尿量增加，足肿减轻，上方汤药续服，5 剂，每日 1 剂。停用黑锡丹。

三诊：患者诉中药服之甚多，唯本次汤药疗效最佳，期盼能有更佳效果，并要求停用抗生素静脉点滴。厚腻苔已减过半，腐苔已除，全身症状改善，体力增加，双肺湿啰音明显吸收。拟继续用补中益气汤补益宗气，合桂枝茯苓丸温通活血，以改善心肺循环。处方：生黄芪 30g，西党参 30g，炒白术 15g，炙甘草 10g，全当归 10g，广陈皮 10g，北柴胡 10g，桂枝 10g，茯苓 30g，丹皮 10g，桃仁 10g，赤芍 20g，仙茅 10g，淫羊藿 30g。7 剂，水煎服，每日 1 剂。

四诊：患者病情已趋平稳，未出现反复感染，饮食增加，精神明显改善，舌质暗红，舌苔腻白黄相兼，脉象虚细弦滑，右关弦滑，右寸细滑。患者要求出院回家服中药调理。嘱上方续服 14 剂，再来门诊复诊。

五诊：门诊所见，患者已进入稳定期，中途未出现反复感染，继服上方扶正固本，减少反复，稳定病情，提高生活自理能力。

按：从本案证候表现分析，虚实夹杂，本虚标实特点突出，本虚直接影响病情稳定和感染控制。慢阻肺、肺心病的治疗关键是有效地抗感染和预防感染。由于该病患者年高体衰，病程缠长，合并症多，反复发作，机体免疫力下降，反复出现感染，再加上长期、反复应用抗生素造成耐药现象甚为突出。这给慢阻肺患者抗感染和主动抵御感染带来难度。因此如何发挥中医药抗感染的优势，给临床医生提出新的挑战。余认为，外因是条件，内因是根本，外因必须通过内因起作用。中医学强调"以人为本"的整体观念，正气强弱决定着邪正斗争的胜负。本案治疗思路首先在"扶正祛邪"原则的指导下，权衡虚实程度及其相互关系，正确运用了"补虚泻实"的治法，果断地给予补中益气汤以补益宗气、调补脾胃。黑锡丹温阳散寒、降逆定喘；合用猪牙皂、葶苈子、法半夏、海蛤壳、夏枯草等涤痰除壅、清化痰热以泻肺实。坚持在补虚为主导的前提下，兼顾泻实，从而有效地稳定了病情，实现了扶正补虚和祛邪泻实的双赢效果。病情趋于稳定后，继续坚持补益宗气、调补脾胃，以改善呼吸肌疲劳和营养障碍，提高免疫调节能力；又用桂枝茯苓丸温通活血，改善心肺循环，使患者的心肺功能得到有效保护。

乌梅丸的临床运用

乌梅丸出自《伤寒论》第338条，主治蛔厥，又主久利，方由乌梅、黄连、黄柏、人参、制附子、当归、桂枝、干姜、细辛、川椒等药组成。古今方剂专著都视乌梅丸为治虫痛的主方，因而把它列为"杀虫剂"或"驱虫剂"。这与张仲景的立方本意和临床实际都是不相符的。正如清代柯韵伯在论述乌梅丸立方大意时指出："乌梅丸为厥阴主方，非只为蛔厥之剂矣。"日本人丹波元简也认为："厥阴病者，里虚而寒热相错是也。故治法以温凉兼补为主，如乌梅丸，实为其对方。"这种从整体着眼来论述立方本意的见解，是符合张仲景创制乌梅丸的立方原则的。乌梅丸主治蛔厥证，通过"温脏"而达到"安蛔"目的。这与方中以占优势的辛热药物治"脏寒"相吻合。现代对乌梅丸治疗胆道蛔虫病作用机制的实验研究也认为，乌梅丸只能使蛔虫麻痹，增加胆汁分泌，弛缓胆道口括约肌，使胆道蛔虫退回十二指肠。这说明乌梅丸的作用重点不是"驱蛔杀虫"，而是起到麻痹蛔虫的作用。

再以乌梅丸的药物组成分析，余认为有三个显著特点：一是寒温并用，邪正兼顾，说明乌梅丸是为里虚而寒热错杂的病证而设；二是以辛热、辛温和甘温的药物为重点，说明乌梅丸的重点是"温脏补虚"；三是入脾胃（大肠）经的药物为主，说明乌梅丸的着眼点是以脾胃（大肠）为中心。由此说明，乌梅丸以治疗"里虚而寒热错杂"的脾胃病证为主。

这里有必要强调的是，病邪深入厥阴，则肝木失调，其临床表现较为复杂，且以寒热交错，肝胃证候较多见。因厥阴肝与脾胃的关系非常密切，两者在病理上可以相互影响。如肝旺可克脾，而脾虚又可以招致肝克，从而形成肝脾失调，风动里虚，寒热错杂的厥阴证。

余认为，乌梅丸原为蛔厥而设，但其寒热并用、虚实并治，清上温下、攻补兼施，酸辛苦甘、刚柔相济，辛开苦降、土木双调等制方用药特点，为临床提供了较为宽广的应用空间。故其临床应用较广，临床只要抓住寒热虚实错杂的病机特点，随证加减治疗，均有良效。

典型病案

例一：王某，男，45 岁。1963 年 4 月 25 日入院。

患者自幼有食生鱼史，1961 年发现肝大 3cm，右季肋下胀痛，伴食欲不振、精神困倦、身体消瘦，北京某医院确诊为"肝吸虫病"，并住院治疗，症状消失后出院。出院 3 个月左右，又出现腹泻，每日 5～6 次，粪便中无红白黏液，亦无腹痛及里急后重，大便培养阴性，曾在当地医院服用中西药物，效果均不明显。于 1963 年 4 月 25 日来江西医院住院检查。住院期间，经内科各种理化检查，除肝脏可触及边缘外，余无异常发现，遂诊断为"肝吸虫病后遗症"，并经对症治疗 1 月余，效果不明显，乃转中医治疗。患者大便每日 5～6 次，色黄不成形，肛门无灼热，小便黄，右胁胀痛，脘腹饱胀，饮食减退，形体消瘦，精神困倦，口苦口干，但不欲饮，夜寐欠安，舌质偏红，舌苔薄白微黄，脉象沉弦。既往在当地曾屡服"痛泻要方""柴胡疏肝饮""参苓白术散"等方剂加减，见效甚微。细思其症，病由肝及脾，虚实互见，阴阳错杂，寒热混淆。遂以乌梅丸温脏补虚，寒热并调试服。处方：乌梅 12g，细辛 3g，桂枝 5g，干姜 10g，熟附子 6g（先煎），川椒 3g，黄连 9g，黄柏 6g，党参 10g，当归 9g。水煎服，每日 1 剂。

二诊：服上药 3 剂，病情无进退，守原方再服 5 剂。

三诊：腹泻次数减少，日 2～3 次，粪便有成形趋势，右胁痛及口苦口干消失，效不更方，原方再进 7 剂。

四诊：大便每日 1 次，食欲及精神明显好转，继以柴芍六君子汤加减调理出院，随访半年大便正常。

例二：刘某，女，12 岁。1982 年 5 月 16 日初诊。

患儿于去年 2 月间，突然满腹剧痛，四肢厥冷，面色苍白，食入即呕，大便不畅。随即送往某医院急诊，疑为胆道蛔虫症，经对症处理，腹痛依然，延至次日。患儿全身皮肤发红色小疹块，极痒，随之腹痛顿解，症状消失。自此以后，每月发作一次，先腹痛后出疹，继而腹痛缓解，尤以冬春雨季发作较频。屡服中西药物，效果均不明显。今日上述症状又复发作，满腹剧痛，按之痛甚，四肢厥冷，食入即呕，大便不畅，小便淡黄，口干而不欲饮，舌质偏红，舌苔薄白，脉象沉迟。病由寒邪郁闭，阳气阻遏，热蕴肌肤，内不得疏泄，外不得透达，邪正交争于表里之间所致，遂以乌梅丸寒热并调，邪正兼顾。处方：乌梅 9g，细辛 3g，桂枝 3g，熟附子 6g（先煎），川椒 3g，干姜 5g，党参 9g，当归 9g，黄连 3g，黄柏 3g。水煎服。

二诊：服药 1 剂即痛止，肢温，进食不呕，大便通畅，且风疹块亦未再现。先后连服本方 7 剂，疗效巩固，上述诸症再未发作。

例三：胡某，男，52 岁。1986 年 11 月 8 日初诊。

患者去年 3 月首次发胃痛，疼痛与饮食无明显关系。胃痛发作时，饭水不能入，入则呕吐，喜热畏凉，大便不畅，晨起口苦，小便微黄。胃痛缓解后，继而腹胀，食后腹胀更甚。每次发病常胃痛与腹胀交替出现，痛则不胀，胀则不痛。每月腹痛 3～5 次，而腹胀则日日均有。舌质淡红，舌苔白，脉象弦细。初诊疑为"肝胃不和，脾失健运"，施疏肝和胃运脾之剂，症状反而加剧。复诊细思其症，患者胃痛与腹胀交替出现，喜热畏凉，食入即呕，大便不畅，口苦尿黄等，显然是由于脾胃虚寒，中阳不运，胃失通降，枢机不利，郁而化热所致，故证见寒热虚实夹杂，以乌梅丸温脏补虚、祛寒清热。处方：乌梅 9g，细辛 3g，桂枝 6g，熟附子 9g（先煎），川椒 3g，干姜 6g，党参 9g，当归 6g，黄连 3g，黄柏 3g。

二诊：上方连服 3 剂，复诊时腹胀明显减轻，且胃痛亦未发作。先后连服本方 15 剂，诸症消除，随访半年，胃痛、腹胀再未发作。

例四：辛某，女，38 岁。1983 年 3 月 16 日初诊。

患者上腹部疼痛伴恶心呕吐 15 年。痛时四肢厥冷，汗透衣衫，呕吐频繁，微寒微热，痛止热退，每次疼痛常持续 3～5 天。应用止痛剂疼痛难以缓解。曾在某医院做胃液分析、胃肠钡餐透视及胆囊造影，均无异常发现，乃诊断为胆道蛔虫症。昨日上腹痛又发作，剑突下如钻顶样疼痛，并放射至腰背部，捧腹屈膝辗转不安，呕吐频繁，但未见有蛔虫呕出，四肢厥冷，谷水难入，口苦口干，大便不畅，体温 37.5℃，舌质偏红，舌苔薄白，脉象沉涩。此乃寒热错杂之蛔厥证。系由内脏虚寒，蛔虫内扰，气机升降失常所致。故以乌梅丸温脏补虚，寒热并调，安蛔止痛。处方：乌梅 12g，细辛 3g，桂枝 5g，川椒 3g，干姜 9g，熟附子 6g（先煎），黄连 3g，黄柏 8g，党参 9g，当归 9g。水煎服。

二诊：当日服 1 剂，即痛呕俱止，连服 3 剂诸症尽除，为巩固疗效，原方加新鲜苦楝皮（二层皮）15g，槟榔 10g，续服半个月，随访 10 年未见复发。

按：例一为肝吸虫病后遗症，以慢性腹泻为主要表现，显然是由于肝病及脾，肝强脾弱，木乘土位，肝脾失和，脾虚失运，升降失常，故现泄泻、腹胀、胁痛、脉沉弦等症。但兼见口苦口干、夜寐欠安、舌红苔黄等里热证。泄泻频作、迁延不愈、饮食减退、形体消瘦、精神困倦等脾胃（肠）虚寒之证突出，足以说明本患者肝病及脾，肝脾同病，虚实互见，寒热错杂的证候特点，符合乌梅丸使用原则，故收效显著。

例二为荨麻疹，其症状特点为腹痛、肢厥、呕吐，出疹后腹痛随之缓解，以冬春雨季发作频繁。这显然是脏寒里热，阴阳交错，气机逆乱，升降失调，阳气郁闭，热遏肌肤，卫气受阻，邪正交争于肌表腠理之间，酿而成疹。疹出肌肤，郁热得泄，气机调畅，阴阳之气顺接，寒热得以正常调节，故疹出而腹痛缓解，经服用乌梅丸温脏补虚，调和寒热后症状迅即消除，且未见反复。说明活用经方，关键在于对经典理论和经典方的全面理解。

例三为腹胀、胃痛、呕吐症。以腹胀为主症，发病时胃痛与腹胀交替出现，痛则不胀，胀则不痛，胃痛发作则饮入即吐。气机紊乱，升降失调是本案的基本病机。痛则不胀，实属"不通则痛"病理规律的具体反映。患者喜热畏凉，食后腹胀甚，苔白脉细，显然为"脏寒"，即脾胃虚寒所致。阳虚内寒，寒滞气机，气机郁滞，升降失调，故现腹胀、胃痛、呕吐等症。口苦尿黄、大便不畅为内有郁热。完全与乌梅丸"里虚而寒热错杂"的病机吻合，故用乌梅丸温脏补虚，寒热并调而获卓效。

例四为胆道蛔虫症，属"蛔厥"范畴，临床症状也极为相似，故本着仲景"必伏其所主，先其所因"的原则，应用乌梅丸"温脏"而达到"安蛔"的目的。服药1剂则痛呕俱止，3剂诸症尽除。从服药速效、高效的结果分析，本案为胆道蛔虫症无疑。

上述四则病案（肝吸虫病、荨麻疹、胃痛、胆道蛔虫症）的共同病机，都是里虚而寒热错杂，故根据"异病同治"的原则，均用乌梅丸而获卓效。说明全面、完整地理解和灵活运用古方，对扩大方剂的应用范畴，提高临床疗效，有重要意义。

黄连阿胶汤的临床运用

《伤寒论》303 条指出："少阴病，得之二三日以上，心中烦，不得卧，黄连阿胶汤主之。"黄连阿胶汤由黄连、黄芩、白芍、鸡子黄、阿胶组成，仲景原用于少阴病阴虚阳亢证。"得之二三日以上，心中烦，不得卧"则是少阴病热化证的典型症状。证之于临床，还当有咽干口燥、舌红少苔或苔黄、脉细数等症。其病机应为素体阴虚，邪从热化，肾水不足，心火亢盛，心肾不交，水火不济，故"心中烦，不得卧"。是证并非纯虚证，除有阴虚之虚外，尚有邪热之实，故治以黄连阿胶汤泻火滋水而交通心肾。

方中用黄连、黄芩之苦寒，清心中炽热，阿胶、芍药以滋养阴液，鸡子黄以镇心安神，五药相配，使火降水升，心肾相交，则心烦不寐自愈。本方以清火为主、滋阴为辅，只适宜于邪多虚少的少阴热炽而伤阴的病症，而不适用于虚多邪少的少阴水亏火旺的病证。因为前者偏于外感邪实，而后者偏于内伤正虚。正如吴鞠通所说："壮火尚盛者，不得用定风珠、复脉；邪少虚多者，不得用黄连阿胶汤。"

本方证以心烦、舌红少苔、脉细数为辨证要点。从组方分析，本方药物由泻心汤减大黄加阿胶、鸡子黄、白芍而成，符合清火为主、滋阴为辅治疗原则，适用于邪多虚少，热炽阴伤的少阴病证。余临床常用于因火旺阴虚所致之失眠、高血压、心悸、焦虑症等，常获显著疗效。

典型病案

例一：余某，男，40 岁。1966 年 11 月 7 日初诊。

患者失眠已年余，甚则彻夜不寐，屡服中药效果不佳，目前依赖西药安眠药，每晚也仅能入寐 1 ～ 2 小时，经友人介绍，前来诊治。据云近一周来彻夜难寐，心烦惊悸，口舌干燥，大便不畅。症见患者颜面潮红，形体消瘦，两目深陷，神情疲惫，舌质红，以尖红为甚，舌苔薄黄少津，脉细弦偏数，左寸心脉数象明显。查阅患者既往治疗病历，大多为酸枣仁汤、柏子养心汤、黄连温胆汤、归脾汤等方加减。证属阴虚火旺，心肾不交之不寐证，治宜降火滋阴，以安心神，方用黄连阿胶汤加味：川黄连10g，黄芩10g，阿胶10g（烊化），鸡子黄2枚（分冲），白芍15g，生龙齿30g（先煎），丹参30g。7剂，水煎服，每日1剂。

二诊：服药7剂，心烦惊悸明显改善，已能入寐3～4小时，患者治疗信心倍增，赞扬中医药疗效神奇。效不更方，原方续服7剂。

三诊：患者睡眠增至6～7小时，已解除长期失眠之苦。舌尖红已大为改观，余症亦随之消除，脉象细弦已不显数象。拟改用百合知母汤合甘麦大枣汤加味以宁心调神善后。

按："失眠"亦称"不寐"，《内经》中称为"不瞑"或"不得卧"，为临床常见之病。《灵枢·大惑论》认为，"卫气不得入阴，常留于阳""阳气盛，阴气虚，故目不瞑"。失眠的成因甚多，综合其病机，不外虚实两类。若因外邪而不寐者，去其外邪，攘外即所以安内也；若因里病焦烦过度，心火内燃，当细辨其不寐之由，以准确施治，方能药到病除。此患者不寐是阳盛不能入阴，阴虚则目不瞑也。正如叶天士所云："多痛阳升，阴液无以上注，口干舌燥，烦不成寐，当益肾水以制心火。"黄连阿胶汤之属，即"泻南补北"之法。故患者服药后效如桴鼓，药到病除。说明准确地辨证施治，乃植根于对中医药基础理论的深刻领悟！

例二：杨某，女，39岁。1982年5月16日初诊。

患者素体阴虚内热，复患感冒多日，医者辛温发散太过，药后汗出透衣，遂致全身肌肉掣动，全身燥热，心悸而烦，入夜难寐，咽干口燥，舌质红苔少微黄，脉细弦数。心电图示：窦性心动过速，心率 108 次 / 分。经用西药对症处理，效果不佳。证属心悸证。系由过汗伤阴，阴虚火动，治宜育阴清热、滋阴降火。方用黄连阿胶汤加味：川黄连 6g，黄芩 10g，阿胶 10g（烊化冲服），鸡子黄 2 枚（分冲），白芍 20g，生甘草 10g，生龙牡各 20g。5 剂，每日 1 剂，水煎两次分服。

二诊：服药 3 剂，诸症悉减，5 剂痊愈。复查心电图示正常。遂改用甘麦大枣汤合百合知母汤调理善后。

按：本患者为素体阴虚，又复感冒多日，易致邪从热化，本应滋阴疏解，但医者误用辛温发散，致使汗出浸衣，"汗为心之液"，心液耗伤，肝阴亦损，外感邪热，热扰心神，虚实夹杂，符合黄连阿胶汤邪多虚少之少阴热化证。故用黄连阿胶汤泻火滋阴以交通心肾，又合芍药甘草汤酸甘化阴以缓肝之急。加龙骨、牡蛎以潜镇安神。诸药合用共奏滋阴清热、宁心安神之功，故收效显著。

例三：赵某，男，34 岁。入院日期：1983 年 8 月 30 日，住院号115594。

患者自 1975 年起血压升高，每逢劳累或精神刺激后加重，伴失眠多梦、急躁易怒，血压最高时达 185/130mmHg，初服降压片有效，以后则效果不佳，曾在市某医院住院，疑为嗜铬细胞瘤，后经多次检查排除该病，住院近 3 个月，疗效不佳，而来中医院治疗。患者血压 164/116mmHg，自觉头晕眼花、心烦易怒、头重足轻、失眠多梦，口干微苦，小便黄，大便日 2 次，成形，舌红苔黄脉弦。入院后经治医师先后按肝郁化火、肾虚肝旺等辨证施治，屡服丹栀逍遥散、知柏地黄汤、温胆汤加重镇潜阳之品，配合西药安定片，血压未见下降，仍在 150/110mmHg 上下波动。患者夜难入寐，心烦不安，精神亢奋，腰部酸软，舌质偏红，苔薄黄，脉细弦。余抓住患者失眠心烦舌红主症，以黄连阿胶汤降火滋阴。药用：川黄连 10g，黄芩 10g，阿胶 10g（烊化冲服），鸡子黄 2 枚（分冲），白芍 15g，生牡蛎 30g（先煎）。水煎服。

服药 3 剂，患者睡眠明显好转，头昏头痛减轻，血压降至 130/90mmHg，连续观察 1 周，血压稳定，症状消失出院。

按： 患者入院时血压高达 164/116mmHg，经应用清肝、滋肾及清化痰热等方药，并加服西药，血压未见下降，夜寐未能改善。说明在辨证施治上还值得进一步研究。余查房时抓住"失眠、心烦、舌红"之主症，将本案定位在"阴虚火旺"之病机上，"心火旺"为其主要矛盾，故患者"夜难入寐，心烦不安，精神亢奋"等标证突出。余认为，血压升高有虚实之分，本案血压升高是心火亢奋，肾水不济所致。其一，心在五行属火，位居于上而属阳，同时火性炎上，火热有燔灼向上的特征，故火热侵犯人体，其症状多表现在人体上部，也是火邪易引发血压升高的机制之一。另一方面，热易生风，易引起肝风内动和血菀于上，因此，心肝火旺，又常为血压升高，甚则发生脑血管意外之重要原因。其二，肾在五行属水，位居下而属于阴。从阴阳、水火升降理论来说，位于下者，以上升为顺；位于上者，以下降为和。因此，理论上认为，心火必须下降于肾，肾水必须上济于心，这样心肾之间的生理功能才能协调，即"心肾相交""水火既济"。反之，若心火不能下降于肾而上亢，肾水不能上济于心而下泄，心肾之间的生理功能就会失去协调，而出现"心肾不交"，也就是"水火未济"。本案之血压升高、心烦不寐等症属于"水亏火旺，心肾不交"之典型表现。《伤寒论》303 条指出："少阴病，得之二三日以上，心中烦，不得卧，黄连阿胶汤主之。"本方的主要作用是清心火，滋肾阴。正如成无己所说："阳有余以苦除之，黄芩、黄连之苦以除热；阴不足以甘补之，鸡黄、阿胶之甘以补血；酸，收也，泄也，芍药之酸，收阴气而泄邪热。"吴鞠通之解释更为透彻，他说："以黄芩从黄连，外泄壮火而内坚真阴；以芍药从阿胶，内护真阴而补捍亢阳。名黄连阿胶汤，取一刚以御外侮，一柔以护内主之义也。"余认为，黄连阿胶汤有育阴制阳之功，张仲景为"心烦不眠"而设。阴不足，阳必亢而上燔，欲阳之降，必滋其阴，泄其火，血压自平。

龙胆泻肝汤的临床运用

本方出自《医方集解》，由龙胆草（酒炒）、黄芩、栀子（酒炒）、泽泻、木通、车前、当归（酒炒）、生地（酒炒）、柴胡、生甘草组成，具有清肝胆实火、泻下焦湿热之功，主治肝胆实火上炎证，肝胆湿热下注证。

清肝胆、利湿热是龙胆泻肝汤的功能定位。洪广祥教授的经验，凡属肝胆实火上炎或湿热下注所致的各种证候，均可使用。本方的适用范围较广，疗效确切，病症涉及临床各科。临证时，证候不必悉具，而以口苦溺赤、舌红苔黄、脉弦数有力为证治要点。方中药多苦寒，易伤脾胃，故对脾胃虚寒和阴虚阳亢之证皆非所宜。

洪广祥教授认为，龙胆泻肝汤组方择药极有特色，充分体现了以中医药理论为指导，以临床疗效为基础，有较强的实用性，因而获得古今临床家的高度认可。本方的功能主治定位非常明确，可操作性强。方中龙胆草大苦大寒，"专泻肝胆之火……善清下焦湿热"（《药品化义》），故为主药，并以名方；黄芩清肝、肺之火，栀子泻三焦之火，二味苦寒清热，共助龙胆草以泻肝胆经实火、清利肝胆湿热；木通、车前、泽泻利水祛湿，使肝胆湿热从小便而出；然肝为藏血之脏，肝经实火，必伤阴耗血，故用生地、当归养血益阴以柔肝，使祛邪而不伤正；肝体阴而用阳，性喜条达而恶抑郁，火邪内郁则肝气不舒，故又用柴胡舒畅肝胆之气，并能引诸药归于肝经；甘草调和诸药，以免苦寒伤胃，并可缓肝之急，以制其横逆之性。诸药合用，泻中有补，疏中有养，降中寓升，祛邪而不伤正，泻火而不伐胃。配伍谨严，照顾周到，堪为泻肝之良方。

典型病案

例一：张某，男，28 岁。1975 年 12 月 27 日初诊。

患者阳痿 1 年余。患者 1 年前突发阳痿，伴有梦遗及滑精，有时尿后有精液滴出，性情急躁，小便短赤，口苦口黏，偶感腰酸痛，饮食如常，曾在当地服用壮阳补肾中药百余剂，效果不显，且症状日渐加重。患者之妻要求其半年内治愈，否则就要离婚，故患者精神异常紧张，迫切要求进行有效治疗，经友人介绍前来就诊。西医检查：前列腺无异常，小便常规正常。舌脉：舌质偏红，舌苔黄腻，脉弦数，左尺旺。辨证：肝经火旺，肾精耗伤（火灼肾精），相火妄动，兼夹下焦湿热。拟直泻肝火，以护肾精，佐清利湿热。方用：龙胆泻肝汤加减。药用：龙胆草 6g，黄芩 10g，生栀子 10g，泽泻 12g，木通 9g，车前子 15g，当归 9g，柴胡 6g，甘草 3g，生地 18g，知母 9g，黄柏 9g。7 剂，水煎服，每日 1 剂。

1976 年 1 月 6 日二诊：服上方后诸症有好转，梦遗已除，阳痿有改善，尿后滴精已除，舌苔黄腻消失，脉象弦数明显好转，嘱原方再服 7 剂。

1977 年 12 月 20 日：患者陪同其父亲来南昌诊病，闻服前方病症已愈，并告知妻子已怀孕 8 个月。

按：阳痿，《灵枢·经筋》称为"阴器不用"，在《素问·痿论》中又称为"宗筋弛纵"和"筋痿"。形成阳痿的原因是多方面的。尤其是现代社会男子产生阳痿，或称为性功能障碍，由于单纯"肾虚"所致者已不多见。大多数原因是由于生活、工作节奏紧张，身体过度疲劳，情志不调，或因患慢性前列腺疾病等，而导致性功能障碍，是一种多因素综合作用的结果。《景岳全书·阳痿》有"火衰十居七八，火盛者仅有之耳"的说法。余认为，阳痿由于命门火衰者已少见，而湿热下注已较常见。诸多报道也证实了这一观点。

阳痿与肝经密切相关。足厥阴肝经环阴器，肝者筋之合，筋聚于阴器，肝主筋,阴茎为筋之属。肝又主情志。《素问·痿论》指出:"思想无穷,所愿不得,意淫于外,入房太甚,宗筋弛纵,发为筋痿……筋痿者,生于肝,使内也。"表明以肝为中心的情志活动与男科疾病密切相关。

根据本案病史和证候分析,其病位在肝,其病因为湿热下注,宗筋弛纵而致阳痿。所谓"壮火食气"是也。明·薛己在《明医杂著·卷三》按语中说:"阴茎属肝之经络,盖肝者木也,如木得湛露则森立,遇酷暑则萎悴。"根据洪广祥教授的临床体会,因湿热下注而致阳痿者,以中青年较为多见。多与平素饮酒过度及嗜食肥甘厚味,滋生湿热,湿热羁留不解,浸淫肝经,热伤阴筋,致使宗筋萎弛遂发阳痿。本案患者尿赤、舌红、苔黄腻、脉弦数等肝经湿热证候已极为典型。同时,由于火热灼伤肾阴,呈现肾精耗伤,相火妄动之兼证,梦遗滑精,左尺脉旺已是明证。由于患者长期医治未效,已直接影响夫妻和睦,并被要求限期治愈,故患者心情异常焦虑和紧张,进一步导致气郁化火,从而加剧了肝火炽盛,实属火上浇油。洪广祥教授对本案的治疗,始终抓住肝火炽盛和肝经湿热这一主线,应用龙胆泻肝汤直折其火,清泄湿热。又加知母、黄柏滋肾降火,以护肾精,避免相火妄动,耗伤阴精,加剧肝火亢盛的恶性循环。患者前后服药仅14剂,收效非常显著,实现了"邪去正安"。后妻子喜获身孕,家庭和睦。由此可见,正确运用中医药理论指导临床,把握辨证施治理法方药的一致性,是提高中医药疗效的关键。

例二:蔡某,女,20岁。1977年3月14日初诊。

患者于两年前突然发生脱发,以头顶部较显著,在梳头、洗头或搔头皮时脱发更甚,病损部位发根较松,很易拔出。脱发时轻时重。脱发加重前,皮肤萎黄,饮食不振,精神倦怠;脱发减轻时,上述症状好转。平素情绪压抑,焦虑烦躁,口苦口干,晨起口黏,小便短赤,有时伴灼热感,屡服益气养血、滋补肝肾、养血祛风以及胱氨酸、维生素类中西药物,局部涂生姜等均未见明显效果。终日戴帽上班，精神压力和心理负担巨大。外观头顶部毛发极为稀少，病损处皮肤光亮，无疤痕及鳞屑，发根疏松，易将毛发拔出。舌质偏红，舌苔黄厚腻，脉弦近数。辨证为肝经湿热，循经上扰巅顶，经络气血瘀滞，毛发失养，治以清肝利湿泄热。方以龙胆泻肝汤加减：龙胆草6g，生栀子9g，黄芩9g，生地12g，车前草15g，泽泻9g，木通6g，甘草3g，当归9g，柴胡9g，萆薢12g，赤小豆15g。嘱连服10剂再来复诊。

4月1日二诊：患者服上药后舌苔黄腻已除，脉象弦数转为细软，饮食增进，口不苦不干，小便已清，病损区已布满短嫩发，梳头时已极少脱发，拟改用参苓白术散善后。后追踪随访，疗效巩固，未再出现脱发。

按： 脱发大致可分为两种类型：一为头发突然脱落，常在一夜之间，成片成块掉落，脱发处头皮光亮如镜，不留发根，古称油风，俗名鬼舐头，现称斑秃。一为头发逐渐稀疏，尤以头顶为甚，日久形成秃顶。脱发属于难治性疾病，目前尚无较好的治疗方法。大量脱发女性高于男性。其原因是多方面的，如长期的心理压力、未治愈的感染或不正确的饮食，也可能是某些疾病或先天性疾病所致。中医多责之于肝肾两虚、血虚风燥、湿热内蕴、瘀阻经脉等病因。发失濡养为其共同病机。

本案患者为妙龄未婚女性，从事商业服务工作，大量脱发多方治疗不愈，已严重影响其身心健康。查阅治疗记录，常规方案已重复多遍，始终未能获效。洪广祥教授接诊后，认真分析其证候表现及治疗经过。从总体上看，患者虚实见证并存，既有脾虚血亏，气虚不固之虚证，如精神倦怠、食欲不振、皮肤萎黄、发根疏松等；又见舌苔黄厚腻、脉象弦数、口苦口黏口干、小便短赤灼热等湿热证候。上述见症为进一步辨证施治提供了重要基础。但导致大量脱发的主要矛盾是由虚还是因实而致，这决定辨证施治的正确定位，以及能否取得疗效。从证候特点分析，洪广祥教授认为是由实致虚，实为因、虚为果。脱发是由实所致。所谓"实"是湿热邪实，阻遏头皮经络气血的正常运行。头为诸阳之会，为气血聚会之所。又"发为血之余"，头部为神经、血管极为丰富之处，"发"得气血之濡养，则"发"润根固而茂密。气血不足，或瘀血阻络，"发"失濡养，则毛发干枯，发根不固，而易脱落。头皮经络与"肝主筋"和"肝藏血"功能密切相关。从本案证候表现分析，显然为肝经湿热循经上蒸巅顶，热郁经络，气血瘀滞，毛发失养，发根不固所致。故用龙胆泻肝汤加味以使火降热清，湿浊得消，经络气血运行通畅，发得濡养，故服药后肝经湿热证候首先消除，继而病损区布满短嫩发，梳头时已少脱发，追踪随访疗效巩固。由此可见，正确地进行证候分析，区分矛盾的主要方面以及因果关系，结合临床，融会贯通中医药理论的纵横联系，对丰富临床思路、提高临床水平，有不可忽视的重要作用。

例三： 肖某，男，29 岁。1986 年 10 月 16 日初诊。

患者患高血压已年余，血压波动在（150 ～ 180）/（100 ～ 110）mmHg 之间，服降压西药可暂获效，但难以稳定病情，情绪不佳、劳累，甚至饮食不当，都可使血压波动。症见面色红赤，口唇鲜红，性格外向，急躁易怒，头痛头晕，口苦口干，夜寐不安，大便较干，小便赤热，舌质红尤以边红为甚，舌苔黄腻，脉弦，以左关弦甚，偏数。西医检查：心电图提示窦性心动过速；高脂血症、脂肪肝。血压 168/100mmHg。辨证为肝火炽盛，湿热内蕴。治宜清肝泻火，利湿泄热，方用龙胆泻肝汤加减：龙胆草 15g，生栀子 10g，黄芩 10g，生地 30g，柴胡 10g，木通 10g，生甘草 10g，车前子 20g（包煎），丹参 30g，决明子 30g，钩藤 30g（后下），大黄 10g（后下）。7 剂，水煎服，每日 1 剂。

二诊：患者服药后大便日解 3 次，稀软便，头痛头晕缓解，睡眠明显改善，血压 146/90mmHg，脉弦数已趋缓和，黄腻苔减少。再按原方续服 7 剂。

三诊：血压已趋平稳，110/86mmHg。肝火上炎证候已趋消失，拟改用杞菊地黄汤加减善后。处方：生地30g，山萸肉10g，丹皮10g，枸杞10g，泽泻15g，怀山药15g，甘菊花10g，茯苓15g，钩藤30g（后下），决明子30g，生山楂30g。14剂，水煎服，每日1剂。

四诊：改方后血压持续平稳，（110～120）/（85～90）mmHg，无明显自觉不适，继续服用杞菊地黄汤加减以稳定血压、降血脂。

按：世界卫生组织建议使用的血压标准是：凡正常人收缩压应小于或等于140mmHg，舒张压小于或等于90mmHg。本案患者治疗前显然属于高血压。中医对高血压的辨证分型，目前较为统一的分型意见为肝火亢盛、阴虚火旺、阴阳两虚和痰湿壅盛。以此为依据进行辨证施治能取得较好疗效，但并非所有高血压都能取效。洪广祥教授的经验是，对肝火亢盛证效果最好，其远期疗效优于西药。高血压患者属于该证型的较多。高血压与肝密切相关，"肝体阴而用阳"，阳亢为肝病的证候特征。因阴虚所致者，为阴虚火旺而阳亢，属虚证；因肝火所致者，为肝火亢盛而阳亢，属实证。本案证候表现，显然属于因肝火亢盛引发的血压升高，故应用龙胆泻肝汤加减苦寒泄降，以直折其火，火降则亢逆自平，"邪去则正安"。方中将甘辛温的当归换成苦微寒的丹参，既可避免当归甘补辛散，温通助热，又发挥了丹参凉血清热、活血祛瘀之长，其与决明子、双钩藤相配，有助于清肝泄热以降压、降脂。钩藤具有温和而持久的降压作用，洪广祥教授常用于治疗高血压，效果良好。因钩藤主含钩藤碱，不宜高温久煎，故宜后下，且用量宜大。决明子与大黄相配以泄热通腑，不仅有助于降压，而且对降血脂和治疗脂肪肝亦有良好的协同功效。

火盛易伤阴，肝肾同源，高血压患者早期多以肝火亢盛为主，迁延不愈极易发展为肝肾阴虚。肝体阴而用阳，"阴虚阳亢"是其发展的必然结果，故本案患者后续治疗重在滋养肝肾，以防止"阴虚阳亢"的发生。

黄连温胆汤的临床运用

一、黄连温胆汤的沿革

温胆汤方出自唐·孙思邈《千金要方》，由半夏、枳实、陈皮、竹茹、甘草、生姜六味药组成，主治"大病后虚烦不得眠"，并指出其病因是"胆寒故也"。寒者温之，故方中生姜、陈皮用量独重。

宋·陈无择《三因方》使用温胆汤有"三见"，其中，见于"虚烦"和"惊悸"用药相同。即用《千金要方》原方加茯苓、大枣，生姜则由原来的四两减为五片。指征不再说是"胆寒"，而说是"气郁生涎（痰），变生诸证"，主治也扩充为"心胆虚怯，触事易惊，或梦寐不详……或短气悸乏，或复自汗，四肢浮肿，饮食无味，心虚烦闷，坐卧不安"。由此可见，《三因方》进一步扩大了温胆汤的主治定位，适用范围也更宽了。"痰涎"和"气郁"所变生的诸证都可应用温胆汤，可随具体病情加减变化。如偏寒者加大生姜、陈皮用量；偏热者可加芩、连。单加黄连则名黄连温胆汤（清·陆子贤《六因条辨》）。其他方，如十味温胆汤、蒿芩清胆汤均由温胆汤演变而来。

二、应用经验

洪广祥教授临床喜用黄连温胆汤"清化痰热"，治疗痰热郁遏证候，疗效非常显著，已成为"看家"的常用方。凡属气郁生痰，痰郁化热，内扰心神而致的病证并伴随自主神经功能紊乱者均可应用。舌苔黄腻或白黄厚腻，脉滑或弦滑等为其关键指征，"痰热"表现为其中心证候。洪广祥教授常用于如下病症：①以多汗、心烦、头晕、心悸、失眠、多梦、四肢麻木等神经性症状为主者。②以心悸、胸闷、气急、眩晕等心血管性机能紊乱为主要症状者。

③以经闭、烘热、多汗等内分泌性机能失调为主要症状者。④以胃痛、泛酸、嘈杂、呕恶、食少，或腹痛、腹泻、便秘等消化性机能紊乱为主要症状者。⑤以咳嗽、咯痰、胸闷等呼吸机能紊乱为主要症状者。

以上病症的共同点是痰热郁遏，气机紊乱，平衡失调。均可以黄连温胆汤为基础方，根据辨证随证加减。

我们曾对82例临床应用温胆汤加减治疗病例进行分析，包含西医疾病11种（类）——冠心病6例，支气管哮喘10例，慢支、肺气肿、肺心病23例，支气管扩张5例，各类癌症9例，慢性咽喉炎6例，肝炎5例，神经官能症6例，慢性胃炎5例，脑血管病变4例，慢性结肠炎1例，其他2例；中医疾病10种（类）——胸痹6例、哮证10例、咳喘23例、咯血5例、癥积9例、梅核气6例、胁痛5例、郁证6例、胃脘痛5例、眩晕4例、其他3例。

加减用药如下：

（1）咳喘：洪广祥教授认为慢性咳喘多以"痰瘀伏肺"为其反复发作之夙根，缓解期亦多为虚中有实，痰瘀气阻，极易郁而化热。症见：喉间吼鸣，胸闷气憋咳嗽，痰白黏难出，咽喉部有痰堵感，伴口干口苦，舌质偏红暗，苔白黄腻，脉弦滑或弦滑数。常以温胆汤随症选加葶苈子、牡荆子、青皮、金荞麦根、芦根等。痰多咳嗽，痰黄白相兼者用黄芩温胆汤酌加鱼腥草、浙贝、金荞麦根、天葵子等。卫气不固而易感者合玉屏风散益气固表，有气阴两虚者合用生脉散以益气阴。

（2）咯血：支气管扩张症咯血停止后常存咳嗽，咯白黏痰或黄脓痰，胸闷心烦，大便结，脉弦滑，舌质红暗，苔腻偏黄。由于患者痰液黏稠，排痰不畅，易致痰郁化热，治疗主要在于清化痰热，使痰液稀薄以利排出，减少咯血复发。即以黄芩温胆汤随症选加冬瓜仁、全瓜蒌、鱼腥草、金荞麦根、海蛤粉、浙贝等。若见神疲气短、纳差，加黄芪、太子参、白术、薏苡仁等补益肺脾。

（3）癥积：痰瘀交阻于肺，结而成癥，久之易形成肺积症。洪广祥教授认为"痰热"常为晚期肺癌的常见合并症，治疗要重在祛痰泄热、软坚散结。症见：气喘气短，胸闷痛，声嘶，咳嗽，痰黄白相兼，偶或痰中带血，舌质偏红暗、苔黄腻，脉弦滑。拟黄连温胆汤选加瓜蒌皮、猫爪草、薏苡仁、郁金、麻黄、矮地茶、鱼腥草、七叶一枝花等。若气阴两虚明显或肺脾气虚者可酌加红参或西洋参、黄芪、党参、白术、怀山药等。

（4）梅核气：痰气交阻易导致梅核气，常见胸闷喜叹息，心烦不宁，咽中如有痰黏堵感，咽喉发痒发干；痒甚则咳，舌质偏红暗、苔薄黄或黄腻，脉弦滑。拟黄连温胆汤，随症选加木蝴蝶、瓜子金、青果、北沙参、鱼腥草、桔梗等。

（5）胁痛：多见于肝炎恢复期、慢性胆囊炎、胆石症等。症见：胸胁胀闷不适，口干口苦，口中黏腻，纳食欠馨，大便不畅或不爽，舌质偏红暗、苔黄腻或厚腻，脉细弦或弦。拟黄连温胆汤，随症选加茵陈、虎杖、半枝莲、败酱草、郁金、柴胡、金钱草、生大黄等。

（6）郁证：郁证有六，气、血、湿、热、食、痰郁，本方重在治痰郁、气郁。症见：心烦不宁，心慌易惊，多疑善虑，胸闷喜叹息，口干或口苦，夜眠不安，多见于精神受刺激或药物过敏后。舌质偏红、苔黄或黄腻，脉弦滑或细弦数。拟黄连温胆汤加柴胡、白芍、郁金、百合、知母、淮小麦、大枣等。

（7）胃脘痛：痰浊阻滞气机，肝失疏泄，横逆犯胃乘脾，以致肝胃或肝脾不和。症见：脘腹胀痛，胸胁引痛，气怒则甚，精神抑郁，喜叹息，嗳气频作，吞酸嘈杂，口燥咽干，食欲不振，夜眠欠佳，大便燥结，舌质偏红暗、苔黄，脉弦或弦滑。拟黄连温胆汤加瓜蒌仁、郁金、丹参、柴胡、青木香等。

（8）眩晕：痰浊久郁化火，痰火上扰清窍，为眩晕诱发的病机。症见：头晕或眩晕，或头昏痛，恶心，耳鸣，心慌烦躁，口干口苦，纳呆，夜寐不宁，大便较结，舌质偏红暗、苔薄黄或黄腻，脉细弦或弦滑。拟黄连温胆汤加全瓜蒌、石菖蒲、郁金。

（9）胸痹：胸痹之症，多为痰湿阻遏胸阳，以致胸阳不振，影响心肺气血运行，痰阻气遏，郁久化热，而呈现痰热见证。如胸前憋闷，甚或胸前短暂绞痛，或气喘难以平卧，胸痛彻背，心悸怔忡，口干口苦或黏腻乏味，大便结，舌质红或暗紫，苔黄腻或白腻偏厚，脉弦滑或弦而结代。拟温胆汤选加全瓜蒌、黄连、葶苈子、土鳖、水蛭、郁金，气短明显加西洋参或太子参。

三、典型案例

例一：龚某，男，35岁。2005年11月1日初诊。

患者反复发作晕厥3年。多在过度吸烟而引发剧烈咳嗽后出现晕厥，呈一过性，可自行醒来，无癫痫症状。今年9月住某西医院诊治，诊断为血管神经源性晕厥、中度呼吸暂停综合征、高脂血症。症见患者形体肥胖，面色暗红，口唇红暗，夜间睡眠鼾声重，夜梦多，饮食及二便正常，舌质红暗，舌尖舌边红甚，舌苔中间黄厚腻，脉象细涩，舌下静脉增粗怒张。证属痰热夹瘀，气机不利，治宜祛痰泄热、调气行瘀。方用黄连温胆汤合千缗汤加味：川黄连6g，法半夏10g，广陈皮15g，白茯苓15g，枳实15g，竹茹10g，生甘草10g，猪牙皂6g，生姜3片，石菖蒲10g，广郁金15g，土鳖虫10g，桃仁10g，赤芍20g，干地龙10g。7剂，水煎服，每日1剂。

二诊：服药7剂，无晕厥发作，厚腻苔已明显减少，原方再加五灵脂15g，香附15g，制大黄10g，以减肥降脂。水煎服，每日1剂。

三诊：连续服用上方60剂，期间未出现晕厥，脉无涩象，舌红明显改善，厚腻苔已化，面色及口唇暗消除。复查血脂及胆固醇均已正常。呼吸暂停征象解除。

按：晕厥，又称昏厥，为一种突然发生的短暂意识丧失状态。以面色苍白、神志消失和突发性瘫倒为典型表现。西医认为，引发晕厥的原因多由脑缺血、缺氧所致，常分为心源性、脑源性和反射血管性三类。从本案引发晕厥的原因分析，似属于血管迷走性晕厥中的"咳嗽性晕厥"。西医认为，这主要是因脑循环障碍所致。剧咳可使胸膜腔内压骤升，在发生晕厥时，胸、腹内压力也会升高，可通过硬膜外腔压迫脑血管，引起一过性脑缺血、缺氧发生晕厥。中医对晕厥的认识有虚实之分，一般以实证为多见。痰浊、气逆、血瘀常为引发晕厥的主要原因。本案患者形体肥胖，夜间鼾声重，舌苔厚腻为痰盛表现；颜面、口唇暗、舌下静脉怒张、脉涩为血瘀见症；舌红且以尖边红甚、苔黄、夜梦多为痰瘀化热，内扰心神所致。由此可见，痰瘀为其主要矛盾，痰瘀阻塞气机，气机紊乱，升降失常，上逆作咳；肺为相傅之官，主治节，助心行血。肺气拂逆，气机郁闭，治节失常，进一步加重血脉痹阻，以致脑络失养，而出现短暂性缺血、缺氧。就痰与瘀的关系来说，多因痰致瘀。瘀久又可生痰，痰瘀互结，既易化热化火，更易加重气机逆乱，升降失常。本案在治疗过程中始终抓住痰、瘀、热三个关键因素，应用黄连温胆汤合千缗汤剔痰泄热；香附、石菖蒲、郁金调畅气机、宣窍醒脑；土鳖虫、地龙、赤芍等破瘀通络，扩张血管，改善微循环，有助于解除脑缺血、缺氧。故患者服药后晕厥症状未再出现，诸症亦随之解除，疗效十分显著。

　　另一方面，本患者虽患血管神经源性晕厥、中度暂停呼吸综合征、高脂血症等多种疾患，但从中医辨证角度分析，均与痰瘀、气郁密切相关，本着"异病同治"的原则，从治痰、治瘀、治气入手，实现了"异病同治"，充分显示了中医理论的实用性和科学性。

例二：杨某，女，46 岁。2001 年 5 月 16 日初诊。

　　患者胃脘疼痛多年，以胀痛为主，进食后明显不适，伴胃脘灼热、嘈杂、嗳气、口苦口干、烦躁难寐。胃镜检查提示胆汁反流性胃炎。舌质红暗而嫩，舌苔黄腻，中间偏厚，脉象细弦滑近数，两关脉弦。证属痰热内郁，胆胃失和。治宜清化痰热、利胆和胃，方用黄连温胆汤加减：黄连6g，法半夏10g，陈皮10g，茯苓15g，竹茹10g，生甘草10g，生姜3片，大枣6枚，旋覆花10g（包煎），代赭石20g，煅瓦楞子30g，川楝子30g，麦门冬30g。7剂，每日1剂。

二诊：患者服药后胃脘胀痛缓解，诸症有不同程度的改善，两关脉弦也见缓和，原方续服14剂，每日1剂。

三诊：上述诸症已基本消除，睡眠亦安，厚腻苔已去，仍以黄连温胆汤加减继续调理。

按：胆汁反流性胃炎属中医胃痛、嘈杂范畴。肝与胆互为表里。肝为刚脏，性喜调达，若疏泄失常，则影响胆汁的分泌与排泄，肝气挟胆汁横逆犯胃。胆与胃之关系亦非常密切，胃纳水谷，清浊混居，唯得胆气升发，清阳得升，津液输于脾，浊阴即降。对后天而言，此可谓至关重要之环节。故有"凡十一脏取决于胆"之说。胆为六腑之一，以降为顺，以通为用，若六腑不通，浊邪壅于中焦，则易变生他证。木体在五行之中，以温为常。胆之实证，多有火热之患，胆气调则复归于温和之气，而无冲逆之苦。

胆汁反流性胃炎多为自主神经功能失调及幽门括约肌舒缩功能障碍引起，多伴有胃窦部炎症。胃镜下多见黏膜充血，黏液较多，胆汁反流，壅留胃底，瘀留液多等病理表现，符合中医痰热郁遏的病机，故黄连温胆汤为其首选方。本案在黄连温胆汤清化痰热的基础上，又配伍旋覆花、代赭石降逆以平冲，解除胆汁反流，横逆犯胃之苦。重用川楝子苦寒泄热，治肝气横逆，胆火炽盛之证。其与瓦楞子同用，有良好的止痛、制酸及消除胃脘嘈杂的作用。热郁日久，易伤胃阴，阴液不足，胃失濡养，进一步影响胃气和降，故重用麦门冬清胃热、滋胃阴，以助胆胃通降功能之正常调节。由于理法方药合理，因而收效显著。

例三： 江某，女，38 岁。1998 年 11 月 6 日初诊。

患者性格内向，情志抑郁，平素多愁善感，半年前因家事不顺，终日啼哭，惊恐不安，恶闻杂音，常感脑鸣蝉叫，夜寐不安，甚则彻夜难寐，胃纳不馨，脘腹饱胀。二便尚调，面色青暗，口唇暗红，舌质红暗，舌苔厚腻黄白相兼，脉细涩，左关脉细弦。发病后在当地就医，服用中西药效果不佳，精神科对症治疗后症状略有改善，但不能稳定病情，遂来诊治。证属情志致病，气机失常，气血紊乱，气郁生痰，郁而化热。治宜清化痰热、调气化瘀。方用黄连温胆汤合越鞠丸加减：黄连 6g，法半夏 10g，茯苓 15g，陈皮 10g，竹茹 10g，枳实 10g，生甘草 6g，川芎 10g，苍术 10g，香附 10g，炒栀子 10g，神曲 10g，桃仁 10g，红花 6g，薄荷 10g（后下），荆芥 10g。7 剂，水煎服，每日 1 剂。

二诊：患者服药后睡眠有改善，能入睡 5 小时左右，情绪较稳定，郁闷症状明显减轻，厚腻苔略有减少，原方再加石菖蒲 10g，郁金 15g，续服 14 剂。

三诊：患者情绪已趋稳定，精神症状基本消除，每晚能入睡 6～7 小时，人际交往逐渐增加，笑容随时呈现，面色、口唇由暗转红润，舌苔薄白微黄腻，脉细略弦，仍以原方加减调理善后。处方：川黄连 6g，法半夏 10g，白茯苓 15g，广陈皮 10g，炙甘草 10g，竹茹 10g，枳实 10g，淮小麦 30g，合欢皮 30g，丹参 15g，薄荷 10g，神曲 10g。30 剂，水煎服，每日 1 剂。

半年后患者携家人前来道谢，诉停药后病情稳定，一切如常，且性情渐趋开朗，家庭和谐。

按： 本案类似西医抑郁症表现，属中医学郁病范畴。郁病由精神因素引起，以气机郁滞为基本病变，中医药治疗有较好优势。气机郁滞所引起的气郁症状，如精神抑郁、情绪不宁、胸胁胀满疼痛等，为郁病的各种证型所共有，是郁病的证候特征。在气郁的基础上继发其他郁滞，则出现相应的症状，如血郁、火郁、食郁、湿郁、痰郁等。本案患者由于忧愁思虑、精神紧张，以致"思伤脾""肝失条达"而肝脾气郁，疏泄失常，脾失健运，不能运化水湿，水湿内聚，凝为痰浊，形成气郁痰阻之证。气为血帅，气行则血行，气滞则血瘀，又易形成血郁。气、痰、瘀日久不散，易出现化热、化火，是为火郁。从本案证候表现分析，气郁、血瘀、痰郁、火郁相互重叠交叉，是典型的郁病证候。郁病的治疗，重在理气开郁、调畅气机、怡情易性。正如清·费伯雄《医方论·越鞠丸》方解中说："凡郁病必先气病，气得流通，郁于何有？"郁病实证，首应理气开郁，然后再根据兼证，分别采用活血、祛痰、泄热（火）等法。本案熔清化痰热、疏畅气机、活血行瘀、健运脾胃治法于一炉，泛治诸郁症状，临床疗效显著。处方用药中，还根据《素问·六元正纪大论》"火郁发之"治火理论，应用薄荷与荆芥以解郁散火、疏导泄热，从而使郁热或郁火迅速透解。临床实践证明，对于火郁或热郁证在"直折其火"的同时，注意散热透发药之应用，常能获得迅速解除"火郁"的效果，以免过用苦寒药物，发生冰伏其邪，损伤脾胃，贻误病情的不良后果。

例四：刘某，男，46 岁。1989 年 5 月 21 日初诊。

患者不分昼夜，时时欲睡，呼之即醒，醒后复睡，不能自主。发作时自己力求保持清醒，但 1 ～ 2 分钟就进入梦乡，发作时间从几分钟到 1 个小时以上不等，醒后头脑清醒。嗜睡已历时半年余，经中西药治疗效果不佳。患者形体肥胖，夜间睡眠不安，性格内向，胸闷躁烦，易与人发生争执，口苦口黏，睡眠时口角流涎，鼾声频作，舌质偏红暗，苔白黄厚腻，脉象弦滑。证属多寐证。由痰浊内阻，阳气郁闭，阴阳失衡，浊阴上逆神明所致。治宜祛痰化浊、平衡阴阳、降浊醒神。方用黄连温胆汤合菖蒲郁金汤加减：法半夏 10g，茯苓 15g，陈皮 15g，竹茹 10g，枳实 15g，生甘草 6g，生姜 10g，黄连 6g, 石菖蒲 15g, 郁金 30g, 桂枝 10g, 薤白 10g。7 剂, 水煎服, 每日 1 剂。

二诊: 患者服药 7 剂, 嗜睡次数减少三分之一, 有时能自主控制入睡, 自觉身体较服药前轻松, 厚腻苔略有减少, 效不更方, 原方续服 14 剂, 再复诊。

三诊: 嗜睡症状已基本控制, 夜间睡眠良好, 胸闷躁烦已除, 厚腻苔已减五分之四, 脉象细弦滑, 仍以黄连温胆汤加减调理以巩固疗效, 并嘱加强锻炼, 减轻体重, 饮食结构合理适度, 以控制嗜睡症状的反复。

按: 多寐证, 与西医嗜睡病相似, 是一种睡眠紊乱症。西医研究发现, 日间嗜睡和抑郁症、肥胖或新陈代谢等因素有极为密切的关系。《灵枢·寒热病》指出: "阳气盛则瞋目, 阴气盛则瞑目。" 说明嗜睡症的病理主要在于阴阳平衡失调, 气机调节紊乱。嗜睡症有虚实之分, 虚者多为阳气不足, 实者多为痰浊内阻。阳气郁遏, 清阳不升, 浊阴不降, 上逆犯脑, 清窍被蒙, 阴阳气血紊乱, 致使神明自主功能失常, 而呈昏乱状态。治疗重在祛痰降浊宣窍, 以恢复阴阳气血的平衡。痰清浊降, 气血调和, 阴阳平衡, 嗜睡之症自然解除。

患者除日间表现嗜睡症状之外, 还兼见夜间睡眠不安, 躁烦口苦, 舌红苔黄, 显然因痰浊郁久, 由气及血, 故患者还兼见瘀血征象, 舌暗为瘀血特征性表现。由于痰瘀互结, 而现化热症状。黄连温胆汤实为其首选方。中医强调 "异病同治", "不在病名上求枝叶, 而在病机上求根本", 这是中医的诊疗特色。黄连温胆汤的核心定位, 是主治 "痰热" 证候, "清化痰热" 是其基本功能。由于 "不寐" 和 "多寐" 都可因 "痰热" 内扰神明所引起, 这是黄连温胆汤既可治 "不寐", 也可治 "多寐" 的缘故。方中配合石菖蒲、郁金, 并重用郁金, 目的在于祛痰开郁以醒神 (脑)。郁金辛开苦降, 芳香宣达, 既能入气分以行气解郁, 又能入血分以凉血破瘀, 为血中之气药。郁金主含挥发油，高温煎煮易于挥发，故用量宜大。桂枝辛能通、温能散，故可使寒邪解、痰浊消、瘀血散，而阳气通矣。薤白有通阳散结、利窍泄滞之功用，其与桂枝相配，进一步加大了通阳、利窍、理气开闭之功。

凉膈散的临床运用

凉膈散，出自《太平惠民和剂局方》，由连翘、大黄、芒硝、生甘草、栀子、竹叶、薄荷、黄芩等药物组成，共为粗末，每服 6g，水 1 盏，加竹叶 7 片、蜜少许，煎至七分，去渣，饭后温服。得利下则停服。方中重用连翘为君药，其味苦性微寒，入肺、心二经，具有升浮宣散之力，善清上焦、心肺郁结之热；栀子、竹叶均入心、肺二经，均具清热除烦之功；薄荷味辛性凉，气味俱薄，入肺、肝二经，能清内行气、散外透邪；黄芩味苦性寒，入肺、脾、胆经，长于清泄肺热。大黄、芒硝、生甘草组成调胃承气汤，在《伤寒论》中主治燥实在下而无痞满之证，本方则取其通便泄热之功。综观本方，具有轻清宣透、清热解毒、通便泻火之功用，《太平惠民和剂局方》谓本方能"治大人、小儿脏腑积热，烦躁多渴，面热头昏，唇焦咽燥，舌肿喉闭，目赤鼻衄，颔颊结硬，口舌生疮，痰实不利，涕唾稠黏，睡卧不宁，谵语狂妄，肠胃燥涩，便溺秘结一切风壅，并宜服之"。

根据本方的组方特点及长期的临床实践，洪广祥教授认为本方是一个"清上泻下"的好方子，而重在"清上""泻下"是为清上而设，全方贯穿了《素问·至真要大论》"热者寒之"和《素问·六元正纪大论》"火郁发之"的指导原则，既有苦寒泄热，又有辛凉疏散，实现轻清宣透、清热泻火以达"清上泻下"表里同治、双向调节的目的，体现了中医治外感热病的特色和优势。该方可用于各种感染性疾病，以及迁延难愈邪热内郁之内科杂症，临床疗效显著。该方的组方特点值得重视。

典型病案

例一：咽痛

患者某，女，34 岁。2009 年 4 月 13 日初诊。

患者有支气管扩张病史 15 年。近 2 天出现咽痛咽干，吞咽困难，口干喜凉饮，咽痒则咳，咯黄黏痰，每日 10 余口，唇红，牙龈肿痛，大便正常，舌质红暗、苔黄腻，脉细弦滑，右寸浮数。查体：咽部充血明显，滤泡大片。西医诊断：急性上呼吸道感染；中医诊断：咽痛（邪热内蕴证）。治予：宣肺、泄热、解毒为法。方用：凉膈散合麻杏甘石汤加减。药用：连翘 15g，大黄 10g（后下），生栀子 10g，薄荷 10g（后下），黄芩 10g，竹叶 6g，生麻黄 10g，杏仁 10g，生石膏 30g（打碎、先煎），生甘草 10g，金银花 20g，芦根 30g。7 剂，水煎服，每日 1 剂。

复诊：服药后大便次数增多，每日 3 ～ 4 次，但 3 剂后逐步减少至正常，服药 4 剂咽痛若失，黄痰减少。

按：咽喉乃肺系所属，与足阳明胃经、足厥阴肝经、足少阴肾经在经脉上有密切联系，因此咽痛产生的原因较多。本例患者素有支气管扩张，素体阴虚燥热，复感外邪，热郁咽中而致咽痛突出，《太平惠民和剂局方》明确提出可用凉膈散治疗。加用金银花、芦根以增强清热解毒作用，合用麻杏甘石汤清肺化痰止咳，其中生麻黄、杏仁，不仅能增强其宣透之力，而且还能防过用寒凉之品而致邪气被遏。为防过度泻下，影响病人的依从性，洪广祥教授临证应用本方时多去芒硝。

例二：失眠

患者某，女，37 岁。2009 年 7 月 27 日首诊。

患者自幼有哮喘病史，近半年来夜寐甚差，每日睡 3 ～ 5 小时，有时彻夜难眠，口干口苦，多饮易饥，胸闷憋气，情绪易躁易怒，便干溲黄，小便灼热感，舌边尖红暗、苔黄腻，左关脉偏弦大、右关弦滑、左寸旺、右寸偏细数。西医诊断：神经官能症。中医诊断：失眠（心肝火旺，痰热内扰证）。治予：清心泄热化痰、镇肝宁神定志为法。方用：凉膈散合黄连温胆汤加减，药用：连翘 15g，大黄 10g（后下），生栀子 10g，薄荷 10g（后下），黄芩 10g，淡竹叶 6g，生甘草 6g，黄连 6g，陈皮 10g，法半夏 10g，茯神 10g，枳实 10g，竹茹 10g，酸枣仁 30g，珍珠母 30g（先煎），生龙齿 20g（先煎）。7 剂，水煎服，每日 1 剂。

复诊：服药 1 剂即烦躁缓解，睡眠改善，现每日能入睡 7 小时，唯梦多易醒，大便通畅，每日 1～3 次，舌红苔腻减轻，脉细显现。现患者邪热已清，改以益气护卫、涤痰行瘀为法继续治疗哮喘，方用益气护卫汤合蠲哮汤（经验方）。药用：生黄芪、防风、白术、仙茅、淫羊藿、桂枝、白芍、生姜、大枣、生甘草、葶苈子、陈皮、青皮、鬼箭羽、牡荆子等。治疗近 2 个月，哮喘未发，睡眠正常。

按：不寐亦称"失眠"或"不得眠""不得卧""目不瞑"，是指以经常不能获得正常睡眠为特征的一种病症。洪广祥教授认为"阴阳失和，阳不入阴"为本病的总病机。本例为哮病患者，气阳虚弱、痰瘀伏肺为哮病的基本病机，可见舌暗、苔腻、脉细等。患者情志不遂、气郁化火，或饮食辛辣厚味，或邪郁化热等可使患者出现阶段性"痰火扰乱、心神不宁"而出现失眠。左关脉弦大为肝火旺，舌尖红、左寸脉旺为心火内炽之象，右关脉滑为痰浊内盛之候，口干苦、便干溲黄、苔黄为一派积热内盛之症，故本病例属心肝火盛、痰热内扰之证。方用凉膈散清泄心、肝之火，合用黄连温胆汤清化痰热，加用酸枣仁、珍珠母、生龙齿镇静安神。

例三：口臭

患者某，女，35 岁。2009 年 10 月 12 日首诊。

患者两个月来自觉口臭，食煎炸、辛辣之品后明显，心情不佳时也突出，口干口苦，时有咽痛，烦躁易怒，睡眠欠佳，大便偏干结，小便黄，舌质红暗、苔白黄厚腻，脉弦滑偏数，尤以左关、右关为明显。诊断：口臭（痰热内蕴证）。治予：清宣透热，化痰祛瘀。方用凉膈散合小陷胸汤加减。药用：连翘 15g，大黄 10g（后下），黄芩 10g，生栀子 10g，薄荷 6g（后下），生甘草 6g，法半夏 10g，黄连 6g，全瓜蒌 20g，柴胡 10g，川楝子 10g，牡丹皮 10g，赤芍 10g。7 剂，水煎服，每日 1 剂。

二诊：大小便通畅，诸症好转。上方稍增减，继服 6 剂而愈。

按：《中医内科学》没有口臭病名，但临床以此为主诉来诊者不少。一般认为胃中（湿）热是本病最主要病机。现代人生活节奏快，工作压力大，加上失眠、熬夜、饮食辛辣厚味等，容易产生过多吲哚、硫化氢等代谢产物，释放臭气。本例患者痰热内蕴征象突出，浊阴不降反升则口臭，热盛津伤则便秘溺赤，热壅于喉则咽痛，兼夹舌暗、苔厚腻、左右关脉弦滑数等痰阻血瘀之证，故治以凉膈散清泄郁热、荡涤肠胃，合用小陷胸汤清化痰热，加用北柴胡、川楝子、牡丹皮、赤芍调畅气血，方证合拍，效如桴鼓。洪广祥教授认为本方主治应为邪郁在上的实热证，其证候特征可概括以下两个方面：一为郁热征象突出，如烦热口渴、得冷则舒、便结尿黄、舌红苔黄脉数等；二为病位在上或病势上行，如咽痛、目赤、头昏、面红等。临证时可合用黄连温胆汤或小陷胸汤清化痰热；合用麦门冬汤以防治热甚伤阴。

例四：多汗证

患者某，男，67 岁。2008 年 6 月 12 日初诊。

患者有慢性阻塞性肺疾病病史 10 余年，高血压病史 5 年。近 1 个月为汗多苦恼，稍动则汗出湿衣，饮热更甚，盗汗寐差，伴脸色泛红、口干苦但不多饮，稍咳痰少，动则气促，舌质红暗、苔白黄腻，双脉弦滑为主体脉，兼细数。诊断：汗证（痰热郁遏证）。治宜泄热化痰、清肝敛汗去标实。方用：凉膈散合温胆汤加减。药用：连翘 15g，大黄 6g（后下），黄芩 10g，生栀子 10g，薄荷 10g（后下），竹叶 6g，生甘草 6g，陈皮 10g，法半夏 10g，枳实 10g，竹茹 10g，龙胆草 6g，珍珠母 20g（先煎），凤凰衣 6g，生牡蛎 15g（先煎），浮小麦 30g。7 剂，水煎服，每日 1 剂。

二诊：汗出大减，仅见头颈汗出、头面烘热。继予清肝泄热化痰为治，方以丹栀四逆散合黄连温胆汤加荆芥、薄荷调治而愈。

按：汗是津液的组成部分，由阳气蒸化阴津而成。正常的出汗有调和营卫、滋润皮肤等作用，但汗出过多则属异常。一般认为，自汗属阳虚；盗汗则常责之于阴虚。但洪广祥教授认为临床上多汗属内热郁蒸者不少，若应用凉膈散治疗，多能取效。本病例的特点在于患者素有肺胀病史。洪广祥教授认为宗气不足，痰瘀阻肺为肺胀的基本病理特征，从而出现"寒、热、虚、实"共存的局面，这也是慢性疾病、疑难病症及危重症患者常见的病理特点。临证时关键在于抓住疾病的主要矛盾，脸色泛红、口干苦、舌红苔黄、脉弦滑等均为内热炽盛之象，是导致汗出的根本原因，也是本病现阶段的主要矛盾，故可用凉膈散治疗。合用温胆汤清化痰热，加用龙胆草、生栀子、珍珠母、生牡蛎等以清肝泻火，增强清泄里热之作用，故疗效显著。

论治"血饮"

血饮之名，是洪广祥教授依据临床抽出的血性胸腔积液而提出的病名，当属广义痰饮的范畴，然被后世奉为痰饮分类准绳的《金匮要略》却未涉及此病。遍阅有关痰饮内容的中医古籍，所见不外乎痰饮、悬饮、溢饮、支饮以及伏饮、留饮之属。由此可见，古人对痰饮的认识，是从其停留的部位、时间及其相关的临床表现来分类的。由于受到当时医疗条件和诊察手段的限制，不可能对积液有直观的认识。推而广之，血性腹水以及其他体腔内的血性积液亦当属血饮之类。

中医学认为，痰饮是体内水饮代谢异常，停积于体内某些部位而形成的病证，在病机上主要责之于肺、脾、肾三脏功能失调，致水液不循常道，停积于体腔内。血饮既不同于传统的痰饮概念，又与其有相似之处，除了水液不循常道，停积于体腔外，最主要的是体内血络受损，血液不循常道，溢于体腔，与水液相混而成，或为纯血停积。造成血络受损的原因，不外乎瘀血、恶血内阻，血不循经，渗于体内，留积为血饮。前人亦有"血不利则为水"之说或因跌仆损伤，脏器破裂，血停于内。内科临床所见，主要是指前者，如血性胸水，常见于肺、胸膜以及纵隔的恶性肿瘤。此外，肺栓塞、心肌梗死亦可伴血性胸水。血性腹水则常见于腹腔内肿瘤、肝硬化自发性破裂出血以及腹腔内异位静脉曲张破裂出血等。

瘀血、恶血内阻不仅是血不归经，血溢脉外的原因，且因"血不利则为水"，故血饮中水液的产生亦多由瘀血、恶血内阻所致。因此，洪广祥教授强调，治疗血饮当重视化瘀滞、和血络，以行水饮。

典型病案

例一：杨某，女，78 岁，退休工人。

患者因咳嗽痰血、右侧胸痛伴呼吸困难 7 个月入院。入院前已确诊为右肺低分化腺癌、恶性胸腔积液，本次入院为改善呼吸困难。入院第二天行常规胸穿，抽出淡红色胸水约 1120mL，抽水后呼吸困难明显减轻，见咳嗽，痰中带血、量不多，面浮肿，饮食、二便如常，舌暗淡、苔薄白腻，脉沉细弦滑。洪广祥教授认为，此血饮乃因肺部肿瘤所致，面浮肿为饮邪迫肺之象。恶性肿瘤属"死血""恶血"范畴，与一般瘀血概念不同；"血饮"为血液渗出所致，故治疗应立足于治血，而活血化瘀易致动血，故此证属难治。恶血、死血当散之，散血以治水，散血又当以温阳散血，应选阳和汤为基础方。癌症晚期的治疗，当立足于扶正抗癌，扶正重在脾胃，采用健脾理气为法，方选六君子汤。两方合用，共奏温阳散血、健脾行水之效。处方如下：熟地 15g，鹿角霜 20g，生麻黄 10g，白芥子 15g（包），炮姜 10g，肉桂 6g，党参 30g，茯苓 20g，法半夏 10g，陈皮 10g，白术 10g，炙甘草 10g。配合普鲁卡因青霉素 80 万单位肌注，每日 2 次；止血敏，每日 3g，静脉点滴。3 天后咳嗽、痰血已止，呼吸困难不明显。继服上方 1 周，胸水增长不明显，一般情况较好，带药出院。

例二：宗某，男，74 岁，退休干部。

患者因慢性咳嗽 30 余年、憋气半年伴声嘶月余入院。入院时体检：体温 36.5℃，脉搏 92 次 / 分，呼吸 21 次 / 分，血压 105/60mmHg。慢性重病面容，形体消瘦，左锁骨上窝及右颈部均触及多个大小不等的淋巴结，有压痛，活动度差，有右侧胸腔积液体征。B 超及肺部 CT 均示：左侧胸腔中量积液。入院后行胸腔穿刺术，抽出血性胸水 240mL 送检，胸水中发现腺癌细胞，诊断为肺腺癌并恶性胸腔积液。患者症见：咳嗽，咯痰白黏，不易咳出，声音嘶哑，气憋，动则尤甚，纳差，低热，精神差，二便平，舌红暗、苔薄白，脉弦滑。洪广祥教授认为，此属肺癌晚期，形衰气弱，阴虚血瘀，水饮内热，形成了患者以整体虚、局部实的病理状态，单纯攻邪则体虚不任其伐，一味补虚又有闭门留寇之嫌，必在扶正的基础上兼攻邪气，方可奏效，处方如下：生黄芪 30g，北沙参 20g，麦冬 15g，五味子 10g，石斛 15g，白术 10g，怀山药 15g，茯苓 15g，薏苡仁 20g，扁豆 20g，白蔻仁 10g，陈皮 10g，佩兰 10g（后下），鳖甲 15g（先煎），生山楂 30g，赤芍 15g，玄参 15g，地骨皮 30g。5剂。上方在益气养阴泄热方中加入鳖甲、生山楂、赤芍、玄参，意在活血化瘀以行水，减少血饮的生成或使血饮消除。患者服用上方后，咳嗽有力，痰易咯出，声音嘶哑明显改善，胸闷、口渴明显减轻，血象恢复正常，胸水增长速度减慢。

皂荚丸在肺系病中的运用

《金匮要略·肺痿肺痈咳嗽上气病脉证治》载："咳逆上气，时时吐浊，但坐不得眠，皂荚丸主之。"皂荚丸由皂荚、蜜、枣膏组成。现今临床上很少单独应用，而且对其疗效评价也缺少文献报道，因此注意重视对经典方的发掘和研究，实现在继承的基础上创新，是当代中医临床工作者必须重视的问题。洪广祥教授在肺系病症的临床研究过程中，发现《金匮要略》皂荚丸方在辨证准确、加减得法的前提下，不仅疗效甚佳，而且有着较广的适用范围。

一、皂荚丸方的适应证

从"咳逆上气，时时吐浊，但坐不得眠"的简短描述来看，其主要适应证是咳嗽喘息，胸部憋闷，痰多黏稠如胶，咳唾不爽，但坐不得卧，大便难，苔腻及脉滑等，属于"痰浊壅肺"的咳喘实证。由于痰浊壅塞，气道不利，肺失肃降，故"咳逆上气"；肺中稠痰随"上气"而出，故"时时吐浊"；由于痰浊壅盛，虽"吐"而咳逆喘满依然不减，卧则气逆更甚，所以"但坐不得眠"。上述以"咳、痰、喘"为中心的症状，在慢性阻塞性肺病中最为常见。对慢阻肺住院病人的症状分析，咳嗽、喘息分别占94.9%和74.9%；咯脓痰占66.8%，量多于50mL者占48.4%，喘不得卧者占68.7%。由于本病患者不仅具有明显的气流阻塞特征，且伴有不同程度的气道高反应性，所以"咳逆上气""但坐不得眠"的症状非常突出，同时本病患者气道产生大量黏液分泌物，加之排痰不畅，痰液潴留，又易出现继发感染，更使症状难以缓解。

洪广祥教授认为，《金匮要略》皂荚丸方的中心主症，应定位在"浊"痰这个关键症状上，"浊"痰是引起"咳逆上气"的主要原因。由于浊痰壅肺，肺失清肃，而"咳逆上气""但坐不得眠"。又因浊痰壅盛，且痰液黏稠难出，形成"顽痰胶固"，阻塞气道，促使气道阻力加大，通气障碍加重，病者虽"时时吐浊"，亦难以使"咳逆上气"症状缓解。因此，在治疗上必须加大"涤痰"的力度，而达到痰去则喘咳自止的目的。

二、皂荚丸方的择药背景

根据"咳逆上气，时时吐浊，但坐不得眠"的临床表现，显然属于"痰浊壅肺"，肺失肃降所致，此阶段如果应用咳嗽上气病中的射干麻黄汤之类温肺化痰（饮）、降逆平喘已是方不对证，病重药轻了。因此，仲景选用宣壅导滞、利窍涤痰、药力峻猛的皂荚。为缓和其峻烈之性，故将皂荚酥炙蜜丸，枣膏调服以顾护脾胃，达到痰除而不伤正。正如徐灵胎所云："稠痰黏肺，不能清涤，非此不可。"《经方实验录》也强调指出："夫甘遂之破水饮，葶苈之泻肺胀，与皂荚之消胶痰，可称鼎足而三。唯近人不察，恒视若鸩毒，弃良药而不用，伊谁之过矣？"再次肯定皂荚清涤胶痰的重要功用。皂荚始载于《神农本草经》，为豆科植物皂荚的果实或不育果实，前者称皂荚，后者称猪牙皂。以肥厚、色紫褐者为佳。该药味辛、咸，性温，有毒，归肺、肝、胃、大肠经，能开壅塞之肺气，软化稠厚之顽痰，用于顽痰壅塞，喘咳气急之症。尤其对咳喘痰多、胸满气急、难以平卧之肺实证有很好的效果。现代药理研究也证明，皂荚有良好的祛痰作用，特别是在给药后第一小时为最强，说明其有一定的速效作用。皂荚中所含的皂苷能刺激胃黏膜，反射性地促进呼吸道黏液分泌，从而产生祛痰作用。

三、皂荚的毒副作用

皂荚有溶血作用，但高等动物一般对其吸收很少，故口服并无溶血毒性，而主要表现为局部黏膜刺激作用，但如果服用量过大，或有胃肠黏膜损伤，则可产生溶血和其他组织细胞毒作用。特别是中枢神经系统，可致先痉挛后麻痹，最后呼吸衰竭而死亡。国内曾有因服大剂量皂角煎剂（200g，混老醋一杯）而中毒死亡的报道。洪广祥教授在临床上应用皂荚多年，从未发现有何副作用，常用量控制在6g，入煎剂，儿童和成年人用量相当。这里洪广祥教授想推荐《妇人良方》中的千缗汤，该方是从《金匮要略》皂荚丸方演化而来，有继承创新的寓意，临床使用有较好的疗效。该方由皂荚、半夏、甘草、生姜组成，主治"痰喘不能卧"和"风痰壅盛喘急，日夜不得卧，人扶而坐者"。认为方中"甘草能益脾，皂荚能去垢，半夏能破逆，曰千缗者，重其效也"。同时，生姜和甘草具有"解毒""和中"的作用，能更好地体现《金匮要略》皂荚丸方除痰而不伤正的特点。

四、皂荚在肺系病中的应用

皂荚丸的病机重点是"痰浊壅肺"。其症状特点是：咳喘痰多，痰黏稠成块，咯吐不爽，虽频吐稠痰而咳喘仍毫无缓解之势。皂荚味辛而咸，辛以散结，咸以软坚，能宣壅导滞、利窍涤痰。又皂荚质润多油，有润肠通便之效，可使浊痰从大肠而去。所以临床在严格辨证、合理配方的前提下，可广泛用于肺系病中。

慢性阻塞性肺疾病：本病在急性发作期，以合并感染为主要矛盾。由于气道黏液分泌亢进，痰量增多，且多数患者排痰不畅，使痰液更加稠厚胶黏，甚至形成黏液栓子，进一步加重壅塞，致使"咳逆上气""但坐不得眠"的症状难以缓解，且有痰壅气闭的危险。这时必须用刺激性的祛痰药，加大涤痰的力度，以解除气道的壅塞。常用的组方思路是以千缗汤合礞石滚痰丸为基础，作为"涤痰"的基本方药，取名为宣壅导痰汤，由皂荚6g，法半夏10g，生姜10g，生甘草10g，礞石20g，沉香木10g（入煎），黄芩10g，大黄10g组成。应用本方的时机，主要定位在痰液稠厚胶黏，"时时吐浊"伴见痰郁化热的阶段。若无明显痰郁化热的征象，仅是浊痰胶黏，可在辨证基础上，合用千缗汤（皂荚、法半夏、生姜、甘草），常可收到相得益彰的效果。

支气管哮喘：哮喘迁延或哮喘持续状态，由于呼吸喘急，气津耗散，痰液黏稠难出，甚至"痰栓"形成，致使哮喘不易缓解，尤其是儿童和老年哮喘患者更为多见。在临床上病人常说，如能使痰液轻松咯出，哮喘症状就可明显改善。由此可见治痰平喘的重要性。常用治哮喘的经验方蠲哮汤（葶苈子、青皮、陈皮、牡荆子、槟榔、大黄、生姜等）与千缗汤或合礞石滚痰丸同时应用，平喘效果非常明显。患者服药后大便随之通畅，咯痰顺畅，哮喘随之缓解。儿童服药后粪便中常夹有痰状黏液，3 日后逐渐消失，反证了"肺与大肠相表里"理论的科学性和实用性，临床上值得重视。

支气管扩张症：本病为慢性化脓性炎症，患者常年持续咯吐黄脓痰，当出现急性感染时，不仅"时时吐浊"，且痰液胶黏程度日渐加重，虽经反复、大量使用抗生素，有时感染症状仍难以控制，甚至"咳逆上气"症状不断加剧。根据"有脓必排"的理论，加大排痰祛"浊"的力度，这对控制肺部感染，改善咳喘症状，有着极为重要的临床意义。常以《金匮要略》治肠痈的薏苡附子败酱散、大黄牡丹皮汤和宣壅导痰汤加减，用于治疗"浊"痰壅肺，"时时吐浊"的支气管扩张症排痰不畅。其用药为：薏苡仁 30g，熟附子 10g，败酱草 15～20g，丹皮 10g，冬瓜仁 30g，大黄 10g，桃仁 10g，皂荚 6g，法半夏 10g，生姜 10g，生甘草 10g，礞石 20g，黄芩 10g，沉香木 10g 等。服药后多数病人黏稠胶痰稀释，较易排出，痰量先多后少，"咳逆上气"症状随之改善，肺部啰音亦随之减少。由于痰液黏稠度减轻，排痰较通畅，肺部感染逐渐控制，因而也在某种程度上使西药抗生素的抗炎作用得到有效提高。

典型病案

刘某，男，66 岁。

患者反复咳嗽 20 年，多次住院确诊为慢性阻塞性肺疾病。本次发病因咳喘症状较重，而入省某医院住院，经抗感染、对症、支持治疗，患者症状改善不甚明显，且有加重趋势。于 1994 年 11 月 19 日会诊时见喘促甚急，憋气欲死，张口抬肩，呼长吸短，喉中痰鸣如拽锯，汗湿衣被，不能平卧，每咯出黄色稠黏状痰则喘憋减轻，双目外突，四肢厥冷，面色潮红，口渴思饮，烦躁，大便干结，舌红暗而苔少，脉细数而弱。查体：肺气肿征象，两肺呼吸音减弱，两下肺可闻及湿啰音及少量细小哮鸣音，心率 124 次 / 分，律齐。血常规：白细胞计数 9.6×10^9/L，中性粒细胞 74%，淋巴细胞 26%。血气分析示：$PaCO_2$65mmHg，$PaO_2$54mmHg，HCO_3^-28.6mmol/L。西医诊断：慢性阻塞性肺疾病合并感染，呼吸衰竭 II 型。中医诊断：肺胀，喘证。辨证为气阴两虚，顽痰阻肺，已显现内闭外脱之危象。治以涤痰开闭、益气救阴、回阳固脱。方用千缗汤、礞石滚痰丸、参附汤合生脉饮加减。药用：皂荚 6g，法半夏 10g，礞石 20g（先煎），沉香木 10g，黄芩 10g，大黄 10g（后下），西洋参 10g，熟附子 10g（先煎），麦门冬 15g，五味子 10g，煅龙牡各 20g（先煎），山萸肉 10g。每日 1 剂，水煎 3 次，每 8 小时服 1 次。另每次加服参茸黑锡丹 1.5g，每日 2 次。连服 3 天。患者服药后，咯出大量黄黏胶痰，总量约 300mL，大便日 3 ～ 4 次，下痰状黏液便多量，随之喘减过半，能平卧而眠，汗出明显减少，诸症改善，效不更方，原方再进 2 剂，喘咳气逆基本缓解，稠黏胶痰消失，大便通畅，每日 1 ～ 2 次，已无痰状黏液粪便，饮食增加，体力改善，遂以验方益气护卫汤合蠲哮汤加减善后调理半月，症状完全缓解出院。

　　按：由于患者"浊"痰壅肺，气道闭塞，肃降失常，故喘促甚急，气憋欲死。汗湿衣被，既是喘甚逼汗外出，又是阳气失固，汗津外泄的危象。汗湿衣被，与四肢厥冷、脉细数而弱同见，是阳气外脱的典型症状。面色潮红，口渴烦躁，舌红苔少，为阳损及阴，阴虚液亏所致。"肺与大肠相表里"，肺气壅塞，腑气不通，故大便干结。"浊"痰郁久化热，邪热郁闭，故痰黄黏稠。由此可见，本病属寒热错杂，虚实互见，既有浊痰壅肺，气道阻塞，肺失肃降，郁而化热的肺实证（上实），又有阳损及阴，阴阳两虚，气阳欲脱的虚衰证（下虚），且已显现"内闭外脱"的危急征象。在本案治疗过程中，必须妥善处理"内闭"与"外脱"的关系，才能实现病情的良性转机。因此在处方用药上，一方面用除痰最猛的皂荚涤痰宣壅，合礞石、沉香以破结软坚、下气坠痰，并伍以化痰除垢、散结消痞的半夏，以加强涤痰除浊之力。再配合黄芩、大黄上清肺热、下通腑气，以解除肺气郁闭。诸药合用，可达到泻实除壅、利气平喘的目的。另一方面，用参附汤合生脉散，以益气养阴、护阳固脱，并配合山萸肉、牡蛎以加大固脱之力度。黑锡丹为温降镇摄救急之品，可起到温补元阳，以治下虚之本，降逆坠痰以治上实之标的作用，是一种补虚泻实、降逆定喘，具有急救功效的传统中成药。本案取得迅速平喘的效果，与黑锡丹救脱平喘的功效是分不开的。

泻心汤的临床运用

泻心汤（《金匮要略》）又称大黄黄连泻心汤，是一首清泻实火的方剂，仲景为心下痞热及邪火迫血妄行之吐衄而设，历代医家应用颇广，疗效确切。

泻心汤由大黄、黄连、黄芩组成。清热解毒、泻火通腑是其主要功用。凡属实热邪火诸证，如心火吐衄证、湿热黄疸证、三焦积热证（眼目赤肿、口舌生疮、外科疮疡等）均可应用。心胸烦热、痞满、出血、便秘、溲赤、苔黄脉数等为其证治要点。洪广祥教授常应用其治疗上消化道出血、高血压、不眠症、急性胃炎、躁狂型精神病、放射性口腔黏膜炎，以及眼科目赤、皮肤科痤疮等。泻心汤对放射疗法治疗恶性肿瘤可起到减毒增效的作用。

方中三黄均属苦寒泄热之品，对于无形邪热结于胸胃所致的实证痞满、实热证的胃肠病，胃热亢盛，迫血妄行的血证，以及由于胃热亢盛所致的精神神经病证和外科疮疡等均有良效。泻心汤中大黄、黄连、黄芩皆为大苦大寒之药，三药均具有泻火、燥湿、解毒作用。黄芩泻火、燥湿、解毒于上；黄连泻火、燥湿解毒于中；大黄泻火解毒，荡热于下，使三焦炽盛之火热得解，迫血妄行、湿热成毒之证则无由生。本方大苦大寒，泻火解毒作用甚捷，然必是体壮邪实者方可应用。

关于便血、吐血的病机，多数医家认为有火热熏灼、迫血妄行及气虚不摄、血溢脉外两类。正如明·张介宾《景岳全书·血证》所说："血本阴精，不宜动也，而动则为病，血主营气，不宜损也，而损则为病。盖动者多由于火，火盛则逼血妄行；损者多由于气，气伤则血无以存。"洪广祥教授认为，本病病机可用"瘀、热"两字以概之，热从何来？一则，过食辛辣厚味醇酒（包括用药不当）则滋生湿热，湿热内蕴，久而熏灼血络，迫血妄行而致便血、吐血。正如清·叶天士《临证指南医案·吐血》所言："酒热戕胃之类，皆能助火动血。"二则，情志过极则火动于内，气逆于上，迫血妄行而成便血、吐血。瘀由何生？一则邪热蒸灼津血，血结而成瘀；二则离经之血，不能排出体外，留滞体内，蕴久结而为瘀。瘀阻脉络，血不循常道而溢于脉外，亦可致便血、吐血。而瘀血阻滞，气血不行，邪热不散，致热尤甚，如此恶性循环，因热生瘀，由瘀致热，瘀热互结可致出血不止，严重者可危及病人生命。治疗便血、吐血，洪广祥教授主张以清热行瘀为要，盖热清则血静，瘀除则血归脉内，切不可过用收敛止血之品。方选《金匮要略》之泻心汤加味，药选生大黄、黄芩、黄连、三七粉，特别强调方中用大黄，并认为大黄味苦性寒，能"荡除邪热，导瘀下行，平胃下气"，其止血作用符合"祛瘀止血""清热止血""降气止血"之理论。至于大便次数增多一症，不必多虑，便次增多能使"离经之血"早除，从而起到"祛瘀生新，散瘀止血"的目的。黄芩、黄连清热泻火，三七粉活血止血，共达泄热行瘀止血之功。上消化道出血的病人，临床上可见面色不华、神倦懒言、心悸、气短、舌淡、脉细等症，辨证似属脾胃气虚。洪广祥教授认为，此类病人辨证虽似属脾胃气虚，然此多因出血过多所出现的标症。究其脉象，多弦数，审其舌象，舌质虽淡，然其底色多红暗或舌面有瘀斑、瘀点，此乃有热有瘀之明证。故此时辨证当舍症从脉或舍症从舌，其治仍须以清热行瘀为要，热去瘀散之后，再补气生血为妥。如一味补气补血，则实属闭门留寇，切不可过早使用黄土汤、归脾汤之类温补，盖热得温则盛，瘀得补愈壅。经上方治疗，出血一般在 3 天之内能止，大便潜血转阴。善后治疗亦不可过于温补，治当以调和为宜。洪广祥教授认为，便血、吐血之证，可因饮酒过度、嗜食肥甘辛辣之品而耗伤胃阴，亦可由过食生冷食物而耗伤中阳；日久则胃之阴阳失调而出现偏胜，产生偏寒、偏热，终致寒热错杂之证。故教授多用《金匮要略》之半夏泻心汤加味治疗，药选法半夏、黄芩、黄连、干姜、红枣、生甘草、西党参等以调和脾胃之寒热阴阳，加白及以促使溃疡愈合，加蒲公英以清热消疡、补虚泻实。并强调临证时当辨清寒热之多寡，阴阳之盛衰以调整方中寒温药之剂量。

典型病案

例一：杨某，女，20 岁。1988 年 7 月 12 日初诊。

患者颜面部见粟粒或绿豆大小红肿隆起，触感较硬，疼痛明显，局部皮肤灼热，外观发红。经某医院西医皮肤科诊断为痤疮急性炎症型，治疗月余效果不佳。现要求中医药治疗。症见：颜面皮肤痤疮症状如上述，伴胸中烦热，口苦口干，夜寐不安，小便黄赤，大便不畅，舌红苔黄腻，脉象弦滑数。证属心火亢盛，肺胃郁热。治宜清心泻火、凉血解毒。方用泻心汤加味：大黄 15g（后下），黄连 10g，黄芩 10g，玄参 15g，赤芍 15g，千里光 15g。7 剂，水煎服，每日 1 剂。并用上方取药汁浸纱布冷敷局部，每日 2～3 次。

二诊：患者服药 7 剂，配合纱布浸药汁冷敷后，局部症状明显改善，火邪内郁证候亦见减轻。嘱原方隔日 1 剂，7 日为一疗程，连续用 3 个疗程后再复诊。

三诊：患者前后应用泻心汤加味内服、外敷 4 个疗程后颜面痤疮症状已基本消失，邪热证候缓解，无明显不适。停用内服药，每日坚持用千里光 30g 煎水，纱布浸药汁冷敷局部，每日 1～3 次，以巩固疗效。

按：痤疮是一种毛囊皮脂炎症，是青春期常见皮肤病。素体血热偏盛是其发病的内因。本病的发生与心火亢盛，肺胃郁热，血热瘀滞有关。故用泻心汤清热泻火解毒，合玄参、赤芍凉血散瘀，改善血液循环，减少皮脂分泌，促进新陈代谢，有助于痤疮的痊愈和表皮的修复。方中配合千里光清热解毒止痒。千里光为菊科植物千里光的全草，味苦性寒，有清热解毒、清肝明目、祛风燥湿的功能，主治各种急性炎症性疾病。药理研究证实，千里光具有较强的广谱抗菌活性。用量：内服煎汤 15～30g。外用，煎水洗、捣敷或熬膏涂。洪广祥教授常用本品内服、外洗治疗皮肤瘙痒、皮肤湿疹、疮疡，疗效显著。

例二：黄某，男，38 岁。1982 年 11 月 6 日入院。

患者解柏油样大便近 1 周，服西药效果不佳，未能控制出血，要求住院用中医药治疗。

入院后查检大便潜血（+++），当即给予经验用药，大黄粉，每天 3 次，每次 3g，服药 7 天，潜血便仍未能控制。据既往经验，大黄粉对上消化道出血，尤其是对胃及十二指肠溃疡出血止血效果较为满意，慢性胃炎出血的疗效稍逊。究其原因，可能与胃炎的病灶广泛，大黄粉的用量较小，清热消炎之力不足，炎症未能有效控制有关。后经辨证，改用泻心汤（大黄、黄连、黄芩）加味，1 剂后大便潜血由（++）~（+++）转为（±），2 剂后大便潜血完全阴转。连续观察 10 天未见反复而出院。出院前经胃镜检查，诊断为表浅性胃炎、胃黏膜片状出血。

由此可见，对某些上消化道出血，在一般经验用药止血效果不佳的情况下，仍应遵循辨证论治的原则进行辨证用药，以利提高止血效果。根据张景岳，"凡治血证，须知其要，而血动之由，唯火唯气耳"的观点，泻心汤止血符合治火、治气、治血的基本原则。

例三：朱某，女，5 岁。1983 年 3 月 17 日会诊，住院号 82091。

患者重度烧伤（总面积 27%，Ⅱ度 7%，Ⅲ度 20%）合并休克入院。入院后，经西医抢救，休克纠正。后因创面严重感染，引起败血症。继而体温降至 37℃以下，伴神志不清、手足抽搐、血压升高。一周后体温降至 35℃以下，呼吸严重困难，被迫行气管切开术，术后自主呼吸停止，采用呼吸机维持呼吸，同时给氧。烧伤科诊断为低温败血症、中毒性脑病。由于创面感染严重，植入皮片大部分未成活。血常规：白细胞计数 20.4×10^9/L，中性粒细胞 74%，淋巴细胞 26%，中毒性颗粒细胞占 10%。虽经用西药抗感染治疗，但病情未见改善，陷入危境，邀中医科紧急会诊。会诊时，体温下降而血压上升（160/120mmHg），四肢厥冷，神志昏迷，呼吸急促，喉间痰鸣，小便短赤（导尿），大便量少色深，唇舌暗红，舌苔垢腻，脉沉细数。辨证认为，属火毒入心，弥漫于血，闭塞包络，引动肝风，风火夹痰上涌所致。法当泻火凉血解毒、豁痰开窍息风。方用泻心汤合安宫牛黄散加味。处方：黄连 10g，黄芩 10g，大黄 10g（后下），安宫牛黄散 1 支（分 2 次冲服），生栀子 10g，生地黄 15g，赤芍 15g，牡丹皮 10g，紫草 10g，金银花 15g，连翘 15g，郁金 10g，石菖蒲 15g。日服 2 剂，每 6 小时服 1 次，每次 100mL 鼻饲。

二诊（服中药第 4 天）：服上方后，大便次数增多（最多日达 9 次），血压（100～116）/60mmHg，抽搐停止，病情大见好转，守上方再进 3 剂，改为每日 1 剂，服法同上。

三诊（服中药第 7 天）：体温、血压均正常，已停止使用机械呼吸器，自主呼吸恢复良好，处于醒状昏迷，会眨眼，痛、触觉仍较迟钝，喉间仍有痰鸣，每日大便 3～5 次，粪色转黄，舌红苔薄白，脉细数。血常规：白细胞计数 8.5×10^9/L，中性粒颗细胞 74%，中毒性粒细胞占 6%，病情明显改善，仍守上方加强其豁痰开窍之力，以促神志恢复。处方：黄连 6g，黄芩 10g，大黄 10g（后下），安宫牛黄散 1 支（分 2 次冲服），生栀子 10g，天竺黄 10g，胆南星 6g，僵蚕 10g，远志 6g，石菖蒲 15g，郁金 15g。此方连服 10 余剂，并配合西药对症及支持疗法，患者神志完全清醒，呼吸、体温、血压均正常，血培养无细菌生长，血象正常，未见中毒性颗粒细胞，经再次植皮手术，创面愈合良好，最后痊愈出院。

按：本案病情危笃，治疗极为棘手。据烧伤科医生介绍，过去类似这样的危重烧伤患者，基本难以获得理想疗效。本例治疗用大剂泻心汤合安宫牛黄散，一因泻心汤中既用黄连清泻心火以解毒为主，又用大黄以清泻阳明热毒为佐，深合本证火毒入心并入阳明的病机；而黄芩又能清泻肺火以化热痰，亦属必要佐药。这对患者火毒入心而现神志昏迷，热炽阳明而现大便不利，热邪涌肺而现息促痰鸣来说，实属优选之方。二因安宫牛黄散能芳香化秽浊而利诸窍，咸寒清血热而安心体，苦寒通火腑而泻心。方中犀角（用代用品）、牛黄、朱砂、珍珠、金箔清火补水，解毒辟秽，通心气，镇心神，定肝风，化热痰；麝香、冰片、郁金、雄黄四香配合栀子等同用，能使深在厥阴之邪热温毒一齐从内透出，邪秽清则神明可复。方中还加用了生地黄、赤芍、丹皮、金银花、连翘以凉血解毒，天竺黄、胆南星、僵蚕、远志、石菖蒲、郁金以豁痰开窍。由于药证吻合，故能立挽危亡，充分发挥了中医药治疗急症的优势。

　　此外，还要特别指出，本案的用药量已超出儿科常规药量，这是洪广祥教授的临床用药习惯。一般情况下，除剧毒药或副作用大的药物严格规范用量外，其余药物一概以成人量使用，且疗效也很显著。临床中未见因药量大而产生不良后果者。

五苓散治验

五苓散系《伤寒论》方，由桂枝、白术、泽泻、猪苓、茯苓组成，仲景用于治太阳病蓄水证。所谓蓄水，即水气停蓄于里者。由于蓄水部位的不同，因此又有上、中、下之分。如水蓄上焦的有小青龙汤证；水蓄中焦的有苓桂术甘汤证；水蓄下焦的有五苓散证。下焦蓄水证是膀胱气化不行而致的水气停蓄，因此在治疗法则上应着重恢复膀胱的气化功能，使停蓄之水能有出路。五苓散具有化气利水功能，它是蓄水证的主方。方中用桂枝化气行水并能外散表邪；白术健脾燥湿；猪苓、茯苓、泽泻导水下行，通利小便。因此，五苓散既能外散表邪又能通利小便。本方的运用应以膀胱气化不行的小便不利为主要临床指征，至于其他症状的有无则不是主要的。洪广祥教授根据其立方原则和功能作用，多应用于以下病症：①急性水泻及湿邪所致的腹泻。②寒湿内盛的霍乱。③湿伤脾阳，腹部胀满及全身浮肿。④湿热黄疸加茵陈。⑤暑湿伤食，腹痛泄泻，合平胃散。⑥急性肾炎。

典型病案

万某，男，42 岁。1983 年 1 月 10 日入院，住院号 10954。

患者于 6 天前下乡赴宴，酒后感受风寒，且连日进食不洁饮食，遂引发腹痛，呕吐，吐泻交作，大便先为带粪稀便，后呈水样下泄，次数频繁，伴头昏，精神不支，小腿挛缩作痛，遂来医院急诊。经对症及输液治疗后，精神稍好，唯腹泻未能控制，昼夜尿量仅 20mL，门诊以急性胃肠炎并脱水、早期休克收入病房住院治疗。症见水入即吐，泄泻如水，次数无度，尿量极少，腹痛肠鸣，矢气即便出，粪便特腥，畏寒不发热，口干口苦，头昏神疲乏力，眼眶稍陷，腹部胀满，肠鸣亢进，舌质淡红，苔薄白腻，脉象沉伏。体温

36.4℃，血压 100/80mmHg。大便常规：白细胞 4 ～ 8/HP；血常规：白细胞计数 14.8×10^9/L，中性粒细胞 86%。入院后当班医生除输液和对症处理外，以外感风寒，内伤饮食，升降失常辨证施治，方用藿香正气散合五苓散加减。服药及配合输液后，泄泻次数减少，尿量略增，但腹胀满加重。1 月 13 日余诊视：患者腹部胀满，尿量每日 300 ～ 400mL，肠鸣，大便水样，每日 3 ～ 4 次，食欲差，食后则腹胀加甚，舌质淡红，苔白微腻，脉缓。证属太阴寒湿，脾阳受伤，气不化水，水留肠间，气机不利，升降失常。嘱停止输液，改用五苓散合平胃散以温阳散寒、燥湿利水为治。药用：桂枝 10g，茯苓 30g，白术 10g，猪苓 15g，泽泻 15g，苍术 10g，厚朴 15g，陈皮 10g。服药后尿量明显增多，腹胀消除，稀软便每日 3 次。最后以参苓白术散加减调理出院。

按：本案始于酒后感受风寒，继而又因饮食不洁，重伤脾胃，以致脾阳受损，脾失健运，湿邪内生。"湿胜濡泻"，濡者，水也，濡泻则水泻。寒湿为阴邪，易伤阳气，"脾得阳始运"，脾阳失运，气不化水，水湿内胜，以致脾胃升降之机失常，故见水泻无度，小便不利，腹部胀满，舌苔白腻。前医应用藿香正气散合五苓散治疗是正确的，但为什么症状改善不显著，且腹部胀满之症反而加重？究其原因，是医者未以中医药理论为指导施行"辨证"输液之故。因患者已显现阳气受伤，水湿内胜，气化不力的寒湿证候，理当重在温阳化湿利水以恢复"气化"功能。但医者未能辨证输液，仍以每日多达数千毫升液体输入机体，致使水湿更盛，阳气更伤，脾阳失运加重，气机运行受阻，故腹胀满症状继续加重。改用五苓散合平胃散之后，腹部胀满症状顿除，尿量明显增多，水泻停止，显然是因加大了"苦温燥湿"的力度，使五苓散化气利水的作用得到有效发挥，这显示了"治湿不利小便，非其治也"理论的正确性。

麻黄的应用经验

麻黄治咳嗽毋论寒与热。寒热之邪客肺，均可影响肺的宣降，而上逆作咳，故肺失宣肃是咳嗽的共同病机，因此"宣肺"也就成为咳嗽的基本治法。洪广祥教授以麻黄为治咳的首选药，并组成一个通用方：生麻黄10g，南杏仁10g，生甘草6g，矮地茶15g，白前10g。用于外感或内伤咳嗽，常能收到较好疗效。如寒痰明显者加干姜6～10g，细辛3～6g，紫菀10g，款冬花10～15g，以宣肺散寒止咳；热痰明显者加生石膏30g，黄芩10g，鱼腥草30g，以宣肺泄热止咳；湿痰明显者加法半夏10～15g，陈皮10g，茯苓15g，以宣肺燥湿化痰止咳；外感风寒重者加苏叶10～15g，生姜10～15g，以辛温宣肺；外感风热重者加连翘15g，薄荷6g，以辛凉宣肺；兼慢性鼻炎或过敏性鼻炎者，加辛夷花10g，苍耳子10g，鬼箭羽10～15g，防风10～15g，路路通15～30g。

虚喘亦可用麻黄。洪广祥教授认为，喘证虽有虚实之分，虚喘中亦多见虚中夹实。尤其是慢性阻塞性肺疾病所致的喘证，不仅有肺肾两虚，摄纳失常的虚喘本证，又可见痰瘀阻肺，肺失肃降，气道壅塞的实证。这就是虚喘亦可用麻黄的理论和临床依据。当然，在组方时必须在辨证论治的前提下，进行合理配伍。如阳虚喘证，多配伍熟附子、肉桂、紫石英等以温阳纳气定喘；阴虚喘证，多配伍熟地、胡桃肉、山萸肉等以滋阴纳气平喘；气阴两虚喘证，多配伍生脉散、白果等以益气养阴平喘。洪广祥教授个人经验是虚喘用麻黄，一般宜炙用，这不仅可以缓和麻黄辛散之性，还有补益作用，用量一般以10g为宜。

哮喘汗出是否可用麻黄？洪广祥教授认为哮喘汗出有两种原因：一是因哮喘发作不解，逼汗外泄所致，一旦哮喘减轻或缓解，汗出亦随之消失，所以哮喘汗出可用麻黄，决不会因用麻黄而导致阳随汗泄。二是因哮喘反复发作，气阳虚弱，卫阳不固，以致喘则汗出。此时，洪广祥教授常以麻黄伍生黄芪 15～30g，熟附子 10g，五味子 10g，既可收温补阳气、敛汗止喘之效，又可增强抗御外邪能力，以减少感冒而控制发作。

水肿为肺系疾病中的常见并发症，"宣肺利水"为麻黄的重要效用之一，故麻黄治水肿，尤以治阳水为好。洪广祥教授常以麻黄为主药，治疗晚期肺癌所致的上腔静脉压迫综合征，症见面、颈和胸部水肿，静脉怒张，呼吸气急，面色晦暗等。洪广祥教授常根据"肺为水之上源"和"通调水道"的理论，选用生麻黄 10～15g，葶苈子 15～20g，猪苓 15g，泽泻 15g，益母草 15～30g 等组成基本方，治疗上腔静脉压迫综合征，以宣肺泻壅、行瘀利水，常可收肿消喘减之效。又如肺心病心肺功能不全的患者，常因肺气不宣，气滞血瘀，水不得泄，而见全身高度浮肿、咳嗽喘满、舌质紫暗、肝脏肿大等。可用宣上泄下、活血化瘀的治法。洪广祥教授常用生麻黄 10～15g，南杏仁 10g，川椒 10g，防己 15～30g，红花 6g，益母草 30g，泽泻 15～30g，葶苈子 15～30g 组方治疗。此方对改善心肺功能，纠正心衰，消除水肿有较好效果。

此外，洪广祥教授在临床上治疗急性黄疸型肝炎湿邪或寒湿偏重者，喜用生麻黄"宣肺退黄"，比单纯应用"利湿退黄"效果要好。通过"宣肺"不仅可以使湿邪从外而解，同时还能通过肺的肃降，更好地发挥"通调水道"的功能，促使湿邪从小便而出，以达到加速退黄的目的。"宣肺退黄汤"的组成：生麻黄 10g，南杏仁 10g，薏苡仁 20g，石菖蒲 10g，溪黄草 20g，茵陈 30g。临床可随证加减变通。

关于麻黄的用量与用法，个人经验，如用于宣肺平喘，用量最少为 10g，儿童亦不低于这个剂量，关键是要辨证准确。此外，少数病例服麻黄后，出现心率加快或轻微兴奋，遇有这种情况时，可不必停用麻黄，在方中加生甘草 10～15g，以消除这种副作用。

蒲公英的应用经验

蒲公英性寒，味苦、甘，入肝、胃经。临床医家均认为是一味"清热解毒，散肿消痈"的要药。由于本品药性平和，有苦泄而不伤正、清热而不伤胃的特点。洪广祥教授在临床上除用于大家熟知的应用范围外，还常用于如下几个方面。

一、治胃痛

慢性胃痛（如胃炎、胃溃疡）常与郁热、瘀滞、气壅密切相关，"不通则痛"为其共同的病理特点。因此，洪广祥教授常在辨证论治原则指导下，在复方中加用蒲公英 15 ～ 30g，可达泄热、通滞、止痛、消痈之效，有利于促进慢性炎症的吸收和溃疡的愈合。对于疼痛较甚，一般方药难以缓解者，洪广祥教授常以蒲公英 30g，徐长卿 10 ～ 15g，青木香 10g，制乳没各 6g，煅瓦楞子 10 ～ 15g，组成基本方，既可单独使用，也可与辨证方药合用，止痛效果甚佳。洪广祥教授临床体会，蒲公英治胃痛寒热均可用，似以寒热夹杂的胃痛疗效更佳。

二、降酶、退黄

由于蒲公英长于苦泄通滞，因而有良好的泄湿热、散瘀滞的功效。故余常用于急慢性肝炎和胆囊炎、胆石症的病人，尤其对降谷丙转氨酶和消除黄疸有显著疗效。如湿热证候明显者，常以蒲公英 30g，虎杖 15g，连翘 15g，败酱草 15g，龙胆草 10g，组成基本方，用于治疗急性黄疸型肝炎。慢性肝炎，尤以迁延型肝炎，临床治疗颇感棘手，洪广祥教授常以蒲公英 30g，鸡骨草 15g，柴胡、郁金各 10g，猪苓 15g，白术 10g，人参叶 10 ～ 15g，焦山楂

15g 组方，用以泄湿热、通瘀滞、补脾胃，然后再酌情辨证加减。据临床观察，大多数病例，服用 1 ～ 3 个月后，肝功能恢复，症状消除。

三、抗肺部感染

慢性阻塞性肺疾病合并感染，为临床常见的重要并发症，也是中西医临床科研的重要课题。洪广祥教授认为，中药抗感染同样要辨证，同时，还应极力筛选出较为有效的、寒热皆可用的抗感染药。以热象为主要表现者，配合金荞麦根、七叶一枝花、十大功劳叶、天葵子；以寒象为主要表现者，配合桂枝、干姜、细辛、苏叶、葛根等。前者多以细菌感染为主，后者多以病毒感染为主。

四、抗衰老

蒲公英的抗衰老作用《本草纲目》已有记载，如"乌须发，壮筋骨"，并附有以蒲公英为主药的"还少丹"，用于固齿牙、壮筋骨、生肾水，年少服之，至老不衰。日本曾把蒲公英制作成保健系列食品，乃至营养护肤脂等化妆品。蒲公英的花蕾晒干泡茶，有提神醒脑、降低胆固醇的作用。实验研究发现，蒲公英全草含有甘露醇、天冬素、还原糖、叶酸、酪氨酸酯、维生素 B_2、维生素 C，以及磷、钙、铁、铜、镍等人体必需的元素。洪广祥教授认为，对蒲公英的抗衰老和保健作用，值得进一步研究。

蒲公英为药食两用植物，《本草纲目》将其列入菜部。蒲公英当菜食用，既可凉拌，又可红烧，《救荒本草》《野菜谱》等书均有收载。若在春季尚未开花时采摘，十分柔嫩，且苦味也小，长期食用，有利于人的健美。

紫草的应用经验

李时珍曰"紫草味甘咸而气寒",善清血分之热,能行血滞、凉血热、泻热毒,为凉血活血解毒之要药。洪广祥教授常用紫草治疗慢性乙型肝炎。他认为,"湿热毒瘀""瘀热"是慢性肝炎(迁延性肝炎、活动性肝炎)的病理核心。"瘀热"日久,既可伤阴损阳,又可耗气伤血,进而使病情迁延反复,逐渐演变为肝硬化或肝癌。因此,洪广祥教授十分重视"瘀热"的治疗。"瘀热"得清,不仅可以改善和缓解临床症状,而且可以阻断病势向深层发展。肝病瘀热证的证候表现为面色晦滞,肝大或肝脾均大,或有黄疸,肝区闷痛,或痛如针刺,低热烦躁,小便赤,或大便不畅,口苦口干口黏,舌质红暗,舌苔黄腻,脉弦。生化检查往往显示肝功损害比较明显。紫草既行血滞,又可泄热毒,同时还具有通水道、导大便和治五疸的综合作用。因此它对肝病瘀热证有较强的针对性。体外实验亦证实,紫草有抗乙肝病毒的作用,对肝病伴有出血倾向者,如齿衄、肌衄、鼻衄等,用之可起到泄热、凉血、止血的效果。肝硬化伴腹水,出现瘀、热、水互结者,紫草也有其独特的治疗作用,可收散瘀、泄热、利水、通便之效。紫草用于慢性肝病瘀热证,常与丹皮、赤芍、山楂、虎杖、败酱草、苦参、柴胡、郁金配合组成基础方,然后根据兼夹症进行辨证施治。

紫草除用于慢性肝炎外,也可用于高血压具有肝经瘀热证候者。症见血压升高、面红目赤、头晕目眩、烦热失眠、大便燥结、小便赤热、舌质红暗、舌下静脉粗紫扩张延伸、脉弦或数。血液流变学指标,提示血液处于黏浓凝聚状态。此类高血压病人的治疗,如用清肝、平肝、泻火的常法,往往降压效果不佳,这是因为患者的肝阳亢逆,是由于肝经瘀热,化火上冲所致,"瘀热"为其病之本,肝阳亢逆,是其病之标。"瘀热"清则亢逆自平。对于肝病瘀热证所致的高血压，洪广祥教授常以紫草 30g，丹皮 15g，赤芍 20g，决明子 30g，地龙 15g，生栀子 10g，川牛膝 20g 等作为基础方随证加减，每能收标本两清之效。

治肝病和其他内科杂证，洪广祥教授均用老紫草，取其质厚力大，直入血分。紫草内服用量，一般为 30g，大剂量可达 50g。由于紫草具有寒滑之性，易导致腹泻，对脾胃虚寒大便溏泻者应慎用。

葶苈子的应用经验

葶苈子始载于《神农本草经》，至宋·寇宗奭《本草衍义》始分甜葶苈子和苦葶苈子两种。目前认为，前者为播娘蒿种子，后者为独行菜种子。葶苈子味苦辛、性大寒，辛开苦降，气味俱厚，有良好的泻肺除壅、下气行水作用。一是能宣肺降气、破滞开结、泻肺消痰、清热平喘，为除肺中水气贲满喘急之要药；二是行水消肿。葶苈子善祛上焦实邪，凡痰瘀闭阻心肺，气血为之壅滞者皆可用之。它对气道壅塞，治节失常，以及气壅血滞，瘀滞水停所致的水肿，利水消肿效果显著。洪广祥教授在临床上常用其治疗支气管哮喘、慢性阻塞性肺疾病及肺源性心脏病痰阻气壅的肺实证。现代药理研究证明，葶苈子有强心作用。洪广祥教授认为，葶苈子之强心作用是通过"治肺"来实现的。实际上是"肺主治节"和"助心行血"功能的体现。明朝李时珍对葶苈子泻肺祛痰的作用极为推崇，其云"肺中水气贲郁满急，非此不能除"。洪广祥教授在临床中喜用本品治疗痰喘气壅证，常用量为 15 ～ 30g。根据辨证，配伍不同方药，不论风寒、风热、痰热、痰湿，均可用之，堪称肺中痰证之主药。

两例疑难病案从肝论治

例一：张某，男，44 岁。1980 年 5 月 22 日门诊。

患者述 1960 年感右胁隐痛，疑为肝炎，而行超声、肝功能检查，均无异常发现。右胁隐痛持续至 1965 年 5 月，每日痛 2～3 次，有时可间歇半个月不痛，痛位不甚固定，并连及右腰背，当时又疑为胆囊炎，在某医院住院检查，行胆囊造影及肾脏造影均无异常。每作胁痛时两眼不自主流泪，痛止泪停，有时伴睾丸胀痛，常感咽喉梗塞，吞之不下，吐之不出，时而乳头作痒，性情急躁易怒，平素饮食尚可，近来较差，大便正常，常作嗳气，胸闷喜叹气，叹气则舒，有时情绪郁闷，稍感口干，不苦，舌质偏暗，舌苔薄，舌下静脉较粗大，脉沉弦。证属肝郁，以肝经气滞为主，郁久而见血瘀征象，拟疏肝理气佐以活血行瘀为治。处方：柴胡 10g，白芍 10g，枳壳 10g，甘草 5g，香附 10g，郁金 12g，佛手 12g，合欢皮 15g，玫瑰花 10g，当归 10g，川芎 10g。5 剂，水煎服，每日 1 剂。

二诊：据述服药后胁痛缓解，今日上午双手有轻微震颤伴乏力，稍感左胸隐痛，药后稍感口舌干燥，仍以原方加减，酌加柔肝息风药，减去香附等温燥行气药。改方如下：北柴胡 10g，白芍 10g，枳壳 10g，甘草 5 克，郁金 10g，瓜蒌壳 15g，川楝子 10g，绿萼梅 10g，丹参 15g，白僵蚕 10g，白蒺藜 12g，生龙牡各 15g（先煎）。5 剂，水煎服，每日 1 剂。

三诊：服药后双手震颤已除，感咽喉梗塞，胸闷气紧，说话吃力，舌脉如前，仍宗原方加减续服。

从多次复诊看，患者服疏肝调气配合调血活血药，症状时而缓解，时而再现，极不稳定。综观全部症状和病情易波动，其病类似西医自主神经功能紊乱症，需长期调治方能奏效。

按：患者的临床表现，完全符合肝经的循行路线，是一例典型的肝经系列症状案，像这样典型的肝经案例实属少见。本案症状与足厥阴肝经循行路线密切相关。肝经循行路线：起于足大趾爪甲后丛毛处，向上沿足背至内踝前一寸处，向上沿胫骨内缘，在内踝上八寸处交出足太阴脾经之前后，上行过膝内侧，沿大腿内侧中线进入阴毛中，绕阴器，至小腹，胃两旁，属肝、胆，向上穿过膈肌，分布于胁肋部，沿喉咙的后边，向上进入鼻咽部，上行连接目系出于额，上行与督脉会于头顶部。其支者从目系分出，下行于颊里，环唇内。然后又从肝分出，穿过膈肌，上注入肺，交于手太阴肺经。由此可以看出，足厥阴肝经循行的主线涉及阴器、小腹、胃两旁、胆、膈肌、胁肋、喉咙、鼻咽、目系、额、头顶、口唇、肺。患者首见胁痛、不自主流泪、睾丸胀痛、咽喉梗塞、乳头作痒、性情急躁易怒、嗳气、胸闷、喜叹气、情绪郁闷、左胸隐痛、双手震颤、脉弦等症。肝经症状极为典型，充分体现经络与病证的连属关系。通过疏肝理气方药治疗，上述诸多症状迅速解除。另一方面，患者还出现双手震颤、舌质暗、舌下静脉粗大等"风动"和"血瘀"表现，这显然是肝郁气滞，血行不利，瘀血阻络，血不荣筋，肝风内动的缘故。故方中先后应用郁金、玫瑰花、丹参、当归、川芎、白蒺藜、白僵蚕等以活血行瘀、柔肝息风。

肝经气郁证候易受情志因素的影响。"肝主疏泄"和"肝失条达"的生理病理关系临床反应极为敏感，如治疗得当缓解也快。若遇情志不遂，疏导不利，又极易反复。临床治疗本病症时，要重在调达肝气、养血柔肝以遂其性。疏肝、养肝并用，使肝气得疏，肝血得补，才能更好地发挥肝的疏泄条达功能。

例二：患者某，女，26 岁。入院日期：1983 年 5 月 5 日，住院号112426。

患者腹痛伴呕吐月余，加重 7 天。患者于 4 月 9 日突发上腹阵发性疼痛，伴呕吐。同日突然"发闭"，手足抽搐，两眼向上斜视，人事不清而入当地中医院治疗。住院 6 天，上述症状未能缓解，而转入县人民医院治疗，诊断为"痫病""蛔虫症"。经用驱虫、镇静、解痉止痛，及中药、针灸等治疗后驱出蛔虫数条，发闭、抽搐已止，唯阵发性上腹疼痛加剧，持续时间长，发作频繁，每日 4～5 次，伴恶心呕吐，呕吐初为胃内容物，继而黄绿色苦水，混有黏液痰，且上述症状逐日加重，由县医院转来我院内科急诊室，收入我科住院治疗。值班医生记录：上腹部阵发性疼痛，痛时喜蜷卧，拒按，辗转不安，伴四肢厥冷，出冷汗，恶心呕吐，不能进食，食入则呕，以吐出为快，口苦口干，不欲饮水，大便干结，小便短赤，舌质淡红，苔薄黄，脉细。1980 年曾患"胆道蛔虫症"。查体：急性面容，痛苦表情，腹软，肝脾未扪及，满腹有压痛，无反跳痛。血常规：白细胞计数 $5.0 \times 10^9/L$，中性粒细胞84%，淋巴细胞 16%。大便常规无异常，检见虫卵 0～1/HP。胃镜检查，表浅性胃炎。经管医生按蛔厥辨证，以乌梅丸为主方进行治疗，服药 2 剂，腹痛未减，有时需临时给予阿托品止痛，予灭吐灵以止呕。但 1 小时后腹痛、呕吐重现。5 月 6 日科主任总查房，见患者满腹挛痛，无明显拒按，腹柔软，大便今日已解，稀软便，呕吐，口干口苦，面色无华，精神不佳，两眼无神，心烦易惊，夜寐不安，舌质偏红，苔少，中有少许裂纹，脉细略弦。患者腹痛为肝阴不足，筋脉失养，故表现为腹中挛痛。遵照《素问·脏气法时论》"肝苦急，急食甘以缓之"的理论，建议甘麦大枣汤、百合地黄汤、芍药甘草汤三方合用，共奏缓急止痛之功。5 月 7 日经管医生仍坚持以蛔厥论治，继续以乌梅丸为主方加减，并给予补液等对症治疗，患者腹痛仍未缓解。5 月 10

日洪广祥教授查房：症仍为前述，大便 3 日未解，胃脘隐痛灼热，再次指出胆道蛔虫症的诊断不能成立，必须以"肝苦急，急食甘以缓之"的理论指导用药，并提出治疗方案：炙甘草 10g，淮小麦 30g，红枣 6 枚，百合 30g，生地 10g，白芍 30g，北沙参 15g，石斛 15g。4 剂，水煎服，每日 1 剂。5 月 12 日起服用，药后腹痛缓解，不呕吐，能进食，精神转佳，舌苔分布均匀，舌质淡红，病情稳定。患者于 5 月 16 日痊愈出院。

按：本案以腹痛、呕吐为主症，经中西医治疗未能获效。患者证候可归纳为四个方面：一为阵发性腹痛，以挛痛为主，无明显拒按，腹柔软，大便时软时干；二为伴见手足抽搐，两眼向上斜视，且见短暂性人事不清、心烦易惊、夜寐不安等神经精神症状；三为恶心呕吐，进食则甚，以吐出为快，有时胃脘隐痛灼热；四为面色无华，精神软弱，两眼无神，口干口苦，不欲饮水，舌质偏红苔少，中有裂纹，脉细略弦。

从以上证候来看，辨证病位应责之于肝，由肝及胃，以致肝胃失和，胃失和降。肝之生理特性，为体阴而用阳。肝为风木之脏，易阳化风动。肝又主筋，筋脉柔润，需赖肝阴之濡养。若肝阴不足，筋脉失养，易致经筋挛急。从本患者舌红苔少，中有裂纹，脉细弦来看，显然其腹挛痛与肝阴不足，经筋失养有密切关系。肝与胃在生理病理上关系紧密。肝实传脾（胃）已为大家所熟知，其实肝虚也可传脾（胃）。肝脏虚寒可波及脾胃，肝阴不足，阴精亏损，亦能影响脾胃。尤其是与胃的关系更为密切。因为胃为阳腑，喜润恶燥，其胃气和降，又赖胃阴之濡润，以保持阴阳平衡，气机调和。本患者的肝阴不足，可能是因肝郁化火（热），肝阴暗耗所致。肝为刚脏，喜条达而恶抑郁。郁则易犯脾克胃，必致脾胃升降失常。患者腹痛、呕吐等症，显然与气机紊乱、升降失常有关。患者恶心、呕吐，进食则甚，且以吐出为快，并见短暂性的情志症状，说明气郁是存在的。其肝阴不足，又与气郁化火，火灼阴液有关。由于久病伤正，气阴两伤，故患者呈现一派虚象，且以脾胃虚的见证为主，说明"肝病传脾"理论的正确性。

本案的治疗根据《素问·脏气法时论》"肝苦急，急食甘以缓之"理论，应用甘麦大枣汤、百合地黄汤和芍药甘草汤加减治疗，取得桴鼓之效。用甘麦大枣汤以缓肝之急，又养肝之体，使之躁急弛缓。对肝郁化火，伤阴耗液，心脾两虚所致之证候，有良好的养心安神、和中缓急之功。张仲景用于治疗妇人由于脏阴不足所致的脏躁证，是一张治心病、养心气、泻虚火的好方子，也是肝苦急，急食甘以缓之，损其肝者缓其中的好方子。叶天士在甘缓和阳息风诸法中，用之最多。芍药甘草汤酸甘化阴，柔肝缓急，调和肝脾，临床对因挛急而引起的疼痛效果显著，是一张缓急止痛的著名方剂。再配合百合地黄汤加北沙参、石斛益胃生津，养阴清热以和胃止呕。患者服药数剂，腹痛呕吐顿除，痊愈出院。由此可见，正确运用中医药理论指导临床，实属提高疗效的关键。

肾泻、浮肿、腹胀满案

饶某，男性，58 岁。1985 年 11 月 9 日入院。

患者双下肢浮肿 2 年余，食入则吐，伴消瘦、泻水样便 4 个月而收入江西省中医院内科住院治疗。症见进干硬食物及汤水则吐，但无明显梗噎感，双下肢浮肿，按之如泥，大便呈水样，每日 1 次，伴畏寒、神疲消瘦、语声低弱、面色萎黄、脘腹胀满疼痛，舌质淡暗，舌苔薄白，脉微细弱。查体：体温 35.8℃，血压 80/70mmHg，腹软，可见腹壁静脉怒张，右胁下及剑突下压痛明显，肝脾未触及，未触及包块，腹部移动性浊音（＋）。血常规：血红蛋白 98g/L，白细胞计数 7.5×10⁹/L，中性粒细胞 70%，淋巴细胞 23%。肝功能正常。腹水检查：外观黄色微混浊，未检出癌细胞。小便常规正常。大便常规：黄稀，OB（－）。胃镜检查及病理切片报告：食道鳞状细胞癌。入院后经管医生辨证为肾阳亏虚，火不暖土，寒邪犯胃，升降失常，采用辛开苦降、温中和胃法治疗。药用：法半夏 15g，干姜 6g，党参 12g，黄芩 10g，黄连 8g，败酱草 20g，枳实 15g，厚朴 12g，制附子 15g（先煎），炙甘草 5g。服上方 6 剂，下肢浮肿减轻，呕吐稍减，大便稀水样，每日 3 次，腹胀甚，原方去黄芩，加大腹皮 10g，槟榔 10g，泽泻 20g，丁香 10g。继服 6 剂，病无进退。

11 月 21 日余查房见：面色萎黄，全身虚浮，神疲少气，腹部胀满，满腹压痛，腹皮绷急，小便量少，大便稀如水样，便后腹胀痛减，泄泻多在夜间 9 时至次晨为甚，高峰为下半夜 1 点钟左右，口苦口干，不欲饮水，舌质暗红，苔黄白相兼，脉细伏。证属脾肾阳虚，开合失常，土虚木侮，气机壅滞，当温补脾肾、调达气机。药用：吴茱萸 6g，补骨脂 10g，煨肉豆蔻 10g，五味子 10g，党参 20g，炒白术 10g，怀山药 30g，肉桂 3g，防风 10g，小茴香 6g，广木香 10g，乌药 15g，车前子 30g（布包）。7 剂，水煎服，每日 1 剂。服上方 7 剂，浮肿消退，小便通利，大便成形，腹胀腹痛减轻，能进少量饮食，临床标证缓解。11 月 30 日转江西医学院一附院肿瘤科治疗。

按：患者脾阳虚甚，运化失职，水湿停聚，中阳日衰，清气下陷，故见浮肿、腹胀满等症，久治不愈，由脾及肾，肾阳亦随之虚衰。正如张景岳所言："肾为胃之关，开窍于二阴，所以二阴之开合，皆肾脏所主之，今肾中阳气不足，则命门火衰，而阴寒极盛之时，则令人洞泻不已也。"故本患者病情乃因久病正虚，脾肾两衰，中焦虚寒运化无权所致。同时，土虚又易招致木侮，出现肝木乘脾的症状。因此，治疗应温肾壮阳、暖脾助运，稍佐抑肝止泻之品，以冀转机。方中用补骨脂、肉桂补命门之火，以温养脾阳。盖因"肾主二便，封藏之本，虽属水位，真阳寓焉。脾虚者，补肾之阳，火以生土也"。肉豆蔻暖脾涩肠；党参、白术补气健脾，恢复脾肾功能；吴茱萸、干姜、小茴香，温运中焦、祛散寒邪、振奋脾阳。"泻下者，必气散而不能收，唯酸可助收涩之权。"五味子，酸敛固涩，正合其宜。又恐五味子收涩之力不足，故再加怀山药摄脾气，以增强其固涩之力。所谓"泻久道滑，虽补无功，须行涩剂，庶揆度合节也"。车前子与白术相配，则实脾利湿止泻效果更好。明·吴崑《医方考》云："泻责之脾，痛责之肝，肝责之实，脾责之虚，脾虚肝实，故令痛泻。"患者泄泻满腹压痛同见，且泻后腹胀痛减，显属脾虚木侮，气机失调，故方中酌加防风散肝舒脾，木香、乌药调畅气机。诸药同伍，共奏温肾暖脾、健中助运、涩肠止泻之功，故能得良效也。

无症状性血尿的用药经验

无症状性血尿目前在临床上中西医治疗效果均较差，临床常称之为"难治性血尿"。洪广祥教授个人认为，对无症状性血尿，除了正确诊断，找出病因外，还要积极探索治疗新思路，寻求新治法，以期提高本病的临床疗效。

一、补虚

无症状性血尿发病初期，一般无明显虚证，但随着病程的迁延和反复，气血阴阳受到损伤，患者可出现不同程度的虚象，多数以肺脾气虚，或卫气虚弱，卫阳不固的证候较为明显，如神倦、气短乏力、易感冒等。由于"虚"不是造成无症状性血尿的主要原因，因而这类病人多数出现"虚不受补"的现象。洪广祥教授个人体会，根据辨证，注意适当补虚，尤其是补益肺脾，固护卫气，提高抗御外邪能力，对控制上呼吸道感染，减少血尿反复发作是有益的。洪广祥教授常用方药有玉屏风散、参苓白术散之类。由于血尿患者易致血虚阴伤，亦易滋生内热，因此一般不宜过用温补，以防助热化燥，伤阴动血。

二、化瘀

出血必致留瘀，瘀积不散，血不归经，又是血尿反复发作的重要原因。无症状性血尿患者，大多舌质偏暗，舌下静脉不同程度延伸扩张，面色暗红，腰痛有定处，因此，化瘀是治疗血尿的重要治法之一。洪广祥教授的体会是分两步走：一是化瘀冲击法。主要用于控制血尿，用于瘀血征象明显者。方药的特点是效专力大，药用刘寄奴15g，炮甲珠10～15g，鬼箭羽15g，土鳖虫10g，酥鳖甲15g，生山楂15g。此方常与补虚方药配合使用，可收到明显效果。对有出血倾向和妇女经期或月经过多者禁用。二是对有肉眼血尿，或镜下血尿时，可采用双向调节的化瘀止血药，如蒲黄、三七、大小蓟之类。

三、泄热

热郁是无症状性血尿的常见病理，病人多表现为舌红苔黄、脉数、咽痛、燥热，甚则失眠等郁热见症，在一般情况下，多数患者常热郁与湿邪相合，而兼见黄腻苔，口黏口甜，口干不渴，或浮肿等湿热郁遏证候。洪广祥教授体会，这种湿热郁遏证候常规化湿或利湿泄热方药，效果常不满意。同时，也观察到患者血尿难以控制，且常与湿热起伏不定有密切关系。因此寻求新的泄热祛湿方药，是提高止血效果的重要环节。通过实践，洪广祥教授将外科常用的五味消毒饮加味（金银花15g，野菊花15g，蒲公英15g，紫花地丁15g，紫背天葵子10g，白头翁10g，薏苡仁30g，丹皮10g，赤芍10g）应用于临床，明显地提高了泄热祛湿效果，血尿也得到了有效控制。

四、专药的应用

为了强化止血效果，洪广祥教授常选用下列药物配合在辨证方中。

（1）青盐：青盐是戎盐的异名，明·缪希雍《本草经疏》言："其味咸，气寒，无毒。主凉血、明目，治尿血、吐血、齿龈出血等。"洪广祥教授每次在方中用青盐3g，兑入药液分两次溶服。

（2）蚊母草：又名仙桃草、接骨仙桃草，性温味苦，无毒；有收敛止血作用，多用于各种出血。常用药量15～30g。

（3）薯莨：又名红孩儿、孩儿血；性平味苦，无毒；有补血、活血、止血作用，民间常用于吐血、崩漏、外伤出血等。常用药量15～30g。

洪广祥说懊侬证

懊侬证临床较多见，常见于内科杂证中，尤多合并自主神经功能失调，以气郁化热，热郁胸间，气机升降失调之证最为常见。在主方中配合栀子豉汤，或用栀子豉汤加味疗效甚佳。洪广祥教授在与年轻中医甚至高年资医师接触过程中发现，他们对懊侬证几乎淡忘了，甚至感到漠然。看来加强经典著作的学习和临床使用经典方要高度重视了。

懊侬证首见于《伤寒论·辨太阳病脉证并治》。论中的懊侬证有五个汤证，即栀子豉汤证、栀子甘草豉汤证、栀子姜豉汤证、栀子厚朴汤证、栀子干姜汤证。它们的共同症状都是懊侬，由于栀子豉汤证的兼证不同，因而在方剂的配伍上也有所出入。

所谓懊侬，就是烦恼郁闷的意思，属自觉症状，较之一般烦闷为甚。懊侬反复颠倒，正是懊侬证心中异常难受的临床真实写照。即病人自觉心中异常烦闷、嘈杂似饥、坐卧不宁的状态。

懊侬证的发生多为邪热郁遏于胸膈所致。《伤寒论》第78条云："发汗吐下后，虚烦不得眠，若剧者，必反复颠倒，心中懊侬，栀子豉汤主之。"这里的"虚烦"不能以阴虚或阳虚的虚来解释。因为懊侬证的虚烦是无形邪热内扰，而不是有形实邪内结所致。由于无形邪热内扰，故患者烦闷难受，因而导致不能安寐。在治疗上，必须清除无形邪热，邪热去，烦闷除，睡眠自然恢复。

由于邪郁胸膈，痞塞不通，气机运行不畅，因此，懊侬证发展到严重时，还会出现心中窒塞、胸膈闷痛的邪郁气滞临床表现。

栀子豉汤是懊侬证的主方，宣清郁热是基本治法。本方之功用在于泄热除烦。栀子苦能泄热，寒能胜热，热邪得泄，不致留扰胸膈。香豉由大豆制成，轻浮上行，化浊为清，功能宣透解郁，且能敷布胃气。二药配伍，清中有宣，宣中有降，为清宣胸膈郁热之良方，对无形邪热留扰胸膈尤为适宜。

加减用法

懊𢙠兼少气者，加炙甘草，即栀子甘草豉汤。本证是由于邪热伤气所致，故加炙甘草以补益中气。若用党参则壅补助热，患者的虚烦懊𢙠会更加严重。

懊𢙠而兼呕者，加生姜，即栀子生姜豉汤。本证是因为无形邪热由胸膈犯胃，胃气不和而上逆所致。故加生姜以和胃止呕。

懊𢙠而兼腹满者，去豆豉加厚朴、枳实，即栀子厚朴汤。这是因为无形邪热由胸膈侵犯胃肠而导致胸膈气机壅滞所致。故除用栀子清解郁热外，并加厚朴和枳实以行气导滞。本证的腹满仅是气壅，而不是燥屎内结，所以满而不痛，腹部按之亦无硬块，叩诊鼓音增强。本方为什么要去香豉呢？因为本证邪已入里较深，故不用香豉宣透。

懊𢙠而兼便溏者，去豆豉加干姜，即栀子干姜汤。是懊𢙠证寒热夹杂的一种治法。栀子干姜汤证除了有虚烦懊𢙠外，还有便溏腹满痛等症状。故既用栀子清解郁热，又用干姜温中止泻。

临床运用

（1）邪热内扰胸膈的虚烦懊𢙠证。如自主神经功能紊乱，症见胸中满闷，烦乱不宁，夜卧少寐，口苦咽干，脉细弦滑或数，舌红苔黄或黄腻。可配合黄连温胆汤。

（2）阴虚劳复，兼感外邪者。本方加葱白、薄荷、生地、竹叶、麦冬、地骨皮。

（3）湿温病，无论邪在卫分或气分，应用机会较多。它是治疗湿温初起的基础方。卫分以"宣透"为主，气分以"清利"为主，栀子豉汤正好具有这两方面的作用。如邪在卫分，可与藿香、佩兰、杏仁、橘皮、白蔻仁、薄荷、连翘、通草配合；邪在气分可与连翘、黄芩、枳壳、竹茹、滑石、郁金、象贝、石菖蒲、茵陈等配合。

（4）"邪气传里必先胸"。心主血，肺主气，二者同居胸中，热扰胸膈，火郁不宣，既可影响气分，也可影响血分，心肺皆可受累。如热郁气机可致"胸中窒"。"胸中窒"（塞）包含了肺气不利，临证所见，肺炎患者常有此种表现。热郁不仅影响气分，也影响血分，气机不畅，血脉不利致"心中结痛"。此结痛不但有窒塞感，同时有疼痛感。故栀子豉汤证的变化是："心中懊恼"（火热初郁）—"胸中窒"（火郁气窒）—"心中结痛"（火郁血滞），可见其病症由轻变重，病机由气及血，逐步加重。临证所见病毒性心肌炎，表现为胸闷、心前区痛、心悸等类似于此。肺炎、心肌炎患者，在辨证方中加入栀子豉汤，可提高疗效。

仲景对火热郁于心胸，影响气血则发为或"胸中窒"或"心中结痛"者，治疗仍以栀子豉汤清宣郁热，既不加香附、枳壳理气之品，亦不增丹参、郁金活血之品，此乃卓见非凡，足以供后人效法。

"肺鼻同治"思路

一、"肺鼻同治"的理论依据

（一）肺与鼻在脏腑经络中的联系

肺主鼻，上连气道、咽喉，开窍于鼻，鼻为肺之窍，又为肺之官，鼻下连于肺，肺上通于鼻。《素问·阴阳应象大论》说："肺主鼻，在窍为鼻。"《素问·金匮真言论》说："西方白色，入通于肺，开窍于鼻。"《灵枢·五阅五使》说："鼻者，肺之官也。"均阐述了肺与鼻的官窍与脏腑之络属关系。

（二）肺与鼻的生理关系

中医把肺、气道、喉、鼻统称为"肺系"，四者密切协调，共同维持人体呼吸气息出入的正常生理活动。肺气贯通于整个肺系，上达鼻窍，肺气充沛，肺系功能正常，肺鼻协调，共同完成肺气之"宣"与"降"的功能，使精气、卫气上注清窍，鼻窍得以濡养，护卫而通利，嗅觉敏锐。故有"天气通于鼻"及"肺气通于鼻，肺和则鼻能知臭香矣"之说。宋·严用和《严氏济生方·鼻门》亦有"夫鼻者，肺之所主，职司清也，调适得宜，则肺脏宣畅，清道自利"等论述。肺气宣畅，则呼吸平和、鼻窍通畅、嗅觉灵敏、声音洪亮。反之，肺主气司呼吸之功，又取决于鼻之气门的通畅与否。通畅则和，失畅则影响肺之宣降而出现咳嗽等症状。

（三）肺与鼻在病因病机中的联系

肺、气道、喉、鼻共同组成呼吸系统，其中鼻是直接与外界空气广泛接触的通道，具有调节湿度、调节温度和过滤微粒子三大功能，有"人体空调器"之称。这三大功能不仅保护肺系，而且在防止呼吸系统疾病方面均起着非常重要的作用。肺系疾病，顾名思义，是指病邪侵犯肺系所导致的疾病。

肺与鼻生理上息息相关，病理上亦相互关联。鼻病多源于肺，肺病又可因于鼻。当肺气失常，不能宣发肃降而上逆；或肺气虚弱，腠理疏松，卫表不固，鼻窍易感外邪；或肺虚津少，鼻窍失养，均可致鼻病。而诸多鼻病日久，亦可导致肺疾，如鼻衄、鼻渊等久病不愈，可见咳嗽、哮喘等症。正如《灵枢·本神》所说"肺气虚则鼻塞不利少气"，此即提出了肺虚鼻病。隋·巢元方《诸病源候论》谓："肺脏为风冷所乘，则鼻气不和，津液壅塞而为鼻齆。"《脉因证治》亦说："鼻为肺之窍，同心肺，上病而不利也。有寒有热，寒邪伤于皮毛，气不利而壅塞。热壅清通，气不宣通。"阐述了肺实鼻病。南宋·严用和《严氏济生方·鼻门》说："夫鼻者，肺之侯……其为病也，为衄、为痈、为息肉、为疮疡、为清涕、为窒塞不通、为浊脓，或不闻香臭。此皆肺脏不调，邪气蕴积于鼻，清道壅塞而然也。"清·庆恕《医学摘粹》亦说："鼻病者，手太阴之不清也。"说明了鼻病多起于肺病。鼻病及肺者，如清·陈士铎《辨证录·咳嗽门》说："夫肺窍通于鼻，肺受风寒之邪，而鼻窍不通者，阻隔肺金之气也。"朱丹溪指出："酒糟鼻，乃血热入肺。鼻息肉，乃肺气盛。"均提示了肺与鼻病的关系。西医学中的很多呼吸系统疾病都是在肺鼻的共同病理作用下发生的，两者存在着或因或果的关系。比如，慢性鼻炎、鼻后滴漏综合征等可引起支气管哮喘、支气管扩张等病症。

二、"肺鼻同治"的临床应用

通过反复的临床实践，总结了多年的经验，提出"肺鼻同治"的治疗新思路用于肺系疾病的防治。肺系疾病中，鼻病可从肺论治，正如《杂病源流犀烛》卷二十三所云："肺和则鼻自已病，安可不急于手太阴以图治哉。"常有疏风宣肺、清肺泄热、益肺固表、润肺清燥等治法。而肺病亦可从鼻论治，清·吴尚先《理瀹骈文》云："大凡上焦之病，以药研细末，鼻取嚏发散为第一捷法……连嚏数十次，则腠理自松，即解肌也；涕洟痰涎并出，胸中闷恶也宽，即吐法也。"又如中医推拿学中有关面部指法："以中指于鼻梁两边揩二三十遍，令表里俱热，即谓灌溉中州以润于肺。"又有记载："用白果麻黄捣塞鼻"。所有这些均证明在辨证论治中肺鼻两者是密切相关的。基于肺鼻的密切联系，"寒咳宁"为"肺鼻同治"的代表方，本方由麻黄、生姜、细辛、半夏、紫菀、款冬花、辛夷、苍耳子等药物组成。其功用是温肺化饮、宣鼻止咳。方中以麻黄宣散外寒；细辛味辛性温，主祛风散寒、温化痰饮、止咳逆上气，配以生姜内能温化水饮，外能辛散风寒；款冬花辛甘温润，入肺经气分，兼入血分，以其温而不热，辛而不燥，甘而不滞，为润肺化痰止咳之良药，多与紫菀相伍，款冬花重在止咳，紫菀重在祛痰，二药合用，是化痰止嗽的佳品；半夏辛温，既具燥湿化痰之功，为治疗寒痰和湿痰之要药，又具开痞降逆之功，化痰可除病因，降逆可减轻咳、喘、哮之症状，取一味半夏即可收标本兼治之效；辛夷花味辛，它芳香质轻，解表力较差，然可入肺经，善散肺部风邪而通鼻窍，《医学正传》云："辛夷花能入肺胃等经，行诸经清阳上行于鼻，祛邪止涕，通塞利窍，凡诸鼻塞流涕，不闻香臭皆宜用之。"苍耳子性温味辛苦，归肺经，具有解表、祛风、通窍等功效，与辛夷花同用能引肺系之邪走上从鼻而出。诸药相伍解表、利窍、温肺、祛痰融四法于一方以分解其邪，用于寒饮阻肺的咳喘、哮证等，无论是成人还是小儿患者，都有确切的疗效。本方与小青龙汤均为解表化饮之剂，但本方是通过宣通鼻窍，使病邪有新的出路，从而达到祛邪治病的目的，故在药物组成中，小青龙汤麻黄、桂枝并用，以加重发汗解表之力，而本方则用辛夷花、苍耳子以增强通鼻利肺之功。

　　中医需要传承，更需要创新，无论是在基础理论上，还是在中医临床上，我们都要有一种新的思路、新的理念，去深入地挖掘中医学博大精深的文化。该法丰富了传统单纯祛风散邪的治疗思路，体现了"肺鼻同治"创新的治疗思路。该法代表方寒咳宁，由于疗效肯定，现已制成国家三类新中成药冬菀止咳颗粒上市，以方便广大患者。